教育部高职高专规划教材

药 物 分 析

第三版

梁述忠　王炳强　主编

化学工业出版社
·北京·

本书是根据《中华人民共和国药典》2015年版的要求与内容对第二版《药物分析》教材进行修订。全书分为理论与实训两部分,理论部分较为系统地介绍了药物分析工作的基本程序,药品质量标准,药物鉴别与检查的项目、原理及方法;根据药物类别介绍了常用结构已明确的化学合成药物、天然药物、抗生素类药物、生化药物等及其制剂的鉴别、检查及含量测定的原理与方法。实训部分安排了21个实验,内容涉及药物分析中常用的实验操作技术及常见药物(包括中药制剂及生化药品)的分析测定,通过实训巩固所学理论知识,培养训练学生药物分析的实际操作能力。

本书是高职高专工业分析专业规划教材。可作为高职高专工业分析、药物分析及制药等专业教学用书,也可作为药物分析中、高级分析工培训用书及药厂分析技术人员的参考用书。

图书在版编目(CIP)数据

药物分析/梁述忠,王炳强主编.—3版.—北京:
化学工业出版社,2017.1(2023.8重印)
ISBN 978-7-122-28652-9

Ⅰ.药… Ⅱ.①梁…②王… Ⅲ.①药物分析-
教材 Ⅳ.①R917

中国版本图书馆 CIP 数据核字(2016)第 304892 号

责任编辑:蔡洪伟 陈有华　　　　　　文字编辑:林　嫒
责任校对:王素芹　　　　　　　　　　装帧设计:王晓宇

出版发行:化学工业出版社(北京市东城区青年湖南街13号　邮政编码100011)
印　　装:北京天宇星印刷厂
787mm×1092mm　1/16　印张15½　字数380千字　2023年8月北京第3版第4次印刷

购书咨询:010-64518888(传真:010-64519686)　　售后服务:010-64518899
网　　址:http://www.cip.com.cn
凡购买本书,如有缺损质量问题,本社销售中心负责调换。

定　　价:36.00元　　　　　　　　　　　　　　　　版权所有　违者必究

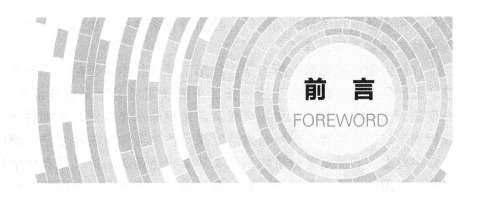

前　言
FOREWORD

　　2009 年 1 月出版的高职高专规划教材《药物分析》第二版是根据《中国药典》2005 年版编写的，至今已出版使用近 8 年时间。其间 2010 年版《中国药典》也已使用 5 年有余。2015 年版《中国药典》于 2015 年 12 月 1 日正式使用。将第二版《药物分析》教材与新版《中国药典》相关内容比较后发现，有很多内容需要更新，主要体现在以下几方面：

　　（1）部分药品的鉴别方法。例如，第二版教材中己烯雌酚注射液和注射用两性霉素 B 的鉴别采用的都是紫外-可见分光光度法，而新版《中国药典》中这两种药品的鉴别则采用薄层色谱法；第二版教材中对氨基水杨酸钠的鉴别采用的是芳伯氨基重氮化偶合反应，而新版《中国药典》则采用三氯化铁鉴别反应；胰岛素及中性胰岛素注射液的鉴别不再采用等电点法及生物法，而采用高效液相色谱法，等等。

　　（2）不少药品的检查方法。如第二版教材中利血平中氧化产物的检查及布美他尼片剂溶出度的检查采用的是荧光分析法，而新版《中国药典》则采用紫外-可见分光光度法；第二版教材中氟胞嘧啶中氟尿嘧啶的检查、双氯酚酸钠中有关物质的检查、氢溴酸加兰他敏中其他生物碱的检查、盐酸普鲁卡因及其注射液中有关物质对氨基苯甲酸、盐酸氯丙嗪中有关物质及奋乃静中有关物质的检查等均采用薄层色谱法，而新版《中国药典》对上述药品的检查均采用了高效液相色谱法；第二版教材中阿司匹林、阿司匹林片、阿司匹林肠溶片中游离水杨酸的检查及阿司匹林肠溶片释放度的检查、磷酸可待因中有关物质吗啡的检查等采用的是比色法，对氨基水杨酸钠中特殊杂质间氨基酚的检查采用的是双相滴定法、对乙酰氨基酚中有关物质对氨基酚和对氯苯乙酰胺的检查分别采用比色法和薄层色谱法，而新版《中国药典》对上述药品的检查均改为高效液相色谱法。新版《中国药典》中重金属检查法中第一法对原有方法进行了较大修改，二版教材中介绍的重金属检查法第四法，新版《中国药典》中未再收录，等等。

　　（3）一些药品测定操作条件。如第二版教材中硫酸阿米卡星薄层色谱法鉴别操作条件与新版《中国药典》中硫酸阿米卡星薄层色谱操作条件完全不同；不少药品采用高效液相色谱法测定时，色谱操作条件及系统适应性试验条件也与第二版教材有明显不同，等等。

（4）大量药品定量分析方法。如第二版教材中贝诺酯、布他美尼片及其注射液、盐酸异丙肾上腺素注射液、托比卡胺滴眼液等定量方法都是紫外-可见分光光度法，盐酸布比卡因注射液含量测定采用非水滴定法，异烟肼含量测定采用溴酸钾滴定法，硫酸西索米星含量测定采用抗生素微生物检定法，而新版《中国药典》中对上述药品定量分析均采用高效液相色谱法。第二版教材中盐酸氯丙嗪含量测定采用化学指示剂法进行非水溶液滴定，而新版《中国药典》则采用电位滴定法；氯氮䓬片剂含量测定采用吸收系数法，而新版《中国药典》则采用对照品比较法；地西泮注射液采用高效液相色谱内标法进行含量测定，新版《中国药典》则用外标法；第二版教材中胰岛素含量测定采用生物测定法、复方磺胺嘧啶片中磺胺嘧啶及甲氧苄啶含量测定采用紫外-可见分光光度法、舒心口服液及二妙丸等中药制剂含量测定采用薄层扫描法，而新版《中国药典》则均采用高效液相色谱法测定上述药物含量，等等。上述诸多方面的变化在第三版教材各章节中都有所体现。

综上所述，第二版《药物分析》教材已不适应新版《中国药典》的要求。为了保证《药物分析》教材的先进性与科学性，满足教学工作的需要，有必要对第二版《药物分析》教材进行修订。

第三版《药物分析》教材以 2015 年版《中国药典》为依据，对第二版教材进行了修订：对与新版《中国药典》不相符的分析方法进行了修改或删除；一些第二版教材中未被新版《中国药典》收录的药品如黄凡士林、阿司帕坦、硝酸士的宁、羟苯乙酯、苯甲酸钠、复方碘口服液等，在本次修订中予以删节；一些无关紧要的文字叙述或前后有重复的内容加以精减；对第二版教材中药品鉴别与检查项下的内容进行了补充，增加了具体操作方法的叙述，使其操作性增强；适当增加了生化药物分析的项目，如增加了胰岛素相关蛋白质、细菌内毒素、微生物限度等的检查，补充了抑肽酶、尿激酶及肌苷的鉴别与检查等；对实训内容进行了修改与调整，增加了中药制剂（六味地黄丸）和生化药物（胰岛素注射液）的分析实训。

修改后的第三版《药物分析》教材内容充实、实用性强，有利于学生自主学习能力的培养及实际操作能力的提高。

徐州工业职业技术学院梁述忠教授对第三版《药物分析》教材进行了修订。

由于编者水平有限，在本书修订过程中难免出现不当之处，敬请读者批评指正。

编　者

2016 年 10 月

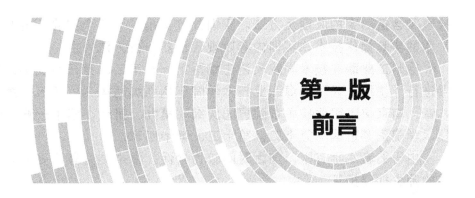

第一版前言

药物分析是高职高专工业分析专业、现代分析测试专业及药物分析技术专业的专业课之一。本课程的任务旨在培养学生具备较强的药品质量控制的观念，能基本运用所学的药物分析基本理论和基本方法独立解决药物研究、生产、供应和临床使用过程中的分析检验方面的问题，并能够初步根据药物的实际情况，选择适当的分析检验方法。

本教材是根据 2003 年 7 月在北京召开的"高职高专工业分析专业国家规划教材工作会议"精神以及编写大纲审定会上讨论、制定并通过的《药物分析》教材编写大纲的要求而编写的。

本书在编写过程中注重突出以下几个特色。

1. 努力使本教材适应我国高职高专院校培养目标的要求。目前我国高职高专院校培养的目标是高级技术应用型人才，即在学生学历层次上要体现出高等性，而在所学专业知识方面又要体现出其职业性。因此，在教学内容安排上既重视药物分析基本理论、基本知识方面的讲授，又重视对学生基本操作技能的培养训练，以使学生既具有专科层次的较为系统的药物分析理论知识，又具有较强的职业实践操作能力，使学生在走上相关工作岗位之后，能够尽快适应岗位的要求，满足社会对高级技术应用型人才的需求。

2. 注重教材内容的先进性和实用性。本教材所选内容主要是根据《中华人民共和国药典》（2000 年版）所收载的内容及新规定而编写的，并适当反映美国、英国、日本及欧洲药典的最新概况，以开阔学生眼界。

3. 注重教材方便于学生自学以及学有余力的学生在药物分析课程上的进一步提高。每一章之前都有学习指南，以指导学生的学习；每一章之后都附有一定数量的思考题和习题，可供学生练习使用。

4. 注重教材体系和结构安排尽量符合教学规律，以利于教师组织教学。

本书由南京中医药大学药物分析专业文红梅博士主审，她在百忙中为本书提出了宝贵的意见，在此表示诚挚的感谢。

本教材理论内容共分为十四章，主要介绍药品质量控制标准和基本要求，阐述了常用的化学结构已经明确的化学药物、天然药物、抗生素及其制剂的鉴别、检查及含量测定的原理及方法。实训部分安排了十二个实验，主要讲述药物分析常用的实验操作技术，实训内容以现代仪器分析方法为主。

徐州工业职业技术学院梁述忠编写第一、第二、第三章及实训部分，并对全书进行了统稿；天津渤海职业技术学院王炳强编写第四、第五、第六、第七、第八章；南京化工职业技术学院曹国庆编写第九、第十、第十一章；天津渤海职业技术学院王璐琳编写第十二、第十三、第十四章。

由于编者水平有限，加之时间较为仓促，书中难免有不妥之处，敬请使用本书的师生批评指正。

编　者
2004 年 3 月

第二版 前言

　　第一版高职高专教材《药物分析》于 2004 年出版，其编写主要依据是《中华人民共和国药典》（以下简称《中国药典》）2000 年版。《中国药典》2005 年版已于 2005 年 1 月由化学工业出版社出版，2005 年 7 月 1 日正式执行。《中国药典》2005 年版在凡例、所收载的药物品种和数量、测定方法等方面与《中国药典》2000 年版有很大变化，尤其在药物的鉴别方法、检查项目及含量测定手段上都做了大量修改。例如，《中国药典》2000 年版对头孢氨苄中有关物质的检查方法采用的是薄层色谱法；对青霉素钠及其制剂含量测定方法采用的是汞量法；对普鲁卡因青霉素含量测定方法采用的是碘量法，而《中国药典》2005 年版对上述 β-内酰胺类抗生素药物的检查及定量方法均采用高效液相色谱法。又如，《中国药典》2000 年版对复方磺胺甲噁唑片中磺胺甲噁唑及甲氧苄啶含量测定采用的是双波长紫外-可见分光光度法，而《中国药典》2005 年版则采用高效液相色谱法。诸如此类的情况在第一版《药物分析》教材各章节中都大量出现。此外，第一版《药物分析》教材中，引用了一些国外药典内容，而这几年国外药典也都进行了修订。如第一版教材中对巴比妥钠定量分析引用的是《美国药典》USP（21）中的方法，对氨基水杨酸钠及其片剂含量分析引用的是 USP（23）中的方法，而目前美国药典最新版本为 USP（30）；第一版教材中引用的《英国药典》为 BP（2000），而最新版本为 BP（2008）；第一版中引用的《日本药典》为 JP（14），而最新版本为 JP（15）改正版等。药典是药物分析工作的灵魂，是药物分析教材编写的最高标准。显然第一版高职高专《药物分析》教材已不适应新版药典和实际工作的要求。因此，对第一版《药物分析》教材进行修订就显得十分必要和迫切了。

　　第二版高职高专规划教材《药物分析》以《中国药典》2005 年版为依据，在内容上与之保持了高度一致。对第一版教材中凡与《中国药典》2005 年版不相符的内容均加以修改或删节；如前面所提到的三种 β-内酰胺类抗生素均按《中国药典》2005 年版要求删节了原有方法而修改为高效液相色谱法进行检查与测定；对复方磺胺甲噁唑片中磺胺甲噁唑及甲氧苄啶含量测定修订为高效液相色谱法。为了充实教材内容，各章节中都补充了较多新内容，如中药制剂含量测定中针对不同分析方法，增加了暑症片、黄杨宁片、二妙丸等制剂的分析等。对第一版教材中药典没有收录并且没有明确来源的分析方法予以删节。对实训内容也进行了相应的修改与补充。

此外，高职高专药物分析专业的学生将来主要在国内药厂从事分析检验工作，而国内药厂执行的药物质量标准主要是《中国药典》，因此，在教材中零散地介绍过时的国外药物分析方法并无多大实际意义，故在第二版教材中删除了此部分内容。

修订后的《药物分析》教材内容简练，实用性强，体现了教材的先进性与科学性。

徐州工业职业技术学院梁述忠教授对全书进行了修订和统稿，张惠对实训内容进行了补充（实训四、七、十、十一、十三、十四、十七、十九）。

由于编者水平有限，在本书修订过程中难免有不当之处，敬请读者批评指正。

编　者
2008 年 8 月

目 录
CONTENTS

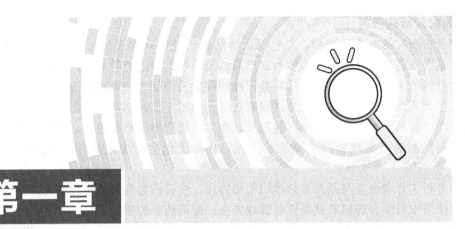

第一章

绪论

🖋学习指南

　　通过本章内容的学习，了解药物分析的性质及任务，药物分析的主要内容、要求及其发展；掌握药品检验工作的基本程序；了解药品质量标准以及有关药典方面的基本知识，培养学生树立正确的药品质量观念和意识。

第一节　药物分析的性质、任务、主要内容及发展

一、药物分析的性质及任务

1. 药物分析的性质

　　药物是指用于预防、治疗、诊断人的疾病，有目的地调节人的生理功能并规定有适应证或者功能主治、用法和用量的物质。它是一种关系到人的身体健康和生命安全的特殊商品。随着社会医疗保障体系的发展和人们医疗保健意识的不断提高，人们对药品的质量更加关注，对于药品的质量要求也愈来愈高。

　　药品质量的内涵包括：药品的真伪、纯度及品质优良度，最终应体现在临床应用中的有效性和安全性。有效性是药物发挥治疗效果的前提，疗效不确切或无效，也就失去了作为药物的作用；安全性则是保证药物在发挥其对机体作用的同时，没有或少有不良的副作用。安全性和有效性是相辅相成、相互制约的两个方面，它们受到药物纯度、制剂的生物利用度或生物等效性的影响。评价一种药物的质量优劣，不仅要从其生产、供应、贮藏及调配等方面入手，而且要深入到药品临床使用过程中，掌握其在人体内的吸收、分布、代谢及消除的规律。因此，保证人们能够使用高质、有效和安全的药品，是每一位药物分析工作者的职责。药物分析就是一门研究和发展药品全面质量控制的科学方法。

　　药物分析是研究检测药物的性状、鉴定药物的化学组成、检查药物的杂质限量以及测定药物组分含量的原理和方法的一门应用型学科，它是药学科学领域中的一门重要分支。药物分析所采用的方法主要是化学分析法、仪器分析法、生物化学法，也涉及物理常数测定法等。

2. 药物分析的任务

药物分析研究的对象是药物，它包括化学结构已经明确的天然药物和合成药物及其制剂，也包括合成药物的原料、中间体和副产品以及药物的降解产物和体内代谢产物等。

药物分析的主要任务是根据药品质量标准的规定及药品生产管理规范的有关规定，全面控制药品生产质量，保证药品的安全性和有效性。为了全面控制药品的质量，药物分析工作者应与生产单位紧密配合，积极开展药物及其在生产过程中的质量控制，严格控制中间体的质量，并研究影响药品质量的主要工艺流程，从而优化生产工艺条件，促进生产和提高质量。

药物分析工作者也应与经营管理部门密切协作，注意药物在贮藏过程中的质量与稳定性考察，以便采取科学合理的贮藏条件和管理方法，保证药品的质量。

从药物研究的角度来看，在新药研制开始，如化学合成原料药和生化药物的纯度测定，中药提取物中有效化学成分的测定等，始终就离不开高分离效能、高灵敏度的分析方法作为重要的研究手段。在研究药物的吸收、分布、代谢过程中，以及研究药物的作用特性和作用机制时，都会对药物分析提出各种各样的任务和要求，都需要药物分析工作者的密切协作和配合。

从方法学的角度来看，不断改进和提高现有的药物分析技术，不断创立新的药物分析方法，以满足生产和科研的需求，也是药物分析的任务。

总之，药物分析的任务，已不再仅仅是静态的实验室常规检验，而是要运用现代分析的方法和技术，深入到药品生产工艺流程、反应历程、生物体内代谢过程和综合评价的动态分析监控中。

二、药物分析的主要内容及发展

1. 药物分析的主要内容与要求

药物分析课程是高职高专工业分析专业或现代分析测试专业的专业课之一，是在学生学完了有机化学、分析化学、仪器分析、药物化学以及其他有关课程的基础上开设的一门专业课。它的基本内容是根据国家药品标准（《中国药典》和原部颁、局颁药品标准）讲授化学结构已经明确的化学药物、天然药物、抗生素、生化药物及其制剂的检验原理和方法，重点讲解如何根据药物的结构和理化特性确定和选择分析方法，并注意培养学生的实际操作能力。

通过本课程的学习，要求学生树立比较完整的药品质量观念，掌握常用药物的鉴别，杂质检查和含量测定的原理和操作技术，具有较强的实验操作能力，能初步根据《中国药典》，原部颁、局颁药品标准和企业标准独立完成常用药品的分析检验工作。

药物分析既是一门对理论知识要求很高的课程，又是一门实践性很强的学科。在药物分析课程的学习过程中，要求学生学会自学，善于独立思考，既重视药品质量分析的基础理论知识的学习，也重视基本实验技能的严谨训练，同时加强创新能力的基本素质培养。因此学生不仅应研究探讨药物的化学结构、理化特征、存在状况与分析方法选择之间的关系，还应重视对不同分析样品选取最佳分析方法的能力培养，能够初步具备为提高药品质量所需要的独立分析问题和解决问题的能力。

2. 药物分析的发展

随着药学学科的发展，相关学科的研究对药物分析学科提出了越来越高的要求，药物分析学涉及的体系也越来越复杂。如靶向制剂，微囊、控缓释制剂等制药系统的研制和开发，必须运用适当的分析方法，进行药物代谢动力学和相应质量标准研究和制定。天然产物或中药活性物质的化学结构的确定，必须采用多种光谱解析技术。中成药质量的综合评价更离不开现代分离、分析技术和计算机技术的配合。

此外，随着仪器分析和计算机技术的迅速发展，以及多种分析技术的联用，分析方法的连续化、自动化、最优化和智能化特征，已经成为药物分析学科发展的必然趋势，推进了将一种分离手段和一种鉴定方法相结合组成的多种联用分析技术的诞生，如采用高效液相色谱-串联质谱法、高效液相色谱-电感耦合等离子体质谱法等用于中药质量控制等。这种集分离与鉴定于一体的新型联用分析技术，大大提高了方法的灵敏度、准确度以及对复杂未知物的分辨能力。

因此药物分析工作者应努力学习，不断探索，做到与时俱进，及时掌握新的药物分析方法和技术，适时选用各种分析方法与技术，以解决药物生产、科研工作对药物分析所提出的各种问题，促使药物质量研究达到新的水平。

第二节 药品检验工作的基本程序

药品检验工作是药品质量控制的重要组成部分，其根本目的就是保证人们用药的安全、有效。药物分析工作者必须具备严谨求实和一丝不苟的工作态度，必须具有熟练、正确的操作技能和良好的工作作风，应遵守药品检验工作的基本程序，从而保证药品检验工作的公正性与可靠性。药品检验的基本程序一般分为取样、性状观测、鉴别、检查和含量测定，并写出检验记录和检验报告书。

一、取样

分析任何药品都要从取样开始，要从大量的药物样品中取出能够代表样品整体质量水平的少量样品进行分析，应考虑取样的科学性、真实性和代表性，不然就失去了检验的意义。取样的基本原则应该是随机、客观、均匀、合理。取样过程必须按照国家食品药品监督管理总局颁布的药品检验操作标准汇编中有关取样的规定进行操作，对供试品名称、批号、规格、数量、供试品来源、取样方法和送样日期应作详细记录。

二、性状观测

对药品进行性状观测，是进行药品检验工作的重要步骤之一，在评价药品质量优劣方面具有重要意义。

根据药品质量标准中有关性状的规定，注意观察、记录供试品的外观、嗅、味，并测定有关物理常数，这些观测结果不仅对药品具有鉴别意义，而且也反映药品的纯度，是检定药品质量的主要指标之一。

三、鉴别

根据药品质量标准中鉴别项下规定的试验方法，依据药物的化学结构和理化性质进行某些化学反应，测定某些理化常数或光谱特征，结合性状观测结果对药品的真伪作出鉴别。通常，某一项鉴别试验，如官能团反应、焰色反应，只能表示药物的某一特征，绝不能将其作为判断的唯一依据。因此，药物的鉴别通常不只由一项试验就能完成，而是采用一组试验项目全面评价一种药物，力求使结论正确无误。

四、检查

供试品的性状观测和鉴别结果符合规定后，根据药品质量标准中检查项下规定的检查项目，逐项进行检查，包括杂质检查、固体制剂的含量均匀度检查和溶出度测定等。

在不影响疗效及人体健康的原则下，可以允许药物生产过程和贮藏过程中引入的微量杂质存在。通常按照药品质量标准的项目进行"限度检查"，以判断药物的纯度是否符合限量规定要求，所以也称为纯度检查。

五、含量测定

药物含量测定就是测定药物中主要有效成分的含量。供试品通过鉴别、检查符合规定后，根据药品质量标准中规定的含量测定法进行测定。测定方法有化学分析法和仪器分析法。

六、检验记录与报告

上述药品检验及其结果必须有完整的原始记录，实验数据必须真实可靠、不得涂改。全部项目检验完毕后，还应写出检验报告。

根据药品检验结果，按照药品检验报告书的规定逐项填写，详细列出检验项目、检验数据、标准规定和项目结论，并对供试品质量作出明确的技术鉴定结论。药品检验报告是对药品质量的评价，结论必须明确、有依据。应注意文字简洁、意思全面、字迹清晰、无缺页损角等。

检验报告一般应含有以下内容：供试品名称、批号、规格、数量、来源、取样方法和送样日期、外观性状、包装情况、检验目的、检验项目、检验方法与依据、检验结果包括鉴别、检查、含量测定、结论。如果符合药品质量标准规定，则结论应注明所符合的标准类型，例如本品符合中国药典的规定。否则，应给出不符合的项目及不符合的程度，同时根据具体情况提出处理供试品的意见，以便供有关部门参考，并尽快地使药品的质量符合要求。

检验报告上还必须有检验者、复核者及部门负责人签名或签章，否则检验报告书无效。

第三节　药品质量标准

对任何物质进行定性定量分析都需要有相应的质量标准，药品分析同样要有相应的质量标准。只要有药品的生产、销售和使用，就必须要有药品质量标准的监测和保证。

药品质量标准是国家或有关部门对药品质量、规格及检验方法所作出的技术规定，是进行药物分析的依据。

药品质量标准是药品现代化生产和质量管理的重要组成部分；是药品生产、经营、使用和行政、技术监督管理各部门应共同遵循的法定技术依据；也是药品生产和临床用药水平的重要标志；对保证药品质量，保障人们用药的安全、有效和维护人们身体健康起着极其重要的作用。

一、药品质量标准的类别

根据药品质量标准使用范围的不同，我国的药品质量标准可以分为如下几类。

1. 法定药品质量标准

（1）国家标准即《中华人民共和国药典》（简称《中国药典》）　它是我国用于药品生产和管理的法典，是由药典委员会编，经国务院批准后，由国家食品药品监督管理总局颁布执行。

《中国药典》收载的药品品种都是疗效确切、被广泛应用、能批量生产、质量水平较高、并有合理的质量控制手段的药品。新中国成立以来，《中国药典》已经出版了十部，分别为

1953 年版、1963 年版、1977 年版、1985 年版、1990 年版、1995 年版、2000 年版、2005 年版、2010 年版和 2015 年版。其中 1953 年版与 1963 年版各为一册，1977 年版至 2000 年版分成一部、二部两册。一部收载药材、中成药、由天然产物提取的药物纯品和油脂；二部收载化学合成药、抗生素、生化药品、放射性药品以及药物制剂，同时也收载血清疫苗等。《中国药典》2005 年版和 2010 年版分为一部、二部和三部，共三册。药典一部收载药材及饮片、植物油脂和提取物、成方制剂和单味制剂等；药典二部收载化学药品、抗生素、生化药品、放射性药品以及药用辅料等；药典三部收载生物制品，并首次将《中国生物制品规程》收入药典中。《中国药典》2015 年版由一部、二部、三部和四部组成，收载药品总计 5608 种。一部收载中药材和饮片、植物油脂和提取物、成方制剂和单味制剂等。二部收载化学药品、抗生素、生化药品以及放射性药品等。三部收载生物制品等，四部收载通则及药用辅料等。

（2）部颁药品标准与局颁药品标准 除《中国药典》外，尚有原《中华人民共和国卫生部药品标准》（简称部颁药品标准）、《国家食品药品监督管理局国家药品标准》（简称局颁药品标准）也收载了国内已生产、疗效较好，需要统一标准但尚未载入药典的品种。现有原《中华人民共和国卫生部药品标准》中药成方制剂 1～20 册，原《中华人民共和国卫生部药品标准》新药转正标准 1～17 册；《国家食品药品监督管理局国家药品标准》新药转正标准 1～48 册；《国家食品药品监督管理局国家药品标准》国家中成药标准汇编等。上述标准也是法定药品质量标准，可作为药品生产、供应、使用、监督等部门检验药品质量的法定依据。

2. 临床研究用药品质量标准

根据我国药品管理法的规定，已在研制的新药，在进行临床试验或使用之前，应先得到国家食品药品监督管理总局的批准。为了保证临床用药的安全和使临床结论可靠，国家食品药品监督管理总局需要新药研制单位根据药品临床前的研究结果制定一个临时性的质量标准，该标准获得国家食品药品监督管理总局的批准后，就可成为"临床研究用药品质量标准"。

"临床研究用药品质量标准"仅在临床试验期间有效，并且仅供研制单位与临床试验单位使用。

3. 暂行或试行药品标准

新药经临床试验或使用后，报试生产时，所制定的药品质量标准称为"暂行药品标准"。该标准执行两年后，如果药品质量稳定，则药品转为正式生产，此时药品标准称为"试行药品标准"。如该标准执行两年后，药品的质量仍很稳定，则"试行药品标准"将经国家食品药品监督管理总局批准后上升为正式标准。

4. 企业标准

企业标准是由药品生产企业自己制定并用于控制相应药品质量的标准，也称为企业内部标准。企业标准仅在本厂或本系统内有约束力，属于非法定标准。企业标准一般或是所用的检验方法虽不够成熟，但能达到某种程度的质量控制；或是高于法定标准的要求，如增加了检验项目或提高了限度要求。企业标准在企业竞争、创优，特别是保护优质产品、严防假冒伪劣产品等方面均起到了积极的作用。

二、药品质量标准的主要内容

药品质量标准主要由以下项目组成。

1. 名称

包括中文名称、英文或拉丁文名称、化学名称。其中中文名称一般与外文名称相对应，即音对应、意对应；英文名主要采用世界卫生组织编订的国际非专利药名；化学名称则是根据中国化学会编写的、科学出版社出版的《化学命名原则》（1984），并参考国际纯粹与应用化学联合会（IUPAC）公布的《有机化学命名原则》命名。

2. 性状

药品的性状是药品质量的重要表征之一。性状项下记述了药品的外观、嗅、味和一般的稳定性情况以及物理常数等。

外观是指药品存在的状态、颜色，嗅、味是药品本身固有的气、味，而不是指因混入残留有机溶剂而带入的异嗅或异味。一般稳定性是指药物是否具有引湿、风化、遇光变质等与贮藏有关的性质。

由于外观、嗅、味属于一般性描述，没有确切的法定检验方法，故不构成法定标准的组成部分。性状可能因生产条件的不同而存在差异，只要这些差异不影响药品的质量和药效，一般也是允许的。

物理常数在一定程度上反映了药品的纯度。药品的物理常数包括溶解度、熔点、比旋度、晶型、吸收系数、馏程、折射率、黏度、相对密度、酸值、碘值、羟值、皂化值等。这些物理常数是采用临床用药品并严格按照有关的规定方法测定的。因此，可以用来评价药品质量。

3. 鉴别

药物的鉴别试验是指用可靠的理化方法来证明已知药物的真伪，而不是对未知物作定性分析。所用的鉴别方法应具有一定的专属性、再现性和灵敏度，操作应简便快速。由于性状项下的物理常数也能协助鉴别药物的真伪，因此用于鉴别试验的条目一般仅2~4条，以能证明供试品的真实性为度。

4. 检查

药品的检查项包括药品的有效性、均一性、安全性与纯度要求四个方面。

（1）有效性　有效性是指检查与药物疗效有关，但在鉴别、纯度检查及含量测定中不能控制的项目。例如，影响药物生物利用度的条目，如"粒度细度"、"结晶度"、"晶型"和"异构体"。反映主要质量指标的条目，如"制酸力"和"稳定度"。控制物理性能的条目，如"吸着力"、"吸水力"、"黏度"和"平均分子量"等。

（2）均一性　均一性是指检查药厂生产出来的同一个批号药品的质量，如含量均匀度、溶出度、质量差异等是否均匀一致。

（3）安全性　安全性是指检查对药物中存在的某些痕量的、对生物体产生特殊生理作用的，严重影响用药安全的杂质的检查，如异常毒性、热原、降压物质、无菌以及过敏性杂质的检查。

（4）纯度要求　纯度要求是指对药物中杂质的控制，如酸碱度、溶液的澄清度与颜色、无机阴离子、有机杂质、干燥失重或水分、炽灼残渣、有害残留溶剂、金属离子或重金属、硒和砷盐的检查等。

5. 含量测定

含量测定是指对药品中有效成分的测定。药品的含量是评价药品质量、保证药品疗效的重要指标。含量测定必须在鉴别无误、杂质检查合格的基础上进行，否则进行含量测定是无意义的。

6. 贮藏

药品的贮藏条件是药品能否有效用于临床的重要因素之一。药品是否需要低温贮藏，温度、湿度、光照等贮藏条件对药物存在形式有无影响等，通常通过药品稳定性试验来确定。药品的稳定性试验包括如下几方面。

（1）影响因素试验　此项试验适用于原料药的考察，目的是探讨药品的固有稳定性，了解影响稳定性的因素及可能降解途径和降解产物，为制剂生产工艺、包装、贮藏条件与建立降解产物的分析方法提供科学依据。

新药在申请临床试验之前，应将一个批号的原料暴露在空气中，经强光照射及高温、高湿度环境，考察各项指标的变化。原料药应置于适宜的容器如称量瓶或培养皿中，摊成≤5mm厚薄层，疏松原料药摊成≤10mm厚薄层，考察时间为10天，分别于第5天和第10天取样测定。如有变化则降低条件再进行考察。

（2）加速试验　此项研究的目的是通过加速药物的化学或物理变化，探讨药物的稳定性，为药品的审评、包装、运输及贮藏提供必要的资料。

取三个批号的原料药或制剂，按市售包装，在温度（40±2）℃、相对湿度75%±5%的条件下放置6个月，分别于第1、2、3、6个月末取样测定。若6个月后供试品不符合制定的质量标准，则应在中间条件，即温度为（30±2）℃、相对湿度60%±5%的条件下放置6个月重新考察。对温度特别敏感的药物，如预计只能在冰箱中（4～8℃）保存，则加速试验可在温度（25±2）℃、相对湿度60%±10%的条件下进行，时间为6个月。

（3）长期试验　此项试验的目的是为了考察药物在接近实际贮存条件下的稳定性，为制定药品的有效期提供依据。

取三个批号的原料药或制剂，市售包装，于（25±2）℃、相对湿度60%±10%的条件下放置，分别于0、3、6、9、12、18、24、36个月定期取样测定，与0个月结果对比，以确定药物的有效期。如果3批统计结果差别较大，则取其最短的时间为有效期；如果数据显示测定结果变化很小，药物很稳定，则不作统计分析。

三、药品质量管理规范

药品是一种特殊的商品，《中华人民共和国药品管理法》明确规定："药品必须符合国家药品标准"。但是要确保药品的质量能符合药品质量标准的要求，对药品存在的各个环节加强管理是必不可少的。鉴于药品质量的控制涉及药物的研制、生产、供应、临床以及检验等诸多环节，需要多方面、多学科的密切配合这一特殊性，我国陆续公布了对药品质量控制的全过程具有指导性作用的法令性文件。

1. 《药物非临床研究质量管理规范》（Good Laboratory Practices，简称GLP）

该文件主要针对为申请药品注册而进行的非临床药品安全性评价，旨在提高药品非临床研究的质量，确保实验资料的真实性、完整性和可靠性，保障人们用药安全。

2. 《药品生产质量管理规范》（Good Manufacture Practices，简称GMP）

该文件适用于药品制剂生产的全过程、原料药生产中影响成品质量的关键工序，是药品生产和质量管理的基本准则。其中的"质量管理"一章详细而明确地规定了药品生产企业的质量管理部门所负责的药品生产全过程的质量管理和检验的职能。大力推行药品GMP，是为了最大限度地避免药品生产过程中的污染和交叉污染，降低各种差错的发生，是提高药品质量的重要措施。

3. 《药物临床试验管理规范》（Good Clinical Practices，简称GCP）

该文件的目的是保证药品临床试验的规范、科学和可靠以及志愿受试者和病人的安全和权利。为此，国家食品药品监督管理总局规定：凡申请新药临床试验基地的单位必须符合

GCP 的要求。本规范对于药品临床试验的受试者起到保护保障作用，对于申办者、研究者起到监督管理作用，对于试验过程起到规范作用。

4.《药物经营质量管理规范》（Good Supply Practices，简称 GSP）

该文件是为了保证经销药品的质量，保护用户、消费者的合法权益和人们用药安全有效而制定的。要求药品供应部门保证药品在运输、贮存和销售过程中的质量和效力。

GLP、GMP、GCP、GSP 四个科学管理规范的执行，加强了药品的全面质量控制，有利于加速我国医药产业的发展，提高了我国药业的国际竞争力。

除了药品研究、生产、供应和临床各环节的科学管理外，有关药品检验工作本身的质量管理更应该重视，《分析质量管理》（Analytical Quality Control，简称 AQC）就是用于检验分析结果质量的法令性文件。

第四节 药 典

药典是记载药品质量标准的法典，是国家监督、管理药品质量的法定技术标准，与其他法令一样具有法律效力。

一、《中国药典》（2015 年版）

《中国药典》2015 年版于 2015 年 6 月出版发行，2015 年 12 月 1 日起正式执行。2015 年版《中国药典》将过去《中国药典》各部附录整合为《中国药典》四部，完善了以凡例为总体要求、通则为基本规定、正文为具体要求的药典标准体系。《中国药典》（2015 年版）的基本组成包括凡例、通则、正文和索引四部分。

1. 凡例

凡例是解释和使用《中国药典》、正确进行质量检定的基本原则，是对《中国药典》正文、通则及质量检定有关的共性问题的统一规定，有关规定具有法定的约束力。

为了便于查阅和使用，《中国药典》将"凡例"按内容归类，并冠以标题，如"一部"中凡例包括：总则，通则，正文名称及编排，项目的要求，检验方法和限度，对照品、对照药材、对照提取物、标准品，计量，精确度，试药、试液、指示剂，动物试验，说明书、包装、标签等，总计五十条款。

（1）有关计量问题

① 法定计量单位和符号

长度：米（m）、分米（dm）、厘米（cm）、毫米（mm）、微米（μm）、纳米（nm）

体积：升（L）、毫升（mL）、微升（μL）

质（重）量：千克（kg）、克（g）、毫克（mg）、微克（μg）、纳克（ng）、皮克（pg）

物质的量：摩尔（mol）、毫摩尔（mmol）

压力：兆帕（MPa）、千帕（kPa）、帕（Pa）

温度：摄氏度（℃）

动力黏度：帕秒（Pa·s）、毫帕秒（mPa·s）

运动黏度：平方米每秒（m^2/s）、平方毫米每秒（mm^2/s）

波数：厘米的倒数（cm^{-1}）

密度：千克每立方米（kg/m^3）、克每立方厘米（g/cm^3）

放射性活度：吉贝可（GBq）、兆贝可（MBq）、千贝可（kBq）、贝可（Bq）

② 滴定液和试液的浓度，以 mol/L（摩尔/升）表示者，其浓度要求需精密标定的滴定液用"XXX 滴定液（YYYmol/L）"表示；作其他用途不需精密标定其浓度时用"YYYmol/L XXX 溶液"表示，以示区别。

③ 符号"％"表示百分比，是指重量的比例；但溶液的百分比，除另有规定外，是指溶液 100mL 中含有溶质若干克；乙醇的百分比，是指在 20℃时容量的比例。此外，根据需要可采用下列符号：％（g/g）表示溶液 100g 中含有溶质若干克；％（mL/mL）表示溶液 100mL 中含有溶质若干毫升；％（mL/g）表示溶液 100g 中含有溶质若干毫升；％（g/mL）表示溶液 100mL 中含有溶质若干克。

缩写"ppm"表示百万分比，是指重量或体积的比例。缩写"ppb"表示十亿分比，是指重量或体积的比例。

④ "溶液的滴"是指 20℃时，1.0mL 的水相当于 20 滴。溶液后记示"1→10"的含义是："固体溶质 1.0g 或液体溶质 1.0mL 加溶剂，使成 10mL 的溶液"。

（2）溶解度　药品的溶解度规定为：当 1g 或 1mL 溶质在不到 1mL 溶剂中溶解时，为极易溶解；当 1g 或 1mL 溶质能在 1～不到 10mL 溶剂中溶解时为易溶；当 1g 或 1mL 溶质能在 10～不到 30mL 溶剂中溶解时为溶解；当 1g 或 1mL 溶质能在 30～不到 100mL 溶剂中溶解时为略溶；当 1g 或 1mL 溶质能在 100～不到 1000mL 溶剂中溶解时为微溶；当 1g 或 1mL 溶质能在 1000～不到 10000mL 溶剂中溶解时为极微溶解；当 1g 或 1mL 溶质在 10000mL 溶剂中不能完全溶解时为几乎不溶或不溶。

（3）温度　通常试样所用的"水浴温度"是指 98～100℃；"室温"是指 10～30℃；"冷水"是指 2～10℃；"冰浴"是指约 0℃等。

（4）国家药品标准物质　共分为五类。

① 标准品　是指含有单一成分或混合组分，用于生物检定、抗生素或生化药品中效价、毒性或含量测定的国家药品标准物质。其生物学活性以国际单位（IU）、单位（U）或以重量单位（g，mg，μg）表示。

② 对照品　是指含有单一成分、组合成分或混合组分，用于化学药品、抗生素、部分生化药品、药用辅料、中药材（含饮片）、提取物、中成药、生物制品等检验及仪器校准用的国家药品标准物质。

③ 对照提取物　是指经特定提取工艺制备的含有多种主要有效成分或指标性成分，用于中药材（含饮片）、提取物、中成药等鉴别或含量测定用的国家药品标准物质。

④ 对照药材　是指基原明确、药用部位准确的优质中药材经适当处理后，用于中药材（含饮片）、提取物、中成药等鉴别用的国家药品标准物质。

⑤ 参考品　是指用于定性鉴定微生物（或其产物）或定量检测某些制品生物效价和生物活性的国家药品标准物质，其效价以特定活性单位表示；或指由生物试剂、生物材料或特异性抗血清制备的用于疾病诊断的参考物质。

（5）关于取样量的精密度　《中国药典》（2015 年版）规定：试验中的供试品与试液等"称重"或"量取"的量，均以阿拉伯数字表示，其精密度可根据数值的有效数字来确定。如"精密称定"是指称取重量应准确至所取重量的千分之一；"称定"是指称取重量应准确至所取量百分之一。"精密量取"是指量取体积的准确度应符合国家标准中对该体积移液管的精密度要求。"量取"是指可用量筒或按照量取体积的有效数位选用量具。取用量为"约"若干时，是指取用量不得超过规定量的±10％。

（6）关于恒重、按干燥品（或无水物，或无溶剂）计算以及空白试验　药典方法中，为保证试验的精密度，常涉及"恒重"、"按干燥品（或无水物，或无溶剂）计算"以及"空白试验"等规定。

除另有规定外，"恒重"是指供试品经连续两次干燥或炽灼后称重的差异在 0.3mg 以下的重量。干燥至恒重的第二次及以后各次称重均应在规定条件下继续干燥 1h 后进行；炽灼至恒重的第二次称重应在继续炽灼 30min 后进行。

"按干燥品（或无水物，或无溶剂）计算"，除另有规定外，是指取未经干燥（或未去水，或未去溶剂）的供试品进行试验，测得干燥失重（或水分，或溶剂），再在计算时从取用量中扣除。

"空白试验"是指试验中不加供试品，或以等量的溶剂替代供试品溶液，按供试品溶液同样方法和步骤操作。含量测定中的"并将滴定的结果用空白试验校正"，是指按供试品所耗滴定液的量（mL）与空白试验中所耗滴定液的量（mL）之差进行计算。

2. 正文

药典正文部分为收载的具体药物及制剂的质量标准，又称各论。根据品种和剂型的不同，《中国药典》（2015 年版）一部每一品种项下按顺序分别列有：①品名；②来源；③处方；④制法；⑤性状；⑥鉴别；⑦检查；⑧浸出物；⑨特征图谱或指纹图谱；⑩含量测定；⑪炮制；⑫性味与归经；⑬功能与主治；⑭用法与用量；⑮注意；⑯规格；⑰贮藏；⑱制剂；⑲附注等。二部每一品种项下分别有：①品名（包括中文名、汉语拼音名、英文名或拉丁名）；②有机药物的结构式；③分子式与分子量；④来源或有机药物的化学名称；⑤含量或效价规定；⑥性状；⑦鉴别；⑧检查；⑨含量测定或效价测定；⑩类别；⑪规格；⑫贮藏；⑬制剂等。三部正文中每一品种项下分别有：①品名（包括中文通用名称、汉语拼音与英文名称）；②定义、组成及用途；③基本要求；④制造；⑤检定（原液、半成品、成品）；⑥保存、运输及有效期；⑦使用说明（预防类制品）等。

药物制剂的质量标准编排在相应药物质量标准之后，所含项目与原料药质量标准相近，但不列出有效成分的分子式和分子量，同时在检查项下增加制剂的检查项目。

3. 通则

《中国药典》（2015 年版）将附录整合为通则，主要包括：制剂通则、通用检测方法和指导原则。制剂通则是按照药物剂型分类，针对剂型特点所规定的基本技术要求。通用检测方法是各正文品种进行相同检查项目检测时所应采用的统一的设备、程序、方法及限度等，包括：一般鉴别试验，分光光度法、色谱法、电位滴定法、电泳法等仪器分析方法，相对密度等物理常数测定法，各种杂质检查法，崩解时限、溶出度、含量均匀度、最低装量等检查法，抗生素微生物、异常毒性、热原、无菌、微生物限度、过敏反应等检查法，放射性药物检定法，各种生物制品检查测定方法，各种试药、试液、缓冲溶液、对照品等的配制方法等。

药物分析试验指导原则，是为执行药典、考察药品质量、起草与复核药品标准等所制定的指导性规定。包括：药品质量标准分析方法验证指导原则，注射剂安全性检查法应用指导原则，药物制剂人体生物利用度和生物等效性试验指导原则，原料药与药物制剂稳定性试验指导原则，缓释、控释和迟释制剂指导原则，微囊、微球与脂质体制剂指导原则，药品杂质分析指导原则等。

4. 索引

《中国药典》（2015 年版）一部采用"中文索引"、"汉语拼音索引"、"拉丁名索引"和"拉丁学名索引"。二部和三部采用"中文索引"和"英文索引"。利用索引与药典正文前的

"品名目次"相配合,可快速查询有关药物品种的质量标准。

二、常用的国外药典

1.《美国药典》

《美国药典》的英文全称为:The Pharmacopoeia of the United States of American,缩写为 USP。《美国药典》由美国政府所属的美国药典委员会(The United States Pharmacopoeia Convention)编辑出版。USP 于 1820 年出第一版,1950 年以后每 5 年出一次修订版。《美国国家处方集》(NF)1883 年出第一版,1980 年 15 版起并入 USP,但仍分两部分,前面为 USP,后面为 NF。NF 收载了 USP 尚未收入的新药和新制剂。

《美国药典》是美国政府对药品质量标准和检定方法做出的技术规定,也是药品生产、使用、管理、检验的法律依据。USP-NF 每年出版一次,最新版本为 USP(38)-NF(33),2014 年 12 月出版。2015 年 5 月 1 日生效。

《美国药典》正文药品名录分别按法定药名字母顺序排列,各药品条目大都列有药名、结构式、分子式、CAS 登录号、成分和含量说明、包装和贮藏规格、鉴定方法、干燥失重、炽灼残渣、检测方法等常规项目,正文之后还有对各种药品进行测试的方法和要求的通用章节及对各种药物的一般要求的通则。可根据书后所附的 USP 和 NF 的联合索引查阅本书。

2.《英国药典》

《英国药典》的英文名称为:British Pharmacopoeia,缩写为 BP。《英国药典》是英国药品委员会(British Pharmacopoeia Commission)的正式出版物,是英国制药标准的重要来源。《英国药典》不仅提供了药用和成药配方标准以及公式配药标准,而且也展示了许多明确分类并可参照的欧洲药典专著。英国药典出版周期不定。《英国药典》最新版为 BP(2015),2014 年 8 月出版,2015 年 1 月生效。

该药典由三卷本组成。其中两卷为《英国药典》、一卷为《英国兽药典》(兽医药品部分)。各条目均以药品名称字母顺序排列,内容包括药品性质、制法、血产品、免疫产品、电磁药品制法及外科材料等部分。《英国药典》书后附有全部内容关键词索引。

《英国药典》由凡例、正文、附录和索引组成,正文内容包括:①英文名称;②分子结构式;③分子式与分子量;④CAS 登录号;⑤化学名称;⑥作用与用途;⑦制剂类型;⑧来源或含量限度;⑨性状;⑩鉴别;⑪检查;⑫含量测定;⑬贮藏;⑭可能杂质的结构。

《英国药典》附录共分为 24 类,每类按内容分类,如第 2 类和第 3 类分别为光谱法和色谱法。第 2 类组成为红外光谱和近红外光谱、紫外和可见分光光度法、核磁共振光谱、原子发射和原子吸收光谱、荧光分光光度法、X 射线荧光光谱法和质谱法。第 3 类由薄层色谱法、气相色谱法、排阻色谱法、液相色谱法、纸色谱法和电泳法所组成。

《英国药典》的配套资料有《马丁代尔药物大典》(Martindale:The Extra Pharmacopoeia)、《英国国家处方集》(BNF)、《药物分离与鉴定》(IID)以及《英国草药典》(BHP)。

3.《日本药局方》

日本国药典名称是《日本药局方》(The Japanese Pharmacopoeia),其英文缩写为 JP,日本药局方由日本药局方编辑委员会编制,由厚生省颁布执行。最新版本为第 17 版〔JP(17)〕,2015 年 11 月出版,它由一部和二部组成,共一册。一部收载有凡例、制剂总则(即制剂通则)、一般试验方法、医药品各论(主要为化学药品、抗生素、放射性药品以及制剂);二部收载通则、生药总则、制剂总则、一般试验方法、医药品各论(主要为生药、生物制品、调剂用附加剂等)、药品红外光谱集、一般信息(包括介质填充试验、塑料医药品容器、防腐剂效果、分析方法评价、原子量表）等。索引置于最后。《日本药局方》的索引有药物的日本名索引、英文名索引和拉丁名索引三种。其中拉丁名索引用于生药品种。

《日本药局方》中每一个"医药品各论"即一个药品的质量标准，按顺序可分别列有以下内容：①名品（包括日文名、英文名、拉丁名和日文别名）；②有机药物的结构式；③分子式与分子量；④来源或有机药物的化学名称；⑤CAS 登录号；⑥含量或效价规定；⑦性状和理化常数；⑧鉴别；⑨检查；⑩含量或效价测定；⑪容器和贮藏；⑫有效期。

4.《欧洲药典》

《欧洲药典》由欧洲药典委员会编制、出版。《欧洲药典》的英文全称是 European Pharmacopoeia，缩写为 EP，最新版本 EP8.8，2013 年 3 月出版，2014 年 1 月生效。有英文和法文两种法定文本。

《欧洲药典》的基本组成有凡例、通用分析方法（包括一般鉴别试验、一般检查方法、常用物理及化学测定法、常用含量测定方法、生物检查和生物分析、生药学方法等）、对盛装容器和材料的要求、试剂、正文和索引等。

《欧洲药典》正文品种的内容包括：品名、分子结构式、CA 登录号，分子式与分子量、含量限度及化学名称、性状、鉴别、检查、含量测定、贮藏、可能杂质的结构等。

 思考题

1. 试述药物分析的性质与任务。
2. 简述药品检验工作的基本程序。
3. 我国的药品质量标准有几种类型？各具有什么性质和作用？
4. 药品质量标准主要由哪几部分组成？
5. 《中国药典》（2015 年版）分为哪几个部分？各部分的主要内容是什么？
6. 常用的国外药典的名称及其缩写有哪些？

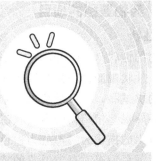

第二章

药物的鉴别试验

学习指南

通过本章内容的学习，了解药物鉴别的目的及鉴别项目；掌握鉴别药物常用的方法及原理；了解药品鉴别试验条件及灵敏度等知识。通过相关实训，掌握药物鉴别操作方法。

第一节　药物鉴别的目的及鉴别项目

一、药物鉴别的目的及特点

1. 药物鉴别的目的

药物的鉴别试验就是依据药物的组成、结构与性质，采用化学、物理化学或生物学方法来判断药物的真伪。它是药品质量检验工作中的首项任务，只有在药物鉴别无误的情况下，进行药物的杂质检查、含量测定等分析工作才有意义。

药典中鉴别项下规定的试验方法，仅适用于鉴别药品的真伪，对于原料药还应结合性状项下的外观和物理常数进行确认。

2. 药物鉴别的特点

药物鉴别不同于一般化学试剂的鉴别，它具有以下几个特点。

① 药物鉴别为已知物的确证试验。根据药典、药品标准等鉴别药物时，供试品都是已知物，鉴别的目的是确证供试品的真伪，而不是鉴定未知物的组成和结构。

② 鉴别试验是个别分析，而不是系统分析。其试验项目比较少，一般在四五个项目以内，有的只做一两项试验就可以做出明确结论。

③ 通常选用药物的化学鉴别反应、红外特征吸收、紫外可见特征吸收，测定熔点、色谱行为、生物活性、旋光性、折射率或放射特性等不同方法鉴别同一种供试品，综合分析试验结果，做出判断。

④ 鉴别制剂时，要注意消除辅料的干扰。鉴别复方制剂中的不同成分时，要注意消除各成分间的干扰。

二、药物鉴别的项目

1. 性状

药物的性状（description）反映了药物特有的物理性质，一般包括外观、溶解度和物理常数等。性状观测是药品鉴别工作的第一步，也是不可省略的极其重要的一步。只有性状符合规定的供试品，方可继续检查杂质限量和测定含量，否则不必进行检查和测定。

（1）外观　指药物的聚集状态、晶型、色泽以及嗅、味等性质。例如，《中国药典》对依托红霉素的描述为"本品为白色结晶性粉末，无臭"；对于二巯丁二钠的描述为"本品为白色至微黄色粉末，有类似蒜的特臭"。

（2）溶解度　溶解度是药物的一种物理性质，在一定程度上反映了药品的纯度。药典采用"极易溶解、易溶、溶解、略溶、微溶、极微溶解、几乎不溶或不溶"来描述药品在不同溶剂中的溶解性能。如前面提到的对依托红霉素和二巯丁二钠溶解度的描述分别为"本品在乙醇或三氯甲烷中易溶，在水中几乎不溶""本品在水中易溶，在乙醇、三氯甲烷或乙醚中不溶"，又如磺胺嘧啶"在乙醇或丙酮中微溶，在水中几乎不溶；在氢氧化钠试液或氨试液中易溶，在稀盐酸中溶解"。

（3）物理常数　物理常数是鉴定药品质量的重要指标。其测定结果不仅对药品具有鉴别意义，也反映了该药品的纯杂程度。下面主要介绍熔点、比旋度和吸收系数。

① 熔点　熔点是指一种物质按照规定的方法测定其由固体熔化成液体的温度、熔融同时分解的温度或在熔化时自初熔至全熔的一段温度。它是多数固体有机药物的重要物理常数。药典收载有三种测定熔点的方法，其中最常用的是测定易粉碎固体药品的"第一法"，此外还有少数品种采用的是第二法和第三法，一般未注明者均指"第一法"。要求报告初熔和终熔，如炔诺孕酮项下所述"本品的熔点（通则0612）为204～212℃，熔距在5℃以内"；溴新斯的明项下所述"本品的熔点（通则0612）为171～176℃，熔融时同时分解"。

② 比旋度　在一定波长与温度下，偏振光透过长1dm且每1mL中含有旋光性物质1g的溶液时测定的旋光度称为比旋度。它是反映手性药物特性及其纯度的主要指标，可以用来区别药品、检查纯度或测定制剂的含量。如维生素C的比旋度测定："取本品，精密称定，加水溶解并定量稀释制成每1mL中约含0.10g的溶液，依法测定（通则0621），比旋度为$+20.5°\sim+21.5°$"。又如氧氟沙星比旋度的测定："取本品，精密称定，加三氯甲烷溶解并定量稀释制成每1mL中约含10mg的溶液，依法测定（通则0621），比旋度为$-1°$至$+1°$"。

③ 吸收系数　在给定的波长、溶剂和温度等条件下，吸光物质在单位浓度、单位液层厚度时的吸光度称为吸收系数。吸收系数有两种表示方式，分别是摩尔吸收系数ε和百分吸收系数$E_{1cm}^{1\%}$，后者是《中国药典》收载的方法。百分吸收系数$E_{1cm}^{1\%}$是指在一定波长下，当溶液的浓度为1%（g/mL），液层厚度为1cm时的吸光度（$E_{1cm}^{1\%}=100A$）。它是吸光物质的重要物理常数，不仅用于考查原料药的质量，同时可作为该药物制剂应用紫外-可见分光光度法测定其含量的依据。药品的百分吸收系数可以通过实验测得。例如，盐酸甲氧明的百分吸收系数测定方法为："取本品，精密称定，加水溶解并定量稀释制成每1mL中约含30μg的溶液，照紫外-可见分光光度法（通则0401），在290nm波长处测定其吸光度，吸收系数（$E_{1cm}^{1\%}$）为133～141"。

2. 一般鉴别试验

一般鉴别试验（general identification test）是依据某一类药物的化学结构或理化性质的特征，通过化学反应来鉴别药物的真伪。对无机药物是根据其组成的阴离子和阳离子的特殊反应；对有机药物则大都采用典型的官能团反应。因此，一般鉴别试验只能证实是某一类药物，而不能证实是哪一种药物。

通常，一般鉴别试验仅供确认药物质量标准中单一的化学药物，若为数种化学药物的混合物或有干扰物质存在时，除另有规定外，一般是不适用的。

《中国药典》通则一般鉴别试验项下（0301）所包括的项目有：丙二酰脲类、托烷生物碱类、芳香第一胺类、有机氟化物类、无机金属盐类、有机酸盐、无机酸盐等。下面主要介绍几种典型的有机官能团及无机离子的鉴别试验。

（1）丙二酰脲类的鉴别

① 银盐法 丙二酰脲类在碳酸钠试液中形成钠盐而溶解，再与硝酸银试液作用，先生成可溶性的一银盐，继而生成不溶性的二银盐白色沉淀，方法是：取供试品约 0.1g，加碳酸钠试液 1mL 与水 10mL，振摇 2min，滤过，滤液中逐滴加入硝酸银试液，即生成白色沉淀，振摇，沉淀即溶解，继续滴加过量的硝酸银试液，沉淀不再溶解。

② 铜盐法 丙二酰脲类也能与铜吡啶试液作用而显紫色或产生紫色沉淀，方法是：取供试品约 50mg，加吡啶溶液（1→10）5mL，溶解后，加铜吡啶试液 1mL，即显紫色或生成紫色沉淀（硫酸铜溶于水后，加吡啶，生成硫酸二吡啶铜，即为铜吡啶试液）。

巴比妥类药物是丙二酰脲的衍生物，具有丙二酰脲的鉴别反应。

（2）托烷生物碱类的鉴别 托烷生物碱类药物分子中都含有莨菪酸结构，与发烟硝酸共热，即得到黄色的三硝基或二硝基衍生物，冷却后加入醇制氢氧化钾少许，即显深紫色。若供试品量少，形成紫色不明显时，加入氢氧化钾颗粒少许，即可在氢氧化钾表面形成深紫色。方法是：取供试品约 10mg，加发烟硝酸 5 滴，置水浴上蒸干，得黄色的残渣，放冷，加乙醇 2～3 滴湿润，加固体氢氧化钾一小粒，即显深紫色。后马托品虽然也属于托烷生物碱类，但由于分子中没有莨菪酸结构，故与发烟硝酸共热，冷却后加入氢氧化钾不呈紫色，可进行区别。

（3）芳香第一胺类的鉴别 芳香第一胺类药物或水解后能还原生成芳香第一胺类的药物均可与亚硝酸钠发生重氮化反应，生成的重氮盐与碱性 β-萘酚形成偶氮染料，视供试品不同，生成由粉红色到猩红色沉淀，如苯佐卡因的鉴别：取供试品 50mg，加稀盐酸 1mL，必要时缓缓煮沸使溶解，加 0.1mol/L 亚硝酸钠溶液数滴，加与 0.1mol/L 亚硝酸钠溶液等体积的 1mol/L 脲溶液，振摇 1min，滴加碱性 β-萘酚试液数滴，即生成红色沉淀。

（4）有机氟化物的鉴别 有机氟化物经氧瓶燃烧法破坏，被碱性溶液吸收成为无机氟化物，与茜素氟蓝、硝酸亚铈在 pH＝4.3 溶液中形成蓝紫色配合物。方法是：取供试品约 7mg，照氧瓶燃烧法（通则 0703）进行有机破坏，用水 20mL 与 0.01mol/L 氢氧化钠溶液 6.5mL 为吸收液，待燃烧完毕后，充分振摇；取吸收液 2mL，加茜素氟蓝试液 0.5mL，再加 12％醋酸钠的稀醋酸溶液 0.2mL，用水稀释至 4mL，加硝酸亚铈试液 0.5mL，即显蓝紫色，同时做空白对照试验。

（5）无机金属盐的鉴别

① 钠盐、钾盐、钙盐的焰色反应 取铂丝，用盐酸湿润后，蘸取供试品，在无色火焰中燃烧，火焰即显示出各离子的特征颜色：钠离子显鲜黄色，钾离子显紫色，钙离子显砖红色。

② 铵盐 取供试品，加入过量氢氧化钠试液，加热，即分解，放出氨臭，使湿润的红色石蕊试纸变蓝，并能使被硝酸亚汞试液湿润的滤纸显黑色。

（6）有机酸盐的鉴别

① 水杨酸盐的鉴别　i. 取供试品的中性或弱酸性稀溶液，加三氯化铁试液 1 滴，即显紫色。ii. 取供试品溶液，加稀盐酸，即析出白色水杨酸沉淀；分离，沉淀在醋酸铵试液中溶解。

② 酒石酸盐的鉴别　i. 取供试品的中性溶液，置于洁净的试管中，加氨制硝酸银试液数滴，置于水浴中加热，银即游离并附着在试管内壁形成银镜。ii. 取供试品溶液，加醋酸成酸性后，加硫酸亚铁试液 1 滴和过氧化氢试液 1 滴，待溶液褪色后，用氢氧化钠试液碱化，溶液即显紫色。

3. 专属鉴别试验

药物鉴别的专属性是指在其他成分（如杂质、降解产物、辅料等）可能存在的情况下，采用的方法能准确测定出被测物的特性，能反映鉴别方法在有共存物时对供试物准确而专属的测定能力；是鉴别方法用于复杂样品分析时相互干扰程度的度量。药物的专属鉴别试验（specific identification test）是证实某一种药物的依据，它是根据每一种药物化学结构的差异及其所引起的物理化学特性的不同，选用某些特有的灵敏的定性反应来鉴别药物的真伪。例如，巴比妥类药物中含有丙二酰脲母核，主要的区别在 5,5-位取代基和 2-位取代基的不同：苯巴比妥含有苯环，司可巴比妥含有双键，硫喷妥钠含有硫原子，可根据这些取代基的性质，采用各自的专属反应进行鉴别。

第二节　常用的药物鉴别方法

药物鉴别方法要求专属性强，再现性好，灵敏度高，以及操作简便、快速等。常用的药物鉴别方法有化学法、吸收光谱法、色谱法。

一、化学鉴别法

化学鉴别法是根据药物与化学试剂在一定条件下发生离子反应或官能团反应产生不同颜色，生成不同沉淀，呈现不同荧光，放出不同气体，从而做出定性分析结论。如果供试品的反应现象与质量标准中的鉴别项目和反应相同，则可认定为同一种药物。化学鉴别法是药物分析中最常用的鉴别方法。

1. 显色反应鉴别法

本鉴别法是指在供试品溶液中加入适当的试剂溶液，在一定条件下进行显色反应，生成易观测的有色产物。在鉴别反应中最为常用的显色反应类型如下。

（1）三氯化铁显色反应　具有此反应的药物一般都含有酚羟基或水解后产生酚羟基。

（2）异羟肟酸铁反应　具有此反应的药物一般多为芳酸及其酯类、酰胺类。

（3）茚三酮显色反应　具有此反应的药物一般在化学结构中含有脂肪氨基。

（4）重氮化-偶合显色反应　具有此反应的药物一般都有芳伯氨基或能产生芳伯氨基。

（5）丙二酰脲类显色反应　通常用于含有丙二酰脲结构的巴比妥类药物鉴别。

（6）氧化还原显色反应等。

2. 沉淀反应鉴别法

本鉴别法是指供试品溶液中加入适当的试剂溶液，在一定条件下进行反应，生成不同颜色的沉淀，有的具有特殊的沉淀形状。常用的沉淀反应如下。

（1）与重金属离子的沉淀反应　在一定条件下，药物和重金属离子反应，生成不同形式的沉淀。

（2）与硫氰化铬铵（雷氏盐）的沉淀反应　进行该沉淀反应的药物多为生物碱及其盐，具有芳香环的有机碱及其盐。

（3）其他沉淀反应。

3. 荧光反应鉴别法

常用的荧光发射形式有以下几种类型。

① 药物本身能够在可见光下发射荧光。

② 药物溶液加入硫酸使其呈酸性后，在可见光下发射出荧光。

③ 药物和溴反应后，在可见光下发射出荧光。

④ 药物与间苯二酚反应后，发射出荧光及药物经其他反应后，发射荧光。

4. 气体生成反应鉴别法

① 大多数的胺或铵类药物、酰脲类药物以及某些酰胺类药物　经过强碱处理，加热后，可以产生氨气。

② 化学结构中含硫的药物　可经强酸处理后，加热，产生硫化氢气体。

③ 含碘有机药物　经直火加热，可以生成紫色碘蒸气。

④ 含醋酸酯和乙酰胺类药物　经硫酸水解后，加入乙醇可产生醋酸乙酯的香味。

化学鉴别法有一定的专属性和灵敏度，且简便易行。阴阳离子鉴别反应的专属性、灵敏度都比较高。所以，简单无机药物只要用阴阳离子分析就可确定其成分。有机定性分析也有一定的专属性，把几种有机定性分析反应综合起来进行分析归纳，就可以作出准确结论。

二、吸收光谱鉴别法

1. 紫外-可见吸收光谱鉴别法

（1）适用范围及特点　含有芳环或共轭双键的药物在紫外光区有特征吸收，含有生色团和助色团的药物在可见光区有吸收。它们都可以用紫外-可见吸收光谱法进行鉴别。

本方法应用范围广，使用频率高。同时，紫外-可见分光光度计的普及率高，操作比较简便，在药检工作中易于推广。但因吸收光谱较为简单，吸收曲线形状变化不大，缺乏精细结构，故用作鉴别的专属性远不如红外吸收光谱法。

（2）常用的方法　用紫外-可见吸收光谱法鉴别药物的方法有五种。

① 对比吸收曲线的一致性。按药品质量标准将供试品与对照品用规定溶剂分别配成一定浓度的溶液，在规定波长区间内绘制吸收曲线，供试品和对照品的图谱应一致，所谓一致是指吸收曲线的峰位、峰形和相对强度均一致。

② 对比最大吸收波长和相应吸光度的一致性　按药品质量标准，将供试品用规定的溶剂配成一定浓度的供试液，按紫外-可见分光光度法在规定波长区间内测定最大吸收波长和相应的吸光度，与药品质量标准中规定的最大吸收波长和相应的吸光度对比，如果相同就是同一种药物。药典中所讲的"吸光度为 A"是指测定值应在 $A\pm5\%A$ 以内。

③ 对比最大吸收波长和最小吸收波长的一致性　例如，鉴别甲氨蝶呤时，取本品约 5mg，加 0.5％碳酸铵溶液 1mL 溶解后，用盐酸溶液（ $9\rightarrow1000$ ）稀释制成每 1mL 中含 $10\mu g$ 的溶液，按紫外-可见分光光度法测定（通则 0401）吸光度，在 244nm 和 306nm 波长处有最大吸收，在 234nm 和 262nm 处有最小吸收。

④ 对比最大、最小吸收波长和相应吸光度比值的一致性　例如，鉴别维生素 B_{12} 注射液时，用水配成含维生素 B_{12} $25\mu g/mL$ 的溶液，按紫外-可见分光光度法（通则 0401）测定吸

光度，在 361nm 和 550nm 波长处有最大吸收，361nm 和 550nm 波长处吸光度比值应为 3.15～3.45。又如，鉴别维生素 K_1 时，用三甲基戊烷制成 $10\mu g/mL$ 溶液，按紫外-可见分光光度法（通则 0401）测定，在 243nm、249nm、261nm 和 270nm 波长处有最大吸收，在 228nm、246nm、254nm 和 266nm 波长处有最小吸收，254nm 处和 249nm 处吸光度之比应为 0.70～0.75。

⑤ 经化学处理后，测定其反应产物的吸收光谱　例如，鉴别苯妥英钠时，取本品约 10mg，加入高锰酸钾 10mg，氢氧化钠 0.25g 与水 10mL，小火加热 5min，放冷；取上层清液 5mL，加入正庚烷 20mL，振摇提取，静置分层后，取正庚烷提取液，照紫外-可见分光光度法（通则 0401）测定，在 248nm 波长处有最大吸收。

《中国药典》（2015 年版）中用紫外-可见分光光度法鉴别的部分药物如表 2-1 所示。

表 2-1　《中国药典》（2015 年版）中用紫外-可见分光光度法鉴别的部分药物

品　名	紫外-可见吸收光谱
布洛芬片	265nm、273nm 最大吸收，245nm、271nm 最小吸收
甲氨蝶呤	244nm、306nm 最大吸收，234nm、262nm 最小吸收
注射用甲氨蝶呤	244nm、306nm 最大吸收，234nm、262nm 最小吸收
吡喹酮片	264nm、272nm 最大吸收
秋水仙碱	$A_{243}/A_{350}=1.7～1.9$
盐酸酚苄明注射液	272nm、279nm 最大吸收
维生素 B_{12} 注射液	361nm、550nm 最大吸收，$A_{361}/A_{550}=3.15～3.45$
盐酸溴己新片	249nm 最大吸收
萘普生片	262nm、271nm、317nm、331nm 最大吸收

2. 红外吸收光谱鉴别法

(1) 适用范围及特点　有机药物在红外光区有特征吸收，药物分子的组成、结构、官能团不同时，其红外吸收光谱也不同，故可以作为有机药物鉴别的依据。

药物的红外吸收光谱能反映药物分子的结构特点，具有专属性强、准确度高的特点，是验证已知药物的有效方法。主要用于组分单一、结构明确的原料药，特别适合于药品化学结构比较复杂，相互之间差异较小，用颜色反应或沉淀生成或紫外、可见吸收光谱法不足以相互区分时，采用红外吸收光谱法常可有效地解决，如磺胺类、甾体激素类和半合成抗生素类药品等。国内外药典都广泛使用红外吸收光谱法鉴别药物的真伪。

虽然红外吸收光谱法的专属性强，但绘制红外吸收光谱时受外界条件影响较大，图谱容易发生变异，为了确保鉴别结果准确无误，《中国药典》不单独用本方法进行鉴别，常与其他理化方法联合进行鉴别。例如，《中国药典》中用红外光吸收谱法与紫外吸收光谱法联合鉴别的药物有布洛芬、甲氨蝶呤、吡喹酮和秋水仙碱等。用红外吸收光谱法、紫外-可见分光光度法和化学法联合鉴别的药物有棕榈氯霉素及其混悬液、双氯非那胺、丙磺舒等。

(2) 常用的方法　用本法鉴别药物时，《中国药典》均采用标准图谱对照法，即按照药典指定的条件绘制供试品的红外吸收光谱，然后与《药品红外光谱集》中的相应标准图谱进行对比，核对是否一致，如果峰位、峰形及相对强度都一致时，则可认为二者为同一种药物。

另一种方法是将供试品与相应的对照品在同样条件下绘制红外吸收光谱，直接对比是否一致，如不一致，应按该药品光谱图中备注的方法进行预处理以后再行绘制和对比。

前一方法简便，但无法消除不同仪器和不同操作条件造成的差异；后一方法没有以上缺点，不足之处是对照品不易得到，因此一般均采用前一种方法。

用红外吸收光谱鉴别药物时，也常将供试品的红外吸收光谱和标准图谱或对照品图谱，按吸收峰的强度由强到弱的顺序，逐个记录第一强峰（A）、第二强峰（B）和第三峰（C）的波数，相互对比。这些强峰往往反映了药物分子的主要官能团或主要结构特征，对鉴别药物的真伪有重要作用。

（3）注意事项

① 固体药品在测定时，可能由于晶型的影响，致使录制的红外吸收光谱图与标准光谱图中所收载的光谱图不一致，遇此情况时，应按标准光谱图中各相应光谱图中备注的方法进行预处理后，再进行测定。

② 采用压片法处理样品时，影响图谱形状的因素较多，应注意供试片的制备条件对图谱形状及各谱带的相对吸收强度可能产生影响。压片时，若样品（包括盐酸盐）与溴化钾之间不发生离子交换反应，则采用溴化钾作为制片基质，否则，盐酸盐样品制片时，必须使用氯化钾基质。

③ 测定时应注意二氧化碳和水汽等的干扰，必要时，应采取适当措施如采用干燥氮气吹扫加以改善。

④ 仪器间分辨率的差异及不同的操作条件（如狭缝程序、扫描速度等）可能影响药品光谱图的判断。为了方便对照，在对照所测药品的光谱图与标准光谱图所收载的药品光谱图时，宜首先在测定药品所用的仪器上录制聚苯乙烯薄膜的光谱图，并与标准光谱图收载的聚苯乙烯薄膜的光谱图加以比较和校正。

⑤ 本法对于多组分药物或存在多晶现象而又无可重复转晶方法的药物不适用。

三、色谱鉴别法

色谱鉴别法是利用不同组分在不同色谱操作条件下，具有各自的特征色谱数据如比移值 R_f 或保留时间等进行鉴别试验。同一种药物在同样条件下的色谱行为是相同的，依此可以鉴别药物及其制剂的真伪。常用的方法如下。

1. 薄层色谱法

在实际工作中，一般采用对照品（或标准品）比较法。即将供试品与对照品按药典规定，用同种溶剂配成同样浓度的溶液，在同一薄层板上点样、展开、显色，供试品所显主斑点的颜色、位置应与对照品的主斑点相同。例如，硫酸庆大霉素的薄层色谱法鉴别试验：取本品与庆大霉素标准品，分别加水制成每 1mL 中含 2.5mg 的溶液，照薄层色谱法（通则 0502）试验，吸取上述两种溶液各 2μL，分别点于同一硅胶 G 薄层板（临用前于 105℃活化 2h）上；另取三氯甲烷-甲醇-氨溶液（1∶1∶1）混合振摇，放置 1h，分取下层混合液为展开剂，展开，取出于 20～25℃晾干，置碘蒸气中显色，供试品溶液所显主斑点数、位置和颜色应与标准品溶液主斑点数、位置和颜色相同。

又如阿莫西林薄层色谱法鉴别：取本品与阿莫西林对照品各约 0.125g，分别加 4.6% 碳酸氢钠溶液溶解并稀释制成每 1mL 中约含 10mg 的溶液，作为供试品溶液与对照品溶液；另取阿莫西林对照品和头孢唑啉对照品各适量，加 4.6% 碳酸氢钠溶液溶解并稀释制成每 1mL 中分别约含 10mg 和 5mg 的溶液作为系统适用性溶液。照薄层色谱法（通则 0502）试验，吸取上述三种溶液各 2μL，分别点于同一硅胶 GF$_{254}$ 薄层板上，以乙酸乙酯-丙酮-冰醋酸-水（5∶2∶2∶1）为展开剂，展开，晾干，置紫外光灯 254nm 下检视。系统适用性溶液应显两个清晰分离的斑点。供试品溶液所显主斑点的位置和颜色应与对照品溶液主斑点的位置和颜色相同。

2. 高效液相色谱和气相色谱法

《中国药典》中一般规定按供试品含量测定项下的高效液相色谱法（通则 0512）或气相

色谱法操作条件进行鉴别试验。要求供试品和对照品色谱峰的保留时间应一致。

如盐酸去甲万古霉素的高效液相色谱法鉴别试验：取本品与盐酸去甲万古霉素对照品，分别加水制成每 1mL 中约含有 1mg 的溶液，照盐酸去甲万古霉素含量测定项下的高效液相色谱法试验（通则 0512），供试品与对照品主峰的保留时间应一致。

第三节　药物鉴别试验条件及灵敏度

药物鉴别试验是以所采用的化学反应或物理特性产生的明显易于觉察的特征变化为依据的，因此，鉴别试验必须在规定的条件下完成，否则将会影响鉴别结果的判断。影响鉴别反应的因素是多方面的，包括被测物的浓度、试剂的用量、溶液的温度、溶液的酸度、反应时间及共存干扰物质的影响等。同时鉴别反应应具有一定的灵敏度，以保证鉴别目的的完成。

一、药物鉴别试验条件

1. 溶液的浓度

在鉴别试验中加入的各种试剂一般是过量的，溶液的浓度主要是指被鉴别药物的浓度。鉴别试验多采用观察溶液的颜色、沉淀或测定各种光学参数（如 λ_{max}、λ_{min}、A、$E_{1cm}^{1\%}$）的变化来判定鉴别结果，药物的浓度直接影响上述鉴别反应的颜色深浅、沉淀的生成以及有关参数的测定，因此鉴别试验中对药品的浓度必须严格加以规定。

2. 溶液的温度

温度对化学反应的影响很大，一般情况下，温度每升高 10℃，可以使化学反应速率增加 2～4 倍。因此升高溶液的温度有利于加快化学鉴别反应速率。但温度的升高也可能使某些生成物发生分解，导致溶液颜色变浅、沉淀溶解，甚至不能观察到试验结果。故试验中应注意温度的影响并保持恒温。

3. 溶液的酸碱度

许多鉴别反应都需要在一定酸碱度的条件下才能进行。溶液酸碱度的作用就在于能够使各反应物有足够的浓度处于反应活化状态，使反应生成物处于稳定和易于观测的状态。鉴别反应中应严格按照规定的溶液酸度进行试验。

4. 试验时间

有机药物的化学鉴别反应和无机化合物不同，一般反应速率较慢，达到预期试验结果需要较长的时间，这是因为有机化合物是以共价键相结合，化学反应能否进行，依赖于共价键的断裂和新价键形成的难易程度，这些价键的更替需要一定的反应时间和条件。同时在化学反应过程中，有时存在着许多中间阶段，甚至需要加入催化剂才能使反应进行，因此，化学鉴别反应需要一定时间，应在规定的时间内完成鉴别试验。

5. 共存干扰成分的影响

在鉴别试验中，如果药物结构中的其他部分或药物制剂中的其他成分也参加鉴别反应，则会干扰鉴别试验结果的现象观察，使对结果难以作出正确的判断。这时必须选择专属性更高的鉴别方法或将干扰成分分离后再进行试验。

二、鉴别试验的灵敏度

鉴别试验的灵敏度可以反映出鉴别反应对待检组分的敏感程度。它是指在一定条件下，能在尽可能稀的溶液中观测出尽可能少量的供试品的量，鉴别反应对这一要求所能满足的程度称为鉴别反应的灵敏度。通常是以两个相互有关的量，即最低检出量和最低检出浓度来表示鉴别反应的灵敏度。

1. 最低检出量

最低检出量以 m 表示，是指应用某一鉴别反应，在一定条件下，能够观测出试验结果的供试品最小量，其单位通常用微克（μg）表示。例如，钠离子的焰色反应，最低检出量为 0.1ng，即表示少于这个量就不能被检测出来。最低检出量的数值小，则鉴别反应的灵敏度高。

但是，仅仅用最低检出量并不能充分表示反应的灵敏度，因为它没有说明这些物质是存在于多少体积之内，即没有说明溶液的浓度。将同样量药物溶解在不同量的溶剂中，试验的结果显然是不同的。因此，表示某一反应的灵敏度时还需要考虑被测物的浓度，于是提出最低检出浓度的概念。

2. 最低检出浓度

最低检出浓度是指应用某一鉴别反应，在一定条件下，能够观测出试验结果的供试品最低浓度，通常以 $1:V$（或 $1:G$）表示，其中 V 或 G 表示含有 1g 某供试品溶液的体积（mL）或质量（g）。显然最低检出浓度的数值愈小，则鉴别反应的灵敏度愈高。

最低检出量和最低检出浓度之间的关系可用下式表示，即

$$m = v \times 10^6 / V$$

式中，v 为鉴别试验时，所取供试品溶液的最小体积，mL。

3. 空白试验

在选用灵敏度很高的鉴别反应时，必须采用高纯度的试剂和非常洁净的器皿，才能保证鉴别反应结果的可靠性。为了消除试剂和器皿可能带来的影响，应同时进行空白试验（blank test）以供对照。

三、提高鉴别反应灵敏度的方法

在实际工作中，常采用以下方法来提高鉴别反应的灵敏度。

1. 加入与水互不相溶的有机溶剂提取浓集

在鉴别试验中，如生成物具有颜色但颜色很浅，不利于观察时，可以利用加入少量与水互不相溶的有机溶剂，进行萃取浓集有色生成物，使其在有机溶剂中颜色变深，易于观测。

2. 改进观测方法

如将目视观测溶液的颜色，改为紫外-可见分光光度法；将观测生成沉淀的方法改为比浊度法等。

 思考题

1. 试述鉴别药物的目的和特点。
2. 《中国药典》（2015 年版）鉴别药物常用的方法有哪些？
3. 什么叫化学鉴别法，常用的化学鉴别反应有哪几种？化学鉴别法的优点是什么？
4. 试述紫外-可见吸收光谱法鉴别药物的适用范围和具体做法。
5. 试述红外吸收光谱法鉴别药物的方法及特点。
6. 影响药物鉴别试验的因素有哪些？
7. 什么是药物鉴别反应的灵敏度、最小检出量、最小检出浓度？

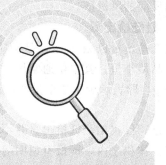

第三章
药物的检查

学习指南

通过本章的学习，了解药物中杂质的种类、来源、杂质的限量检查，掌握有关计算；了解药物中一般杂质及特殊杂质的检查原理及方法；了解固体制剂含量均匀度及溶出度的检查方法。通过相关实训掌握药物检查操作方法。

第一节 药物中杂质种类、来源及杂质限量检查

药物检查主要的任务是检查药物中的杂质。杂质是指药物中存在的无治疗作用或影响疗效甚至对人体健康有害的物质。药物中存在的杂质不仅影响药物的质量，有的还反映出生产、流通过程中存在的问题，因此，对药物中的杂质进行检查不仅能保证用药的安全、有效，而且还可以为生产工艺和企业管理考核提供依据。

一、药物中杂质的种类及来源

1. 杂质的种类

药物中的杂质按其性质可分为一般杂质和特殊杂质。

一般杂质是指在自然界分布比较广泛，在多种药物的生产或贮存中容易引入的杂质。如酸、碱、水分、氯化物、铁盐、硫酸盐、砷盐、重金属、铵盐、易炭化物、炽灼残渣以及残留有机溶剂等。

特殊杂质是指在有关药物的生产和贮存过程中，因其生产工艺或药物本身的性质可能引入的杂质。它们随着药品的种类而异。按照特殊杂质与主药的关系，可以将特殊杂质归纳为有关物质、其他甾体、其他生物碱、酮体等。

有关物质是指存在于药品中的少量与主药有密切关系的原料、中间体、副产物或分解产物等特殊杂质。多数药品中有关物质的具体成分是未知的，只有少数药品的有关物质是已知的，例如，盐酸四环素的有关物质是盐酸金霉素、脱水四环素等。阿司匹林中有关物质是游离水杨酸、水杨酸苯酯；盐酸普鲁卡因注射液中的有关物质是对氨基苯甲酸，甲硝唑中的有关物质是 2-甲基-5-硝基咪唑等。

药物中所含杂质按其种类又可分为无机杂质和有机杂质。无机杂质有氯化物、硫酸盐、硫化物、氰化物、重金属等。有机杂质包括有机药物中引入的原料、中间体、副产物、分解产物、异构体和残留溶剂等。

药物中的杂质按其对人体的作用还可以分为信号杂质和有害杂质。信号杂质本身一般无害，但其含量的多少可以反映出药物的纯度水平，如含量过多，表明药物的纯度差，提示药物生产工艺不合理或生产控制存在问题。氯化物、硫酸盐就属于信号杂质。有害杂质如重金属、砷盐、氟化物等，对人体有毒害，在质量标准中应严格加以控制，以保证用药的安全。

药物中含杂质是影响纯度的主要因素，杂质增多会使含量和活性降低。毒副作用增加，杂质超过限量会使理化常数、外观性状发生变化，并影响药物的稳定性。因此，对主要杂质及其限量必须规定合理的要求。在确保药物质量，不影响疗效，不影响人体健康，既能反映药品生产水平又有利于发展药品生产的前提下，制定恰当的检查项目和限量。要求过高，把杂质检查项目定得过多，杂质限量定得过严，不但会增加生产成本，而且也脱离生产实际。

药物杂质检查又称为纯度检查，药物的纯度反映了药物质量的优劣。通常可从药物的组成结构、外观性状、理化常数、杂质检查和含量测定诸方面做出综合评价。药物的纯度和化学试剂的纯度在要求上是不同的，化学试剂不考虑杂质的生理作用，不考虑用于人体后可能引起的毒副作用，所以不能用化学试剂规格代替药物质量标准，更不能把化学试剂当作药物直接用于临床治疗。一般为了控制药物的质量，应对原料药进行一般杂质检查和特殊杂质检查。

除了对药物中杂质进行检查外，对于固体制剂（片剂），为了控制其含量均匀程度和生物利用度，还应检查其含量均匀度和溶出度。

2. 杂质的来源

药物中的杂质主要来源于药物的生产过程和药物的贮藏过程。

（1）在药物生产过程中引入杂质 药物在生产过程中由于下列原因均会不同程度地引入杂质。

① 所用原料不纯 例如，以工业用氯化钠生产注射用氯化钠时，由于原料不纯，可能从原料中引入溴化物、碘化物、硫酸盐、钾盐、钙盐及铁盐等杂质。

② 有一部分原料没有反应完全 例如，在地西泮的合成过程中，当中间体去甲氧安定甲基化反应不完全时，氢化后就会产生去甲基苯甲二氮杂䓬杂质。用水杨酸为原料合成阿司匹林时，由于反应不完全，可能引入水杨酸等杂质。

③ 反应中间产物和副产物在精制时未能完全除去而引入杂质 例如，合成肾上腺素时要经过中间体肾上腺酮，精制时没有除净，成品中就会引入酮体杂质；合成布洛芬时会引入中间体异丁苯乙酮和副产品异丁苯乙醇等杂质；合成氢化可的松时可能引入少量的副产物皮质醇。当从植物原料中提取分离药物时，由于植物中常含有与药物结构、性质相近的物质，在精制过程中，很难完全分离除去，可能引入产品中。例如，从阿片中提取吗啡时，从原料中可能引入其他生物碱。

在药物的生产过程中，常常要用到各种试剂、溶剂，这些化合物若不能完全除去，也会引入有关杂质，例如，使用酸性或碱性试剂处理后，可能使产品中带有酸性或碱性杂质；用有机溶剂提取或精制后，在产品中可能有残留有机溶剂等。

④ 药品在与生产器皿接触中引入杂质 在生产过程中，所用的金属器皿、装置以及其他不耐酸、碱的金属工具等，都可能使产品中引入砷盐以及铅、铁、铜、锌等金属杂质。

（2）在药品贮藏过程中引入杂质 药物在贮藏过程中因保管不善或贮藏时间过长，受到温度、湿度、日光、空气和微生物等外界条件的影响，发生水解、氧化、分解、聚合、异构化、晶型转变、潮解和发霉等变化，也会产生杂质。

水解反应是药物变质的重要因素之一，酯类、酰胺类和苷类药物均容易水解变质。如盐酸普鲁卡因注射液在碱性条件下可水解产生对氨基苯甲酸和二乙氨基乙醇而使疗效降低。对乙酰氨基酚可水解生成对氨基酚，阿司匹林可水解生成水杨酸。阿托品水解生成莨菪醇和消旋莨菪酸。青霉素在碱性条件下水解为青霉酸而失效。

氧化反应是药物变质的又一因素，具有酚羟基、巯基、亚硝基、醛基和共轭双键结构的药物在空气中可被氧化形成杂质，可使这些药物降效、失效甚至产生毒性。例如，维生素 C 容易氧化变质，颜色逐渐变黄。麻醉剂乙醚在空气中可被氧化为有毒的过氧化物。

光照和酸碱作用可使药物发生分解或异构化，生成活性较低的异构体也是药物变质的重要因素之一。如维生素 B_2 遇光分解为感光黄素。维生素 A 在紫外光照射下发生裂解，经空气氧化生成无生物活性的环氧化物。此外，在一定水分和适宜的温度下，微生物也可使一些有机药物失效。

因此，严格控制药品的贮藏条件，是保证临床用药安全、有效的一个重要方面。

二、杂质的限量检查及有关计算

1. 杂质的限量检查

从杂质的来源来看，完全除去药物中的杂质，既不可能也没有必要，所以对药品的纯度不要求达到 100%，而允许有一定的杂质限量，杂质限量就是指药物中所含杂质的最大允许量，只要药物中杂质含量在一定限度内，不至于对人体有害，不会影响疗效和稳定性，就可以供医疗保健使用。

药物中杂质的检查多数采用限量检查，而不要求测定其准确含量，通常用大于、小于或等于百分之几或百万分之几表示。常用的限量检查方式有对照法和含量测定法两种。

（1）对照法　取一定量待检杂质的纯品或对照品配成标准溶液，同时取一定量供试品配成供试品溶液，在相同条件下经同样处理后，比较结果，从而确定供试品中所含杂质是否符合限量规定，这一方式称为对照法。在使用该方法时，应注意平行原则。即供试品溶液和对照品溶液应在完全相同的条件下反应，所用仪器、试剂、反应温度、放置时间等均应相同，只有这样反应的结果才有可比性。《中国药典》中，一般杂质检查大多数采用这一方式。如氯化钠中溴化物的检查：取供试品 2.0g，置 100mL 量瓶中，加水溶解并稀释至刻度，摇匀，精密量取 5mL，置 10mL 比色管中，加苯酚红混合液〔取硫酸铵 25mg，加水 235mL，加 2mol/L 氢氧化钠溶液 105mL，加 2mol/L 醋酸溶液 135mL，摇匀，加苯酚红溶液（取苯酚红 33mg，加 2mol/L 氢氧化钠溶液 1.5mL，加水溶解并稀释至 100mL，摇匀，即得）25mL，摇匀，必要时，调节 pH 值至 4.7〕2.0mL 和 0.1% 氯胺 T 溶液（临用新制）1.0mL，立即混匀，准确放置 2min，加 0.1mol/L 硫代硫酸钠溶液 0.15mL，用水稀释至刻度，摇匀，作为供试品溶液；另取标准溴化钾溶液（精密称取在 105℃ 干燥至恒重的溴化钾 30mg，加水使溶解成 100mL，摇匀，精密量取 1mL，置 100mL 量瓶中，用水稀释至刻度，摇匀，即得。每 1mL 溶液相当于 $2\mu gBr$）5.0mL，置 10mL 比色管中，同法制备，作为对照溶液。取对照溶液与供试品溶液，照紫外-可见分光光度法（通则 0401），以水为空白，在 590nm 处测定吸光度，供试品溶液的吸光度不得大于对照溶液的吸光度，该检查对溴化钾限量为 0.01%。

（2）含量测定法　该法是指以一定的方法测定药品中杂质的含量或与含量相关的物理量

如吸光度等,从而控制杂质的限量。例如,盐酸甲氧明中的杂质酮胺其水溶液在 347nm 波长处有最大吸收,吸收系数 ($E_{1cm}^{1\%}$) 为 154,而盐酸甲氧明在该波长处几乎无吸收,《中国药典》规定:浓度为 1.5mg/mL 的盐酸甲氧明水溶液照紫外可见分光光度法测定,在 347nm 波长处的吸光度不得过 0.06,以控制其中酮胺的含量低于 0.26%。

2. 杂质限量的计算

按照杂质限量的定义,杂质限量可用下式计算。

$$杂质限量=(杂质的最大允许量/供试品量)\times100\%$$

因为供试品 m 中的杂质限量等于待检杂质标准溶液的体积 V 与其浓度 c 的乘积,故杂质限量 L 的计算公式又可表示为

$$杂质限量=(待检杂质标准溶液体积\times标准溶液浓度/供试品量)\times100\%$$

即

$$L=(Vc/m)\times100\%$$

下面举例说明有关计算。

(1) 药品中杂质限量的计算

【例 3-1】 取对乙酰氨基酚 2.0g,加水 100mL,加热溶解后冷却,滤过,取滤液 25mL,按《中国药典》规定检查氯化物(通则 0801),结果与标准氯化钠溶液(每 1mL 含 Cl^- 0.01mg)5.0mL 制成的对照液比较,不得更浓,求氯化物的限量为多少?

解 氯化物限量 $L=(Vc/m)\times100\%=\dfrac{5.0\times0.01\times100}{2.0\times1000\times25}\times100\%=0.01\%$

(2) 标准溶液体积的计算

【例 3-2】 取葡萄糖 4.0g,按《中国药典》重金属检查法第一法(通则 0801)检查时,重金属含量不得过百万分之五,问应取每 1mL 含铅 10μg 的标准铅溶液多少毫升?

解 $V=Lm/c=5\times10^{-6}\times4.0/(10\times10^{-6})=2(mL)$

(3) 供试品克数的计算

【例 3-3】 按《中国药典》砷盐检查法第一法(通则 0822)检查葡萄糖中的砷盐时,取每 1mL 含砷 1μg 的标准溶液 2.0mL 制备标准砷斑,规定含砷量不得超过百万分之一,问应取供试品多少克?

解 $m=Vc/L=2.0\times1\times10^{-6}/(1\times10^{-6})=2.0(g)$

(4) 标准溶液浓度的计算

【例 3-4】 精密称取三氧化二砷 0.132g,置于 1000mL 容量瓶中,加 1:5 氢氧化钠溶液 5mL,溶解后,用适量的稀硫酸中和,再加稀硫酸 10mL,用水稀释至刻度,摇匀,作为贮备液,临用前,精密量取贮备液 10mL,置于 1000mL 容量瓶中,加稀硫酸 10mL,用水稀释至刻度,摇匀,即配成标准砷溶液,求砷贮备液的浓度和标准砷溶液的浓度(μg/mL)。

解 砷贮备液浓度 $c=0.132\times10^6\times2M_{As}/(1000\times M_{As_2O_3})$

$$=0.132\times10^6\times2\times75/(1000\times198)=100(μg/mL)$$

标准砷溶液的浓度 $c=10\times100/1000=1(μg/mL)$

第二节 药物中一般杂质的检查

《中国药典》通则和正文中收载的一般杂质检查项目有:氯化物、硫酸盐、铁盐、重金属、砷盐、硫化物、硒盐、炽灼残渣、水分、溶液颜色、易炭化物、溶液澄清度和酸度等。

一、氯化物检查法

药物在生产过程中，常常要用到盐酸，或者原料、中间体为盐酸盐，因此药品从原料或制备过程中极易引入氯化物杂质。虽然微量氯化物对人体无害，但可用以考察药品的纯杂程度，是一种信号杂质。控制了 Cl^- 的限量，同时就控制了有关杂质的限量，对保证药品的纯度有重要意义。

1. 检查原理和反应条件

《中国药典》对氯化物的检查是利用氯离子在硝酸存在下，与硝酸银试液作用生成氯化银白色沉淀，与一定量的标准氯化钠溶液在同样条件下产生的氯化银浑浊液进行比较，以检查药品中所含有的氯化物是否超过限量。反应式为

$$Ag^+ + Cl^- \longrightarrow AgCl \downarrow$$

检查中加入硝酸有三个作用：一是可消除 SO_4^{2-}、CO_3^{2-}、PO_4^{3-}、$C_2O_4^{2-}$ 等离子的干扰；二是可以加速氯化银的生成；三是可改善氯化银浑浊的均一性，提高检查准确度。在 50mL 溶液中以含稀硝酸 10mL 为宜，过多会增大氯化银的溶解度而降低灵敏度，若供试液显碱性，应先将其中和为中性后，再依法检查。

在上述测定条件下，氯化物浓度以 50mL 中含有 $50\sim80\mu g$ 的 Cl^-（相当于标准氯化钠溶液 $5.0\sim8.0mL$）所显浑浊梯度明显，便于比较，因此在设计氯化物的检查方法时，应根据其限量取用适宜的供试品量，使氯化物的浓度处在适宜比浊的范围内。为了避免光线使单质银析出，观察前应在暗处放置 5min。由于氯化银为白色沉淀，比较时应将比色管置于黑色背景上进行观察。

《中国药典》用干燥至恒重的氯化钠配制成每 1mL 含有 $10\mu g$ 的氯离子标准氯化钠溶液。

2. 检查方法

取供试品，加水溶解使成 25mL，再加入稀硝酸 10mL，置于 50mL 纳氏比色管中，加水使成约 40mL，摇匀得供试品溶液。另取标准氯化钠溶液，置于 50mL 纳氏比色管中，加稀硝酸 10mL，加水使成约 40mL，摇匀得对照品溶液。于供试品溶液及对照品溶液中，分别加入硝酸银试液 1.0mL，用水稀释使成 50mL，摇匀。在暗处放置 5min，同置黑色背景上，从比色管上方向下观察进行比浊。

3. 供试品的处理

供试品溶液如不澄清，可以用含硝酸的水溶液（1→100）洗净滤纸中的氯化物后，滤过。供试品如有颜色，可采用内消色法处理。即取一定量供试品溶液，分成两等份，在一份中加入硝酸银试液，使其中氯化物生成沉淀，反复滤过，再在所得澄明滤液中加入标准氯化物溶液，作为对照管；另一份中加入硝酸银试液依法检查。由于以除去氯化物的供试品溶液作为对照管，故保持了两管色调的一致性，比浊结果可靠。高锰酸钾溶液呈紫色，检查氯化物时，采用先加入适量乙醇使其褪色再检查的方法，该方法称为外消色法。

溶于水的有机药物，如有机酸碱金属盐可以直接依法检查；不溶于水的有机药物，可加水振摇，使所含氯化物溶解，滤除不溶物或加热溶解供试品，放冷后析出沉淀，滤过，然后取滤液依法检查；溶于稀乙醇或丙酮的有机药物，可加入这些溶剂溶解后依法检查。有机药物中有机氯杂质的检查，需根据有机药物的结构选择适宜的有机破坏方法。如氧瓶燃烧法，将有机分子破坏，使有机氯转变为无机氯化物后，再依法检查。

二、硫酸盐检查法

与氯化物一样，药品中存在的微量硫酸盐杂质也是一种信号杂质。

1. 检查原理和反应条件

供试品中的微量杂质硫酸盐与氯化钡试液在酸性条件下作用生成硫酸钡沉淀而显白色浑浊。在纳氏比色管中与一定量的标准硫酸钾溶液在同样条件下产生的浑浊进行比较，以控制硫酸盐限量。反应式为

$$SO_4^{2-} + Ba^{2+} \longrightarrow BaSO_4 \downarrow$$

检查中所产生的浑浊程度与硫酸盐杂质的含量、硫酸钡微粒的大小有关，应严格控制实验条件。

检查中加入盐酸可以防止碳酸钡或磷酸钡等沉淀的生成。同时溶液的酸度将影响硫酸钡的溶解度：酸度过高会增大硫酸钡的溶解度，使反应灵敏度降低，故应严格控制酸度。《中国药典》规定在50mL溶液中加入稀盐酸2mL，使其pH约为1。

氯化钡溶液的浓度在10%～25%范围内，生成的硫酸钡的浑浊度较为稳定，《中国药典》采用25%氯化钡试液，呈现的浑浊度较稳定。25%氯化钡溶液使用时不必新制，可放置1个月。加入氯化钡试液后，应立即充分摇匀，防止药品局部过浓而影响产生浑浊的程度。

此外，本法受盐效应影响较大，应予以注意。

《中国药典》规定用干燥至恒重的硫酸钾配制成每1mL含SO_4^{2-} 100μg的标准溶液。当pH约为1时，标准硫酸钾用量以1.0～5.0mL为宜，供试品取用量应与上述用量相匹配。本法对SO_4^{2-}的最低检出浓度为35μg/mL。SO_4^{2-}的适宜比浊浓度为0.2～0.5mg/50mL（相当于标准硫酸钾溶液2.0～5.0mL/50mL）。

2. 检查方法

取供试品，加水溶解使成约40mL，置于50mL纳氏比色管中，加入稀盐酸2mL，摇匀即得供试品溶液；另取标准硫酸钾溶液，置于50mL纳氏比色管中，加水使成约40mL，加稀盐酸2mL，摇匀即得对照溶液；于供试品溶液与对照溶液中分别加入25%氯化钡溶液5mL，用水稀释成50mL，摇匀，放置10min，进行比浊。观察时，《中国药典》规定在黑色背景上，从上向下观察，由于液层较厚，背景对比度强，有利于做出准确判断。

3. 供试品的处理

供试品溶液中加入稀盐酸后，如不澄明，可用滤纸滤过，但应先用含盐酸的酸性水溶液洗净滤纸中的硫酸盐。供试品溶液如果有色，可以采用内消法进行处理，即：取供试品溶液两份，分别置50mL纳氏比色管中，一份中加25%氯化钡溶液5mL，摇匀，放置10min，如显浑浊，可反复滤过，至滤液完全澄清，再加规定量的标准硫酸钾溶液与水适量使成50mL，摇匀，放置10min，作为对照溶液；另一份中加25%氯化钡溶液5mL与水适量使成50mL，摇匀，放置10min，按上述方法与对照溶液比较。

三、铁盐检查法

药物中微量铁盐的存在可能会加速药物的氧化和降解，因此，需要控制其存在量。

《中国药典》采用硫氰酸盐法检查铁盐。

1. 检查原理及反应条件

三价铁离子在盐酸溶液中与硫氰酸盐作用，生成红色可溶性硫氰酸铁配合物，与一定量标准铁溶液用同样方法处理后，进行比色。反应式为

$$Fe^{3+} + 6SCN^- \longrightarrow [Fe(SCN)_6]^{3-}$$

反应中加入盐酸可防止Fe^{3+}水解，并避免弱酸盐如醋酸盐、磷酸盐、砷酸盐等的干扰，

以 50mL 供试品溶液中加入稀盐酸 4mL 所生成的红色最深。

铁盐与硫氰酸根离子的显色反应为可逆反应,因此,加入过量的硫氰酸铵,不仅可以增加生成的配位离子的稳定性,提高反应的灵敏度,同时还能消除因氯化物等与铁盐形成配合物而引起的干扰。

为了将溶液中的 Fe^{2+} 氧化成 Fe^{3+},反应中应加入适量的氧化剂过硫酸铵,同时还可以防止由于光照使硫氰酸铁还原或分解褪色。某些药物如葡萄糖、糊精、碳酸氢钠和硫酸镁等,在检查过程中如用硝酸处理,则可不再加过硫酸铵,但必须加热煮沸以除去一氧化氮,因为硝酸中可能含亚硝酸,能与硫氰酸根离子作用,生成红色亚硝酸硫氰化物,影响比色。

本法用硫酸铁铵[$FeNH_4(SO_4)_2 \cdot 12H_2O$]配制标准铁溶液,并加入硫酸防止铁盐水解,使易于保存。标准铁溶液在临用前取贮备液稀释制成,每 1mL 标准铁溶液相当于 $10\mu g$ 的 Fe^{3+},当 50mL 溶液中含有 Fe^{3+} 为 $5\sim90\mu g$ 时(相当于标准铁溶液 $1\sim5$ mL),溶液的吸光度与浓度呈良好的线性关系。目视比色时以 50mL 溶液中含有 $10\sim50\mu g$ Fe^{3+} 为宜,在此范围内,溶液的色泽梯度明显,易于区别。

2. 检查方法

取供试品,加水溶解使成 25mL,移置于 50mL 纳氏比色管中,加入稀盐酸 4mL 与过硫酸铵 50mg,用水稀释使成 35mL 后,加入 30% 硫氰酸铵溶液 3mL,再加水适量稀释成 50mL,摇匀;如显色,立即与用一定量标准铁溶液按相同方法制成的对照溶液进行比较,不得更深。比较时将供试液管与对照液管置于白色背景下,自上而下观察。

3. 供试品的处理

若供试液管与对照液管色调不一致,或所呈硫氰酸铁的颜色较浅不便比较时,可分别移于分液漏斗中,各加入正丁醇提取,分取醇层比色。因为硫氰酸铁配位离子在正丁醇等有机溶剂中的溶解度大,而离解度小,上述处理能增加颜色深度,同时也排除某些干扰物质的影响。

某些酸根阴离子如 Cl^-、PO_4^{3-}、SO_4^{2-} 等能与 Fe^{3+} 形成有色配合物而产生干扰,排除干扰的方法有:适当增加酸度,增加硫氰酸铵试液的加入量,正丁醇提取后比色等。

某些具有环状结构的有机药物,在实验条件下不溶解或对检查有干扰,需要经炽灼破坏,将铁盐以氧化铁的形式留于残渣中,处理后再依法检查,如《中国药典》对盐酸普鲁卡因、泛影酸等药品中铁盐的检查均采用此法处理。

四、重金属检查法

重金属是指在实验条件下能与硫代乙酰胺或硫化钠作用而显色的金属杂质。包括:银、铅、汞、铜、镉、铋、锑、锡、砷、钴和锌等。药物中重金属的存在将影响其稳定性及用药的安全性,因此必须做限量检查。由于生产中遇到铅的机会较多,而铅在人体内又易积蓄引起中毒,所以检查时以铅为代表。《中国药典》通则中收载了重金属检查的三种方法。

1. 第一法(硫代乙酰胺法)

此法适用于溶于水、稀酸及乙醇的药物。检查药品中重金属多数采用此法。

(1)检查原理及反应条件 本方法是利用硫代乙酰胺在弱酸性(pH = 3.5)条件下水解,产生硫化氢,生成的硫化氢与微量重金属离子(以 Pb^{2+} 为代表)进行显色反应,生成从黄色到棕黑色的硫化物均匀混悬液,与一定量标准铅溶液经同法处理后所呈颜色进行目视比色,颜色不得更深。

$$CH_3CSNH_2 + H_2O \longrightarrow CH_3CONH_2 + H_2S$$

$$H_2S + Pb^{2+} \longrightarrow PbS\downarrow + 2H^+$$

本法中溶液的 pH 对金属离子与硫化氢的显色反应影响较大，pH=3.0～3.5 时，硫化铅沉淀较完全。酸度增大，重金属离子与硫化氢显色后形成的颜色变浅，甚至不显色，因此，供试品若用强酸溶解，或在处理中用了强酸，在加入硫代乙酰胺试液之前，应先加氨水至溶液对酚酞指示剂显中性，然后再加入 pH=3.5 的醋酸盐缓冲液以调节溶液的酸度。

本方法中用硝酸铅配制标准铅贮备液，并加入硝酸防止铅盐水解，使贮备液易于保存。标准铅溶液应在临用前取贮备液稀释制成，每 1mL 标准铅溶液相当于 $10\mu g\ Pb^{2+}$。本法对 Pb^{2+} 适宜目视比色的浓度范围为 10～20μg/27mL，相当于标准铅溶液 1～2mL。

（2）检查方法　取 25mL 纳氏比色管三支，甲管中加入一定量标准铅溶液与醋酸盐缓冲液（pH=3.5）2mL 后，加水或规定的溶剂稀释成 25mL，乙管中加入供试品溶液 25mL；丙管中加入与乙管相同重量的供试品，加配制供试品溶液的溶剂适量使之溶解，再加与甲管相同量的标准铅溶液与醋酸盐缓冲液（pH=3.5）2mL 后，用溶剂稀释成 25mL；若供试品溶液带颜色，可在甲管中滴加少量稀焦糖溶液或其他无干扰的有色溶液，使之与乙管、丙管一致；再在甲、乙、丙三管中分别加入硫代乙酰胺试液各 2mL，摇匀后放置 2min，同置白纸上，自上向下透视，当丙管中显出的颜色不浅于甲管时，乙管中显示的颜色与甲管比较，不得更深。如丙管中显出的颜色浅于甲管，应取样按第二法重新检查。如在甲管中滴加稀焦糖溶液或其他无干扰的有色溶液，仍不能使颜色一致时，也应取样按第二法检查。供试品如含高铁盐影响重金属检查时，可在甲、乙、丙三管中分别加入相同量的维生素 C 0.5～1.0g，再照上述方法检查。

2. 第二法（炽灼-硫代乙酰胺法）

此法适用于含芳环、杂环以及不溶于水、稀酸及乙醇的有机药物。

（1）检查原理及反应条件　本法是将供试品炽灼破坏后，加入硝酸并加热处理，使有机物分解、破坏完全后，再按第一法进行检查。有些有机药物因难溶于水、乙醇或重金属与有机药物的芳环、杂环结合形成较牢固的价键，不能用第一法检查时，可用本法。

本法中炽灼温度对重金属检查影响较大，温度过高会使重金属挥发，结果偏低。温度越高，重金属损失越多，例如，铅在 700℃ 经 6h 炽灼，回收率仅为 32%。因此，炽灼温度必须控制在 500～600℃ 之间。

炽灼残渣加硝酸氧化处理后，必须蒸干，除尽氮的氧化物，否则亚硝酸可能氧化硫化氢而析出硫，影响比色。蒸干后残渣加盐酸处理，使重金属转化成为氯化物。

为了消除盐酸或其他试剂中可能存在的重金属的影响，在配制供试品溶液时，如使用盐酸超过 1mL，使用氨试液超过 2mL，以及用硫酸与硝酸进行有机破坏或其他试剂处理时，除另有规定外，对照品溶液应取同样量试剂在瓷皿中蒸干后，依法检查。

含钠盐或氟的有机药物在炽灼时能腐蚀瓷坩埚而引入重金属，此时应改用铂坩埚或硬质玻璃蒸发皿。如安乃近及盐酸氟奋乃静中重金属的检查即是如此。

（2）检查方法　将供试品置于瓷坩埚中，按炽灼残渣检查法（通则 0841）在 500～600℃ 温度下炽灼约 3h，使供试品完全灰化，加入硝酸 0.5mL，蒸干，至氧化氮蒸气除尽后（或取供试品一定量，缓缓炽灼至完全炭化，放冷，加入硫酸 0.5～1.0mL 使恰湿润，用低温加热至硫酸除尽后，加硝酸 0.5mL，蒸干，至氧化氮蒸气除尽后，放冷，在 500～600℃ 温度下炽灼使完全灰化），放冷，加盐酸 2mL，置于水浴上蒸干后加水 15mL，滴加氨试液至对酚酞指示液显中性，再加醋酸盐缓冲液（pH=3.5）2mL，微热溶解后，移置于纳氏比色管中，加水稀释成 25mL 作为乙管；另取配制供试品溶液的试剂，置于瓷皿中蒸干后，加醋酸盐缓冲液 2mL 与水 15mL，微热溶解后，移置于纳氏比色管中，加标准铅溶液一定量，用水稀释成 25mL 作为甲管；再在甲、乙两管中分别加硫代乙酰胺试液各 2mL，摇匀，放置 2min，同置白纸上，自上向下透视，乙管中显出的颜色与甲管相比，不得更深。

3. 第三法（硫化钠法）

此法适用于难溶于酸但能溶解于碱性水溶液的药物，如磺胺类、巴比妥类药物等。

（1）检查原理及反应条件　本法是用硫化钠为显色剂，在碱性条件下使 Pb^{2+} 与 S^{2-} 反应生成 PbS 微粒的混悬液，与一定量标准铅溶液经同法处理后所呈颜色比较，不得更深。

硫化钠试液对玻璃有一定的腐蚀作用，且久置后会产生絮状物，应临用新制。

（2）检查方法　除另有规定外，取供试品适量，加氢氧化钠试液 5mL 与水 20mL，溶解后，置于纳氏比色管中，加入硫化钠试液 5 滴，摇匀，与一定量的标准铅溶液同法处理后的颜色比较，不得更深。

五、砷盐检查法

砷盐是有毒的物质，多数是由于药物生产过程中所使用的无机试剂引入的。与重金属杂质一样，在多种药物中都要求检查砷盐。《中国药典》采用古蔡氏法和二乙基二硫代氨基甲酸银法检查药物中微量的砷盐。

1. 古蔡氏（Gutzeit）法

（1）检查原理及反应条件　本法利用金属锌与盐酸作用产生新生态的氢，与药物中微量砷反应生成具有挥发性的砷化氢，遇溴化汞试纸产生黄色至棕色的砷斑，与同样条件下一定量标准砷溶液所生成的砷斑比较，判断砷盐的含量，反应过程如下。

$$As^{3+}+3Zn+3H^+ \longrightarrow 3Zn^{2+}+AsH_3\uparrow$$

$$AsO_3^{3-}+3Zn+9H^+ \longrightarrow 3Zn^{2+}+3H_2O+AsH_3\uparrow$$

$$AsO_4^{3-}+4Zn+11H^+ \longrightarrow 4Zn^{2+}+4H_2O+AsH_3\uparrow$$

$$AsH_3+3HgBr_2 \longrightarrow 3HBr+As(HgBr)_3（黄色）$$

$$2As(HgBr)_3+AsH_3 \longrightarrow 3AsH(HgBr)_2（棕色）$$

$$As(HgBr)_3+AsH_3 \longrightarrow 3HBr+As_2Hg_3（棕黑色）$$

上述反应中，由于 As^{3+} 生成砷化氢的速率慢，在反应液中加入还原剂酸性氯化亚锡及碘化钾，将供试品中可能存在的 As^{5+} 还原为 As^{3+}；氧化生成的碘又被氯化亚锡还原为碘离子，与反应中产生的锌离子形成稳定的配离子，使生成砷化氢的反应不断进行。

$$AsO_3^{3-}+2I^-+2H^+ \longrightarrow AsO_3^{3-}+I_2+H_2O$$

$$AsO_4^{3-}+Sn^{2+}+2H^+ \longrightarrow AsO_3^{3-}+Sn^{4+}+H_2O$$

$$I_2+Sn^{2+} \longrightarrow 2I^-+Sn^{4+}$$

$$4I^-+Zn^{2+} \longrightarrow [ZnI_4]^{2-}$$

氯化亚锡与碘化钾还能有效地抑制微量锑的干扰，防止锑化氢与溴化汞试纸作用生成锑斑，即使 $100\mu g$ 的锑存在也不至于干扰测定。由于纯锌粒与盐酸作用很慢，当有氯化亚锡存在时，锌可置换出锡沉淀于锌表面，形成锌锡齐，起到去极化作用，从而使氢气均匀而连续地产生。

（2）试验装置　试验装置如图 3-1 所示。测试时，于导气管 C 中装入醋酸铅棉花 60mg（装管高度约为 60~80mm），再于旋塞 D 的顶端平面上放一片溴化汞试纸，盖上旋塞 E 并旋紧。

（3）检查方法

① 标准砷斑的制备 精密量取标准砷溶液 2mL，置于 A 瓶中，加盐酸 5mL 与水 21mL，再加碘化钾试液 5mL 与酸性氯化亚锡试液 5 滴，在室温放置 10min 后，加入锌粒 2g，立即将装妥的导气管 C 密塞于 A 瓶上，并将 A 瓶置于 25～40℃水浴中，反应 45min，取出溴化汞试纸，即得到标准砷斑。

② 检查 另取规定量的供试品，加盐酸 5mL 与水 21mL 置于 A 瓶中溶解后，照标准砷斑制备方法，自"再加碘化钾试液 5mL"起，依法操作。将生成的砷斑与标准砷斑比较，不得更深。

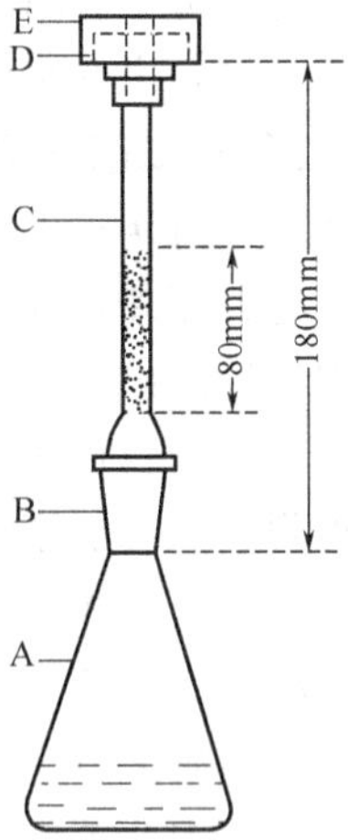

（4）注意事项 供试品及锌粒中可能含有少量硫化物，在酸性条件下将产生硫化氢气体。该气体遇溴化汞试纸，生成硫化汞色斑，产生假阳性，干扰试验结果。为此可采用醋酸铅棉花，预先吸收硫化氢，避免其与溴化汞试纸作用。醋酸铅棉花用量应适当，太少，可能除不尽硫化氢，太多或塞得太紧会阻碍砷化氢的通过。所以药典规定取醋酸铅棉花

图 3-1 古蔡氏法检砷装置
A—砷化氢发生瓶；B—中空磨口塞；
C—导气管；D—具孔有机玻璃旋塞
（孔径与导气管内径一致）；
E—具孔有机玻璃旋塞盖

60mg，装管高度为 60～80mm，这样即使在 1000μg S^{2-} 存在下也不干扰测定。

标准砷溶液采用三氧化二砷配制贮备液，临用前进一步稀释即可。每 1mL 标准砷溶液相当于 1μgAs。标准砷斑过深或偏浅都会影响比色的准确性，药典规定标准砷斑应用 2mL 标准砷溶液制成。药物含砷限量不同，可按规定限量改变供试品取用量，不可改变标准砷溶液取用量。如药典规定某药物含砷量不得超过百万分之一，则应取供试品 2.0g 与标准砷斑比较，而不是取供试品 1.0g 与标准砷溶液 1mL 所产生的砷斑进行比较。

氢气发生的速度过缓或过于剧烈，都将影响砷化氢的逸出速度，使砷斑的色泽和清晰度受到影响。而氢气的发生速度与溶液的酸度、锌粒的粒度、用量及反应温度等因素有关。药典采用供试液酸度为 2mol/L 盐酸，碘化钾为 2.5%，氯化亚锡为 0.3%，加入试液后在室温放置 10min，再加锌粒（通过一号筛）2g，立即密塞导气管，发生瓶置于 25～40℃水浴，反应 45min。所用锌粒应无砷，粒度较大时，用量酌情增加，反应时间延长为 1h。

溴化汞试纸与砷化氢作用较氯化汞试纸灵敏，以 As_2O_3 计灵敏度为 1μg。但所呈砷斑不稳定，反应中应保持干燥及避光，反应完毕立即比色。此外，滤纸质量对溴化汞试纸也有影响，不可采用定性滤纸，应采用质地疏松的定量滤纸制作，所得砷斑色调鲜明，梯度有规律。

（5）供试品的处理 若供试品能溶于水，且不干扰检查时，可直接依法检查。若供试品为硫化物、亚硫酸盐或硫代硫酸盐时，应先加硝酸处理，使其氧化为无干扰的硫酸盐，过量的硝酸及产生的含氮氧化物应蒸干、除尽。

若供试品为具有环状结构的有机药物，因砷可能以共价键与其结合，需要在有机物结构被破坏之后进行检查。常用碱破坏法，即供试品与无碱氢氧化钙混匀，加水润湿、烘干，小火灼烧使炭化。再在 500～600℃炽灼使完全灰化，使有机结合的砷成为亚砷酸钙。但环状结构的有机酸碱金属盐用此法不能破坏完全，需要用无水碳酸钠进行碱熔破坏。

若供试品需经有机物结构破坏后再行检查，则应取标准砷溶液 2.0mL，代替供试品，照各品种项下规定的方法同法处理后，依法制备标准砷斑。砷斑遇光、热及湿气则褪色。如

需保存，可将砷斑在石蜡饱和的石油醚溶液中浸泡、晾干。或避光置于干燥器内。也可将砷斑用滤纸包好，夹在记录本中保存。

2. 二乙基二硫代氨基甲酸银法（简称 Ag-DDC 法）

本法不仅可用于砷盐的限量检查，也可以用作微量砷盐的含量测定。

（1）检查原理及反应条件　金属锌与盐酸作用，产生新生态的氢，与微量砷盐反应，生成具有挥发性的砷化氢；砷化氢进一步与二乙基二硫代氨基甲酸银反应，使其还原生成红色的胶态银，利用目视比色法或在 510nm 波长处测定其吸光度，与一定量标准砷溶液用同法处理后得到的有色溶液进行比较，反应过程如下。

$$AsH_3 + 6Ag(DDC) + 3C_5H_5N \rightleftharpoons As(DDC)_3 + 6Ag + 3C_5H_5N \cdot HDDC$$

上述反应为可逆反应，加入有机碱使与 HDDC 结合，有利于反应向右定量进行，《中国药典》规定配制 Ag(DDC) 试液时加入三乙胺-三氯甲烷溶液，配制方法如下：取二乙基二硫代氨基甲酸银 0.25g，加三氯甲烷适量与三乙胺 1.8mL，加三氯甲烷至 100mL，搅拌使溶解，放置过夜，用脱脂棉滤过，滤液置于棕色玻璃瓶中，密塞，置阴凉处保存。

（2）试验装置　如图 3-2 所示。

（3）检查方法　在砷化氢发生瓶 A 中，供试品溶液（或标准砷溶液）的试验条件如加酸量和试剂用量等均与古蔡氏法相同，加锌粒后立即将生成的砷化氢导入盛有 Ag(DDC) 溶液 5.0mL 的 D 管中，将 A 瓶置于 25～40℃水浴中，反应 45min 后，取出 D 管，添加三氯甲烷至 5.0mL，混匀。将供试溶液 D 管与对照溶液 D 管同置于白色背景上，自管上方向下观察比色。必要时，可将吸收液分别移入 1cm 吸收池中，以 Ag(DDC) 溶液为空白，于 510nm 波长处，照紫外-可见分光光度法（通则 0401）测定其吸光度，供试溶液的吸光度不得大于标准砷对照液的吸光度。

当 As 浓度为 1～10μg/40mL 范围内时，线性关系良好，显色在 2h 内稳定，重现性好，并可测得砷盐含量。

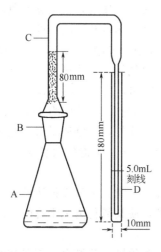

图 3-2　Ag-DDC 法检砷装置

A—100mL 标准磨口锥形瓶；B—中空的标准磨口塞，
上连导气管；C—一端的外径为 8mm，内径为 6mm；
另一端长 180mm，外径 4mm，内径 1.6mm，尖端
内径为 1mm；D—平底玻璃管（长 180mm，
内径 10mm，于 5.0mL 处有一刻度）

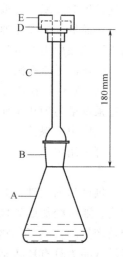

图 3-3　硫化物检查法仪器装置

A—100mL 锥形瓶；B—中空磨口塞；
C—导气管；D—具孔有机玻璃旋塞；
E—具孔有机玻璃旋塞盖

六、硫化物检查法

1. 检查原理

供试品中硫化物与稀盐酸在 $80\sim90℃$ 作用 $10min$，生成的硫化氢气体与醋酸铅试纸作用生成黑色的硫化铅斑点，称为硫斑，与一定量的标准硫化钠溶液经同样处理后所生成的硫斑进行比较，即可确定其限量。

$$S^{2+} + 2H^+ \longrightarrow H_2S$$
$$H_2S + Pb^{2+} \longrightarrow PbS\downarrow + 2H^+$$

2. 试验装置

试验装置如图 3-3 所示。

3. 检查方法

（1）醋酸铅试纸的制备　取醋酸铅 $10g$，加新沸过的冷水溶解后，滴加醋酸使溶液澄清，再加新沸过的冷水使成 $100mL$，即得醋酸铅试液。取滤纸条浸入醋酸铅试液中，湿透后取出，在 $100℃$ 干燥，即得醋酸铅试纸。

（2）标准硫化钠溶液的制备　取硫化钠约 $1g$，加水溶解成 $200mL$，摇匀。硫化钠易潮解，不能用直接法配制标准溶液，需用间接碘量法，准确测定上述溶液浓度后，经计算，再加水精密稀释成每 $1mL$ 含硫 $5\mu g$ 的标准溶液（本液临用前配制）。

（3）检查　精密量取标准硫化钠溶液 $1mL$，置于 A 瓶中，加水 $10mL$ 与稀盐酸 $10mL$，迅速将装好醋酸铅试纸的导气管密塞于 A 瓶上，摇匀，将 A 瓶置于 $80\sim90℃$ 水浴中，加热 $10min$ 后，取出醋酸铅试纸，即得标准硫斑；另取一定量的供试品，置于 A 瓶中，加入规定量的溶剂及试剂，按同法操作，将生成的硫斑与标准硫斑比较，不得更深。

七、硒检查法

为了确保用药的安全，应将微量硒控制在最低限量，应对有关药物进行硒限量检查。

测定有机药物中的微量硒，首先要用氧瓶燃烧法（通则 0703）进行有机破坏，使之转变为硒的高价氧化物（SeO_3），用硝酸溶液吸收，再用盐酸羟胺将 +6 价 Se 还原为 +4 价硒，在 $pH=2.0$ 条件下，加入二氨基萘反应 $100min$，生成 4,5-苯并苯硒二唑，用环己烷提取后，在 $378nm$ 波长处，测定其吸光度，供试品溶液的吸光度不得大于硒对照液的吸光度。《中国药典》用亚硒酸钠配制标准硒溶液，其中硒的浓度为 $1\mu g/mL$。

八、炽灼残渣检查法

炽灼残渣是指：有机药物经炭化或挥发性无机药物加热分解后，高温炽灼所产生的非挥发性无机杂质的硫酸盐。炽灼残渣检查用于控制不含金属的有机药物和挥发性无机药物中存在的非挥发性无机杂质。

1. 检查方法

取一定量（$1.0\sim2.0g$）供试品或各药品项下规定的重量，置于已炽灼至恒重（m_1）的坩埚中，精密称定（m_2），缓缓炽灼至完全炭化，放冷至室温；除另有规定外，再加硫酸 $0.5\sim1mL$ 使润湿，低温加热至硫酸蒸气除尽后，于 $700\sim800℃$ 高温下炽灼使完全灰化，移置于干燥器内，放冷至室温，精密称定后，再在 $700\sim800℃$ 炽灼至恒重，残留的不挥发性硫酸盐即为炽灼残渣，称重（m_3）并按下列式计算出炽灼残渣的限量。

$$炽灼残渣 = [(m_3-m_1)/(m_2-m_1)] \times 100\%$$

式中　m_3——残渣及坩埚的重量；

m_1——空坩埚的重量；

m_2——供试品及坩埚的重量。

2. 注意事项

① 供试品应缓缓加热使完全灰化。为了避免供试品骤然膨胀而逸出，可将坩埚斜置直到完全灰化，即不再产生烟雾，放冷，加硫酸后，低温加热。判断供试品是否灰化完全，可以将灰分放冷，加入稍过量的稀盐酸-水（1∶3）或硝酸-水（1∶3）的混合液，振摇，注意观察溶液是否呈色或有无不溶性有机物存在。若呈色或有不溶性有机物，可置于水浴上将溶液蒸干，并用小火炭化后，再进行灼烧。采用加无水碳酸钠或氧化镁等方法有时也可以帮助灰化。

② 含氟的药品对瓷坩埚有腐蚀，应采用铂坩埚。

③ 重金属在高温下易挥发，如需将残渣留作重金属检查，则炽灼温度应控制在 $500\sim600℃$ 以下。

④ 坩埚置高温炉内炽灼前，务必蒸发除尽硫酸，以免硫酸蒸气腐蚀炉膛，造成漏电事故。

⑤ 对瓷坩埚进行编号时，可采用蓝墨水与 $FeCl_3$ 溶液的混合液涂写后进行烘烤的方法。

⑥ 供试品的取用量应根据炽灼残渣限量和称量误差决定。取用量过多，炭化和灰化时间太长；取样量过少，称量误差增大。一般应使炽灼残渣量为 $1\sim2mg$，残渣限量一般为 $0.1\%\sim0.2\%$，如限量为 0.1% 者，取样量约为 $1g$；若限量为 0.05%，取样量约 $2g$；限量为 1% 以上者，则取样量可在 $1g$ 以下。

九、干燥失重测定法

干燥失重是指药品在规定的条件下，经干燥后所减失的重量，以百分率表示。干燥失重的量应恒重。由干燥至恒重的第二次及以后各次称重均应在规定的条件下继续干燥 1h 后进行。

干燥失重的内容物主要是水分和其他挥发性物质，如残留的挥发性有机溶剂等。常用的测定方法有以下几种。

1. 常压恒温干燥法

本法适用于对热较为稳定的药品。《中国药典》用本法测定的药品有：重酒石酸间羟胺、胆茶碱、度米芬、盐酸乙胺丁醇、格列吡嗪、核黄素磷酸钠、磺胺嘧啶银等。

（1）测定方法　将供试品置于相同条件下已干燥至恒重的扁形称量瓶中，于规定的温度下，在烘箱内干燥至恒重，从减失的重量和取样量计算出供试品的干燥失重。

（2）注意事项　干燥温度一般为 105℃，干燥时间除另有规定外，根据含水量的多少，一般在达到指定温度±2℃干燥 $2\sim4h$，再称至恒重为止。

为了使水分及挥发性物质易于挥散，供试品应平铺于扁形称量瓶中，其厚度不应超过5mm，如为疏松物质，其厚度不超过 10mm。大颗粒结晶药物，应先研细至粒度约 2mm。放入烘箱进行干燥时，应将瓶盖取下，置称量瓶旁，或将瓶盖半开进行干燥。取出时，需先将瓶盖盖好，置于干燥器中放冷至室温，然后称定重量。

有的药物含有较多的结晶水，在 105℃下不易除去，为此可提高干燥温度，例如，磷酸氯喹在 105℃下干燥时，失重缓慢，不易恒重，将温度提高至 120℃进行干燥，数小时后即可恒重。

某些药物中含有较大量的水分，熔点又较低，如直接在 105℃下干燥，供试品易熔化，表面结成一层薄膜，使水分不易继续挥发，此时应先在低温下干燥，使大部分水分除去后，再于规定温度下干燥。例如，硫代硫酸钠分子中含有 5 分子的结晶水，理论含水量达到 36.3%，但其在 48.2℃ 以上时出现熔化现象，不能直接高温加热。故试验时先于 40～50℃ 加热，使结晶水缓缓释去；然后逐渐升高温度至 105℃ 并干燥至恒重。

供试品如为膏状物，应先取一个含有洗净的粗砂粒及一小玻璃棒的称量瓶于规定条件下干燥至恒重，然后称入一定量的供试品，用玻璃棒搅匀、干燥，并在干燥过程中搅拌数次，促使水分挥发，直到恒重。

某些受热逐渐分解而达不到恒重的药物，可以采用一定温度下，干燥一定时间所减失的重量代表干燥失重。例如，右旋糖酐 40 极易吸湿，经多次干燥，仍不易恒重，空气湿度较大时，恒重更为困难。《中国药典》规定在 105℃ 下干燥 6h 后，减失重量不得超过 5.0%。

2. 干燥剂干燥法

本法适用于受热分解且易于挥发的药品。《中国药典》用本法测定的药品有：盐酸洛贝林、氯化铵、苯佐卡因、硝酸异山梨酯、马来酸麦角新碱等。

(1) 测定方法 将供试品置于干燥器中，利用干燥器内的干燥剂吸收水分，干燥至恒重。

(2) 几种常用的干燥剂 药典中常用的干燥剂有硅胶、硫酸和五氧化二磷。

五氧化二磷的吸水效率、吸水容量和吸水速度均较好，使用时需将干燥剂铺于培养皿中，置于干燥器内。若发现干燥剂表层结块，出现液滴，应将表层刮去，另加新的五氧化二磷再使用；废弃的五氧化二磷不可直接倒入下水道，应埋入土中。五氧化二磷价格较贵，且不能反复使用。上述盐酸洛贝林、苯佐卡因、马来酸麦角新碱用五氧化二磷为干燥剂。

硫酸的吸水效率及吸水速度次于五氧化二磷，但吸水容量比五氧化二磷大，价格也较便宜。使用时，应将硫酸盛于培养皿或烧杯中，不能直接倾倒至干燥器；搬动干燥器时，应注意勿使硫酸溅出；用过的硫酸经加热除水后可以重新使用。除水的方法是：将含水硫酸置于烧杯中加热至冒白烟，保持在 110℃ 左右约 30min 即可。上述氯化铵以硫酸为干燥剂。

硅胶的吸水效率仅次于五氧化二磷，大于硫酸。试验用硅胶为变色硅胶，其中加有氯化钴。无水氯化钴呈蓝色，吸水后含有两个分子结晶水时转变为淡红色，于 105℃ 下干燥后又可恢复为蓝色，故变色硅胶具有使用方便、价廉、无腐蚀性并可重复使用的特点，为最常用的干燥剂。上述硝酸异山梨酯以硅胶为干燥剂。

3. 减压干燥法

本法适用于熔点低、受热时间较长容易分解、升华、挥发，或在常压下难以驱除水分的药物。《中国药典》用本法测定的药品有：盐酸阿糖胞苷、山梨醇、乙酰半胱氨酸、洛莫司汀、癸氟奋乃静、盐酸丁丙诺啡、硫酸长春碱等。

(1) 测定方法 在一定温度下，将供试品放在减压干燥器或恒温减压干燥箱内，干燥至恒重。干燥箱内压力应控制在 2.67kPa（20mmHg）以下。

(2) 注意事项 减压干燥器初次使用时，应用厚布包好再进行减压，以防炸裂伤人。开盖时，由于干燥器外压力大于内压，必须先将活塞缓缓旋开，使空气缓缓进入，勿使气流进入太快，以免将称量瓶中的供试品吹散；在供试品取出后应立即关闭活塞。

4. 热重分析法

热重分析法（thermogravimetric analysis，简称 TGA） TGA 法是测量物质的重量随温度变化而变化的热分析技术。热重分析仪主要由安装在程序升温炉中的微量分析天平组成。天平不受温度的影响。经过长时间加热仍有良好的稳定性。质量好的热分析天平可精确称量至 $1\mu g$ 以下，供试品量可达 200mg，温度可达 1000～1500℃。

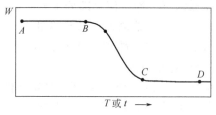

图 3-4　TGA 曲线示意

热重分析法通常只需 1～20mg 样品，分析时，将样品置于瓷坩埚或铂坩埚等适宜材料制成的容器中，放至天平盘上，按一定速度升高炉温，氮气流或其他惰性气流带走挥发性物质。连续记录加热过程中样品重量随温度的变化，得到供试品的热重曲线，如图 3-4 所示。

图中 AB、CD 两部分为平台，表示 TGA 曲线中重量不变的部分；B 点为起始温度（T_i），是指积累重量变化达到天平能检测程度时的温度；C 点为终止温度（T_f），是指积累重量变化达到最大时的温度；B、C 两点间温度差（$T_f - T_i$）为反应区间。测定曲线上平台之间的重量差值，就可以计算出样品在相应温度范围内减失重量的百分率。

由于热重分析法能准确地测量出物质的重量变化及变化速度，因此适用于贵重药物或在空气中容易氧化药物的干燥失重测定。此外，TGA 法还可用于药物结晶水和吸附水的区分以及结晶水含量的测定。当选择热重法作为样品中水分测定方法时，应确保样品中不含有其他挥发性成分。

十、水分测定法

药品中的水分包括结晶水和吸附水。过多的水分可使药物的含量降低，还可导致药物的水解、霉变，从而直接影响其理化性质及生理作用。因此，应对药品中的水分进行限量控制。《中国药典》采用第一法（费休氏法），第二法（烘干法），第三法（减压干燥法），第四法（甲苯法）及第五法（气相色谱法）测定药物中的水分。尤以第一法费休氏法为主。

第一法费休氏法又称卡尔-费休氏（Karl Fischer）法，其特点是操作简便、专属性强、准确度高、适用于受热易被破坏的药物，因而成为国际上通用的水分测定法。

1. 容量滴定法

本法为非水氧化还原滴定反应，采用的标准滴定溶液称为费休氏试液，是由碘、二氧化硫、吡啶和甲醇按一定比例组成。滴定原理是：利用碘氧化二氧化硫时，需要一定量的水分参加反应。

$$I_2 + SO_2 + H_2O \rightleftharpoons 2HI + SO_3$$

可见，每消耗 1mol 碘就表明存在着 1mol 的水，故从消耗碘的量就可以测定出水分含量。由于上述反应是可逆的，加入无水吡啶能定量地吸收 HI 和 SO_3，形成氢碘酸吡啶和硫酸酐吡啶，反应为

$$I_2 + SO_2 + 3C_5H_5N + H_2O \longrightarrow 2C_5H_5N \cdot HI + C_5H_5N \cdot SO_3$$

但硫酸酐吡啶不稳定，加入无水甲醇使其转变为稳定的甲基硫酸氢吡啶，反应为

$$C_5H_5N \cdot SO_3 + CH_3OH \longrightarrow C_5H_5N \cdot HSO_4CH_3$$

所以滴定的总反应为

$$I_2 + SO_2 + 3C_5H_5N + CH_3OH + H_2O \longrightarrow 2C_5H_5N \cdot HI + C_5H_5N \cdot HSO_4CH_3$$

由此可见，每 1mol 水需要 1mol 碘、1mol 二氧化硫、3mol 吡啶和 1mol 甲醇。吡啶和甲醇不仅参与滴定反应，而且还起溶剂作用。

测定方法：精密称取供试品适量（约消耗费休氏试液 1～5mL），除另有规定外，溶剂为无水甲醇，置于干燥的具塞锥形瓶中，加溶剂适量，在不断振摇（或搅拌）下用费休氏试液滴定至溶液由浅黄色变为红棕色，或用永停滴定法（通则 0701）指示终点；另做空白试

验，按下式计算：

$$供试品中水分含量（\%）=\frac{(A-B)F}{W}\times100\%$$

式中　A——供试品所消耗费休氏试液的体积，mL；

　　　B——空白所消耗费休氏试液的体积，mL；

　　　F——每毫升费休氏试液相当于水的质量，mg；

　　　W——供试品的质量，mg。

2. 库仑滴定法

本法仍以卡尔-费休氏反应为基础，采用永停滴定法（通则 0701）指示滴定终点进行水分测定。库仑滴定法中滴定剂碘不是从滴定管加入，而是由含有碘离子的阳极电解液电解产生。一旦所有的水被滴定完全，阳极电解液中就会出现少量过量的碘，使铂电极极化而停止碘的产生。根据法拉第定律，产生碘的量与通过的电量成正比，因此可以通过测量所消耗的电量测定水分总量。本法主要用于测定含微量水分（0.0001%～0.1%）的供试品，特别适用于测定烃类、醇类和酯类中水分。

本法是非水滴定法，在配制试剂、标定浓度和滴定过程中所用的试剂和仪器均应干燥，并应避免吸收空气中的水分。另需做空白试验进行校正。

滴定终点可用目视法或永停法确定。利用目视法确定终点时，当溶液由浅黄色变为红棕色时即为终点。当供试品本身有色而干扰终点判断时，应采用永停法。

永停终点法是利用在氧化还原滴定反应中，当终点到达时，溶液中可逆电对生成或消失，引起终点指示回路中的电流突然增大或减小，使得灵敏电流计指针突然偏转，并在 30s 内不再回复来指示滴定终点的到达。该方法具有很高的灵敏度和准确度。

费休氏法不适用于测定氧化剂、还原剂以及能与试液生成水的化合物，如铬酸盐、过氧化物、硫代硫酸盐、硫化物、碱性氧化物以及含氧弱酸盐等，一些羰基化合物如活泼的醛、酮与试剂中的甲醇作用，形成缩醛和水而干扰测定。

第二法烘干法适用于不含或少含挥发性成分药品的水分检查。第三法减压干燥法适用于含有挥发性成分的贵重药品，第四法甲苯法常用于测定颜色较深的药品或氧化剂、还原剂、皂类及油类等药品中的水分。第五法气相色谱法采用直径为 0.8～0.25mm 的二乙烯苯-乙基乙烯苯型高分子多孔小球为载体，或采用极性与之相适应的毛细管柱，柱温为 140～150℃，热导检测器，进行系统适用性试验符合要求后进行水分测定。

十一、溶液颜色检查法

有些药物在制备过程中有色杂质未除净，或在贮存过程中新生成了有色杂质，都会使其溶液呈现颜色，检查药品溶液的颜色也是控制杂质限量的一种有效方法。《中国药典》采用第一法目视比色法、第二法紫外-可见分光光度法和第三法色差计法三种方法进行检查。

1. 第一法目视比色法

取一定量的供试品，加水溶解，置于 25mL 纳氏比色管中，加水稀释至 10mL。另取规定色调和色号的标准比色液 10mL 置于另一 25mL 纳氏比色管中，当溶液颜色较浅时，将两管同置于白色背景上，自上向下透视，当溶液颜色较深时，将两管同置于白色背景前平视观察，供试品管呈现的颜色与对照管比较，不得更深。

标准比色液是由比色用重铬酸钾溶液、氯化钴溶液和硫酸铜溶液按一定比例混合配制而成的。药典规定用每 1mL 含 0.800mg 的重铬酸钾溶液为黄色原液；每 1mL 含 59.5mg

$CoCl_2 \cdot 6H_2O$ 溶液为红色原液；每 $1mL$ 含 $62.4mg$ $CuSO_4 \cdot 5H_2O$ 溶液为蓝色原液。将上述 3 种原液按一定比例配成绿黄色、黄绿色、黄色、橙黄色、橙红色和棕红色 6 种色调标准贮备液，每种色调液又按一定比例加水稀释成 11 种色号共计 66 种标准对照液，当供试液的色调与标准比色液不一致时，可由上述比色原液按规定方法配制对照液，或者采用下述两种方法。

2. 第二法紫外-可见分光光度法

由于药物中的有色杂质对一定波长的光具有吸收作用，因此可以通过测定供试品溶液吸光度来控制有色杂质的限量。其方法是：除另有规定外，取一定量的供试品，加水溶解使成 $10mL$，必要时滤过，以除去不溶性杂质对吸光度的干扰，滤液按紫外-可见分光光度法（通则 0401）于规定波长处测定吸光度，不得超过规定值。例如，用维生素 C 片或注射液配成含维生素 C $50mg/mL$ 的水溶液，按紫外-可见分光光度法分别在 $440nm$ 和 $420nm$ 波长处测定吸光度，分别不得大于 0.07 和 0.06。

3. 第三法色差计法

本法是利用色差计直接测定溶液的透射三刺激值，对其颜色进行定量表述和分析的方法。当目视比色法较难判定供试品液与标准比色液之间的差异时，应考虑采用本法进行测定与判断。

自然界中的每种颜色都可以用红、绿、蓝三原色按适当的比例混合而成。三刺激值就是在给定的三色系统中与待测色达到色匹配所需要的三个原刺激量。色差计的工作原理是模拟人眼睛的视觉系统，利用仪器内部的模拟积分光学系统，把光谱光度数据的三刺激值进行积分而得到的颜色数学表达式，从而计算出对比色的色差。

供试品溶液与标准比色液之间的颜色差异，可以通过分别比较它们与水之间的色差值得到，也可以通过直接比较它们之间的色差值得到。

除另有规定外，用水对仪器进行校准，取按各品种项下规定方法分别制得的供试品溶液和标准比色液，置于仪器上进行测定，供试品溶液与水的色差值 ΔE^* 应不超过相应色调的标准比色液与水的色差值 ΔE_0^*。也可以将预先测定好的各色调色号的标准比色液对水的标准色差值 ΔE_0^* 输入到仪器中，然后直接测量供试品溶液对水的色差值 ΔE^*；若 ΔE^* 大于 ΔE_0^*，则供试品溶液颜色不合格。若 ΔE^* 小于 ΔE_0^*，则供试品溶液颜色合格。

用仪器测定药品溶液的颜色，准确可靠，并且不受时间、地点、人员变化的影响。

十二、溶液澄清度检查法

药物中存在的不溶性杂质，影响药物溶液的澄清度。澄清度用来检查药品溶液的浑浊程度，它反映了药物溶液中微量不溶性杂质的存在情况，在一定程度上可反映药品的质量和生产工艺水平，对于供制备注射液原料药物的纯度检查，尤为重要。

1. 检查原理及浊度标准液的制备

本法采用硫酸肼与乌洛托品（六亚甲基四胺）反应来制备标准比浊液，其反应原理为：首先乌洛托品在偏酸性条件下水解为甲醛和氨，然后甲醛和肼进行缩合反应，形成不溶于水的白色浑浊的甲醛腙。反应为

$$(CH_2)_6N_4 + 6H_2O \longrightarrow 6HCHO + 4NH_3$$

$$HCHO + H_2N—NH_2 \longrightarrow H_2C=N—NH_2 \downarrow + H_2O$$

浊度标准贮备液配制方法：用 1.0% 硫酸肼水溶液（配制后放置 4～6h 后使用，以保证制得的浊度稳定）和 10.0% 乌洛托品水溶液等容量混合，摇匀，于 25℃避光静置 24h，形

成白色浑浊液，即为浊度标准贮备液。将本液置冷处避光保存，可在 2 个月内使用，用前摇匀。

浊度标准原液配制方法：取浊度标准贮备液 15.0mL，置于 1000mL 容量瓶中，加水稀释至刻度，摇匀。取该溶液适量，置于 1cm 吸收池中，于 550nm 波长处测定其吸光度，吸光度应在 0.12～0.15 范围内。本液应在 48h 内使用，用前摇匀。

浊度标准液配制方法：浊度标准液总共分为 5 个级号。取浊度标准原液与纯化水，按表 3-1 配制即得浊度标准液（使用前充分摇匀）。

表 3-1 不同级号浊度标准液的制备

级 号	0.5	1	2	3	4
浊度标准原液/mL	2.5	5.0	10.0	30.0	50.0
纯化水/mL	97.5	95.0	90.0	70.0	50.0

2. 检查方法

（1）第一法（目视法） 在室温条件下，将一定浓度的供试品溶液与等量的浊度标准液分别置于配对的比浊用玻璃管中（内径 15～16mm，平底，具塞、用无色透明、中性硬质玻璃制成）装入液面的高度为 40mm，在浊度标准液制备后 5min，在暗室内垂直同置于伞棚灯下，照度为 1000lx，从水平方向观察比较，以检查溶液的澄清度或其浑浊程度。除另有规定外，供试品溶解后应立即检视。

当供试品溶液的澄清度相同于所用溶剂或未超过 0.5 级浊度标准液时，称为澄清。当供试品溶液的乳色比 0.5 级明显，而不及 1 级时，称为浊度 0.5 级，其余依此类推，分别称为浊度 1 级、2 级、3 级。

（2）第二法（浊度仪法） 供试品溶液中不同大小、不同特性的微粒物质包括有色物质均可使入射光产生散射，在入射光强度 I_0 不变的情况下，散射光强度 I 与浊度值成正比，因此，可以将浊度测量转化为散射光强度的测量，通过测定散射光强度，检查供试品溶液的浊度。浊度仪测定模式通常有透射光式、散射光式和透射光-散射光比较测量模式三种类型。散射光式浊度仪适用于低、中浊度无色供试品溶液的浊度测定（浊度值为 100 NTU 以下的供试品）。0.5 号至 4 号浊度标准液的浊度值范围约为 0～40NTU。

测定方法：按照仪器说明书要求并采用规定的浊度液进行仪器校正。溶液剂直接取样测定；原料药或其他剂型按照个论项下的标准规定制备供试品溶液，临用时制备，分别取供试品溶液和相应浊度标准液进行测定，测定前应摇匀并避免产生气泡，读取浊度值。供试品溶液浊度值不得大于相应浊度标准液的浊度值。

多数药物的澄清度检查都是以水为溶剂，但也有或同时有用酸、碱或有机溶剂如乙醇、甲醇、丙酮等作溶剂的。有机酸的碱金属盐类药物强调用"新沸过的冷水"作为溶剂，这是因为若水中溶解有二氧化碳将影响其澄清度。若检查后的溶液还需供"酸度"检查用时，也应强调用"新沸过的冷水"作为溶剂。

十三、易炭化物检查法

易炭化物是指药物中存在的遇硫酸易炭化或易氧化而呈色的有机杂质。该类杂质多数结构未知，用硫酸呈色的方法可以简便地检查它们的总量。《中国药典》中检查易炭化物的药物有阿司匹林、盐酸丁卡因和甘油等。

本法采用目视比色法：取内径一致的比色管两支，甲管中加入各品种项下规定的对照液

5mL；乙管中加入浓硫酸5mL后，分次缓缓加入规定量的供试品，摇使之溶解，除另有规定外，静置15min后，将甲乙两管同置于白色背景前，平视观察，乙管中所显颜色不得比甲管更深。如阿司匹林中易炭化物的检查：取本品0.5g，依法检查（通则0842），与对照液（取比色用氯化钴液0.25mL、比色用重铬酸钾液0.25mL、比色用硫酸铜液0.40mL，加水至5mL）比较，不得更深。

对照液主要有三类：一是用"溶液颜色检查"项下的标准比色液作为对照液；二是用比色用氯化钴、重铬酸钾液和硫酸铜液按规定方法配制而成的对照液；三是采用高锰酸钾溶液作为对照液。

供试品为固体时，应先研成细粉，以利于溶解、呈色和检出。如需加热才能溶解时，可取供试品与硫酸混合均匀，加热溶解，放冷至室温，再移到比色管中。

检查中，硫酸的浓度、反应温度及反应时间均影响易炭化物所呈现的颜色，必须按规定严格控制试验条件。

十四、酸碱度检查法

纯净药物在加水溶解或制成过饱和的混悬液后，其水溶液的pH应为恒定值，但对在工艺中涉及用酸、碱处理的药物，如果控制不当，就会在产品中引入酸、碱杂质。这些杂质的存在可能影响药物的疗效或稳定性，如酯类或酰胺类等药物，因此，对这些药物进行酸碱度检查是保证相关药品质量的一项措施。

通常用酸度、碱度、酸碱度和pH来衡量药物中的酸碱性杂质。凡检查时采用碱液作为滴定溶液或规定溶液的pH<7.0的，称为"酸度"；采用酸液进行滴定的或规定的pH>7.0的，称为"碱度"；检查时先后用酸液和碱液分别进行滴定或规定的pH范围在7.0附近的，则称为"酸碱度"；液体制剂的酸碱度检查以pH表示。

进行酸碱度检查时一般以新沸放冷的纯化水为溶剂，不溶于水的药物可用中性乙醇等有机溶剂溶解或将药物与水混摇，使所含酸性杂质溶解，滤过，取滤液检查。通常采用三种方法进行检查。

1. 酸碱滴定法

取一定量供试品溶于一定体积的溶液中，加入一定量指示液，用规定浓度的酸碱滴定溶液测定酸碱性杂质的限量，通常以消耗酸或碱滴定溶液的体积（mL）作为限度指标，以判断供试品是否符合规定。

例如，药典中检查氯化钠的酸碱度时，规定取本品5.0g，加50mL水溶解后，加溴麝香草酚蓝指示液2滴，如显黄色，加氢氧化钠滴定溶液（0.02mol/L）0.10mL，应变为蓝色；如显蓝色或绿色，加盐酸滴定溶液（0.02mol/L）0.20mL，应变为黄色，从上述规定可以算出本品100g中所含酸性杂质不得大于0.04mmol，或所含碱性杂质不得大于0.08mmol。

2. 指示液法

在一定量供试品溶液中加入一定量规定指示液，根据指示液的颜色变化来检查酸碱性杂质的限量。例如，检查纯化水的酸碱度时，药典规定取本品10mL，加甲基红指示液2滴，不得显红色；另取10mL，加溴麝香草酚蓝指示液5滴，不得显蓝色。根据甲基红的变色范围为pH=4.2~6.3（红色变黄色），溴麝香草酚蓝的变色范围pH=6.0~7.6（黄色变蓝色），纯化水的pH应为4.2~7.6。

3. 酸度计法

本法是采用酸度计（pH计）来测定供试品溶液的pH，以控制其酸碱性杂质的限量。

本法比上述方法的准确度高。药典中的注射液、配制注射剂用的原料药以及酸碱性大小明显影响稳定性的药物，多数都用本法检查酸碱度。如氯霉素酸碱度的检查：取本品，加水制成每 1mL 中含 25mg 的混悬液，依法采用酸度计测定（通则 0631），pH 值应为 4.5～7.5。

对于在本法中所使用的标准缓冲溶液，《中国药典》规定："配制标准缓冲溶液与溶解供试品的水，应是新沸过并放冷的纯化水，其 pH 应为 5.5～7.0"，"标准缓冲溶液一般可保存 2～3 个月，但发现有浑浊、发霉或沉淀等现象时，不能继续使用。"

十五、有机溶剂残留量测定法

在药物的合成、精制以及提取过程中，常常要使用到各种有机溶剂，不少有机溶剂对人体健康有害，残留在药物中势必影响用药的安全。因此，《中国药典》于 1995 年版起正式收载"有机溶剂残留量测定法"，用以检查药物在生产过程中引入的各种有害有机溶剂，包括苯、甲苯、三氯甲烷、二氯甲烷、1,4-二氧六环、吡啶及环氧乙烷等。如果在生产过程中还涉及其他有害有机溶剂，则应在该品种的质量标准中另作规定。

《中国药典》采用气相色谱法（通则 0521）检查药物中残留有机溶剂。

1. 色谱系统适用性试验

《中国药典》规定，在测定药物中残留溶剂前应作色谱系统适用性试验，以确定色谱系统是否符合下列要求。

① 以待测物的色谱峰计算，毛细管色谱柱的理论塔板数一般不应低于 5000，填充柱的理论塔板数应不低于 1000。

② 采用内标法测定时，内标物与待测物色谱峰的分离度应大于 1.5；取对照品溶液（含限量待测溶剂与内标物）进样 5 次，待测物与内标物峰面积之比的相对标准偏差应不大于 5%。

③ 若采用外标法测定时，待测物峰面积的相对标准偏差应不大于 10%。

2. 测定方法

《中国药典》通则收载的残留溶剂测定方法有毛细管柱顶空进样法和溶液直接进样法。

（1）毛细管柱顶空进样法 毛细管柱顶空进样法是气相色谱法中特有的一种进样方法。适用于挥发性大的组分分析。测定时，精密量取对照品溶液和供试品溶液各 3～5mL，分别置于容积为 8mL 的顶空取样瓶中。将各瓶在 60℃ 的水浴中加热 40～80min，使残留溶剂挥发达到饱和，再用在同一水浴中的空试管中加热的注射器分别抽取上述顶空取样瓶中的蒸气适量（通常取 1mL），在规定的色谱操作条件下，重复进样 3 次，测定供试品中待测组分与对照品中待测组分峰面积平均值，前者平均峰面积不应大于后者平均峰面积。毛细管柱顶空进样时，若柱温是恒定的，称为等温法，也叫第一法，适用于检查有机溶剂种类数量不多，且极性差异较小的情况。若柱温采用程序升温方式，则称为系统程序升温法，也叫第二法，适用于检查有机溶剂较多，且极性差异较大的情况。

毛细管柱顶空进样法是使待测物从药物中挥发出来之后，然后吸取其蒸气样进样分析的，因此可以免去样品萃取、浓集等步骤，还可避免供试品中非挥发性组分对色谱柱的污染，但要求待测物应具有足够的挥发性，否则，不能用该法测定。

（2）溶液直接进样法（也称第三法） 利用微量注射器分别直接吸取对照品溶液和供试品溶液，在规定的色谱操作条件下，连续进样 3 次，每次进样 2μL，测得相应的峰面积。以内标法测定时，计算待测物峰面积与内标物峰面积之比，供试品溶液所得的峰面积比的平均值不得大于由对照品溶液所测得的峰面积比的平均值。以外标法测定时，供试品溶液所测得的待测物峰的平均面积不得大于由对照品溶液所测得的待测物峰的平均面积。

内标法是以待测物和内标物的峰面积的比值大小作为色谱定量的依据。由于气相色谱法的进样量仅为数微升，用内标法测定时，可以克服因进样量小而不够准确所引入的误差，同时可以消除峰面积测量时所产生的误差，因而准确度高。

《中国药典》测定有机残留溶剂的方法和限量列于表 3-2。

表 3-2 有机残留溶剂测定的方法和限量

有机溶剂	柱温/℃	内标物	测定方法	限量/%
二氧六环	170	吡啶	第三法	0.038
吡啶	170	二氧六环	第三法	0.02
苯	170	甲苯	第三或第二法	0.0002
甲苯	170	苯	第三或第二法	0.089
三氯甲烷	140	1,2-二氯乙烷	第三或第二法	0.006
二氯甲烷	140		第三或第二法	0.06
环氧乙烷	80		第二法	0.001

第三节 药物中特殊杂质的检查

药物中的特殊杂质的检查主要是根据药物和杂质在物理和化学性质上的差异进行的，常用的特殊杂质检查方法主要有以下几种。

一、利用药物和杂质在物理性质上的差异进行检查

1. 利用挥发性的差异

对于乙醇、冰醋酸、苯酚、氟烷、浓过氧化氢溶液等挥发性药物中所含有的不挥发性杂质的检查，一般步骤是：先将供试品水浴加热，使药物挥发，再将残渣于 105℃下烘干至恒重，称量。规定：称得的重量不得超过一定值。例如，过氧化氢不稳定，通常在其溶液中加入适当稳定剂（主要是无机盐及硼酸等不挥发性物质），以防止和降低其分解。《中国药典》对浓过氧化氢溶液中不挥发物的检查规定：取本品 10mL，置于水浴上蒸干，并在 105℃下烘干至恒重，遗留残渣不得超过 15mg。

2. 利用颜色的差异

某些药物自身无色，但在生产过程中引入了有色的有关物质，或其分解产物有颜色。为此，可以采用检查供试品溶液颜色的方法，以控制药物中有色杂质的限量。

例如，磺胺嘧啶的检查规定：取本品 2.0g，加氢氧化钠试液 10mL 溶解后，加水至 25mL，溶液应澄清无色；如显色，与黄色 3 号标准比色液（通则 0901 第一法）比较，不得更深。磺胺嘧啶在碱性溶液显示的色泽是由于磺胺环上氨基被氧化而生成有色的偶氮苯化合物所致。

又如《中国药典》对酚酞的乙醇溶液颜色检查规定：取本品 0.5g，加乙醇 30mL 溶解后，溶液应无色或几乎无色。以此来控制生产时可能引入的碱性杂质及羟基蒽醌黄色氧化物等杂质。

3. 利用溶解性的差异

有的药物可溶于水、有机溶剂或酸、碱溶液中，而其中杂质不溶；或反之，杂质可溶而药物不溶。利用药物和杂质在溶解性上的差异可对多种药物进行特殊杂质检查。例如，吡哌

酸在碱溶液中易溶，而其可能含有的杂质双吡哌酸甲酯（Ⅰ）和吡哌酸甲酯（Ⅱ）均为碱中不溶物，选用氢氧化钠作为溶剂，控制供试品溶液的澄清度，可以限制双吡哌酸甲酯（Ⅰ）和吡哌酸甲酯（Ⅱ）的量。由于吡哌酸甲酯（Ⅱ）长时间处于氢氧化钠试液中，将因分解而溶解，因此进行此项检查时，要求观察迅速。

4. 利用旋光性的差异

具有旋光性的物质称为光学活性物质。比旋度或旋光度的数值可以用来反映药物的纯度，限定杂质的含量。如《中国药典》（通则 0621）规定 25℃时，每 1mL 约含 10mg 黄体酮的乙醇溶液，比旋度为＋186°～＋198°，如供试品的测定值不在此范围之内，则表明其纯度不符合要求。这是因为黄体酮及其生产中间体包括醋酸双烯醇酮、醋酸妊娠烯醇酮及妊娠烯醇酮等在乙醇中的比旋度差异很大（详见表 3-3），若供试品中所含有的这些杂质超过限量，则测得的比旋度将偏离规定范围。

表 3-3　黄体酮及其中间体的比旋度（溶剂：乙醇）

化　合　物	含量/%	温度/℃	$[\alpha]_D$
黄体酮	1～1.4	20～25	＋193°±4°
醋酸双烯醇酮	0.9	20	−31°±2°
醋酸妊娠烯醇酮	约为 1	常温	＋20°±2°
妊娠烯醇酮	1	17～20	＋28°±2°

若药物本身没有旋光性，而其杂质有旋光性，则可以通过限定药物溶液的旋光度值来控制相应杂质的量。如《中国药典》（通则 0621）对硫酸阿托品中莨菪碱的检查规定：供试品水溶液（50mg/mL）的旋光度不得超过−0.4°，以控制莨菪碱的限量（2.46%）。

5. 利用对光吸收性质的差异

若药物和杂质对光的吸收存在着显著差异，则可利用这种差异对药物中存在的杂质及其含量加以控制。

（1）紫外-可见分光光度法　当杂质在某一定波长处有最大吸收，而药物在此无吸收时，可以通过控制供试品溶液在此波长处的吸光度来控制杂质的量。如地蒽酚中二羟基蒽醌的检查，二羟基蒽醌为地蒽酚合成工艺中的原料及氧化分解产物，该杂质的三氯甲烷溶液在 432nm 波长处有最大吸收（$E_{1cm}^{1\%}=495$），而地蒽酚在该波长处几乎无吸收（$E_{1cm}^{1\%}=22$），药典规定 1.0mg/mL 的地蒽酚三氯甲烷溶液在 432nm 波长处的吸光度不得超过 0.12，即可控制杂质二羟基蒽醌的量不大于 2.0%。

若药物在紫外-可见光区有明显吸收，而杂质吸收很弱或没有吸收，则可以根据吸光度的大小限制杂质的量。如头孢噻吩钠检查项下"吸光度"的测定：取本品，加水制成每 1mL 含 20μg 的溶液，照紫外-可见分光光度法（通则 0401），在 237nm 波长处测定，其吸光度为 0.65～0.72。实验证明 237nm 处的吸收是由噻吩乙酰基产生的，产品在精制过程中如未有效地除去噻吩乙酸，则会导致吸光度上升；另外若有部分产品降解，则吸光度下降，因此，规定供试品吸光度的上下限幅度，可在一定程度上控制产品的纯度。

若杂质的紫外吸收光谱与药物紫外吸收光谱重叠，则可以通过控制供试品溶液的吸光度比值来控制杂质的量。

（2）原子吸收光谱法　原子吸收光谱法是通过测定药物中所含待测元素的原子蒸气吸收发自光源的该元素特定波长光的程度，根据光吸收定律求出供试药物中待测元素含量的一种吸收光学分析方法。该方法的灵敏度高，专属性强，主要用于微量金属元素的测定。测定方法有第一法标准曲线法和第二法标准加入法。

该法用于药物中杂质限量检查时，常采用第二法标准加入法：取供试品，按规定配制成供试品溶液；另取等量的供试品，加入限定量的待测元素标准溶液，按相同方法制备，得对照溶液。先将对照溶液喷入火焰，调节仪器使具有合适的吸光度读数 a；在相同条件下喷入供试品溶液，记录其吸光度读数 b。b 相当于供试品溶液中待测元素的含量；$(a-b)$ 相当于对照品溶液中按限量加入的待测元素的量。当 $b < (a-b)$ 时，供试品中所含杂质元素符合规定；当 $b > (a-b)$ 时，供试品中所含杂质元素超过限量，不合格。采用等量供试品配制对照溶液，是为了消除背景吸收的影响。《中国药典》采用本法检查碳酸锂中钾和钠盐以及肝素钠中钾盐的限量。碳酸锂中钾的测定方法如下：称取碳酸锂供试品 0.10g 两份，分别置 50mL 量瓶中，各加盐酸溶液（1→2）10mL 溶解后，一份用水稀释至刻度，摇匀，作为供试品溶液；另一份加标准氯化钾溶液（精密称取在 150℃干燥 1h 分析纯氯化钾 191mg，置 1000mL 量瓶中，用水稀释至刻度，摇匀，精密量取 10mL，置 100mL 量瓶中，用水稀释至刻度，摇匀）3.0mL，并用水稀释至刻度，摇匀，作为对照溶液。照原子吸收分光光度法（通则 0406 第二法），在 766.5nm 波长处分别测定供试品溶液及对照溶液的吸光度，应符合规定（0.030%）。

（3）红外吸收光谱法　该方法在杂质检查中主要用于药物中无效或低效晶型的检查。某些多晶型药物由于其晶型结构的不同，一些化学键的键长、键角等发生不同程度的变化，从而导致红外吸收光谱中某些特征峰的频率、峰形和强度出现显著差异。利用这些差异，可以检查药物中低效或无效晶型杂质，结果可靠，方法简便。例如，甲苯咪唑中 A 晶型的检查即采用红外吸收光谱法：无效 A 晶型在 640cm^{-1} 处有强吸收，药物 C 晶型在此波数处的吸收很弱；而在 662cm^{-1} 处，A 晶型的吸收很弱，C 晶型却有较强吸收。当供试品中含有 A 晶型时，在上述二波数处的吸光度比值将发生改变。《中国药典》采用供试品与对照品同法操作、供试品的吸光度比值应小于对照品比值的方法，限制 A 晶型的量。方法如下：取本品与含 A 晶型为 10% 的甲苯咪唑对照品各约 25mg，分别加液体石蜡 0.3mL，研磨均匀，制成厚度约 0.15mm 的石蜡糊片，同时制作厚度相同的空白液体石蜡糊片作参比，照红外吸收光谱法（通则 0402）测定，调节供试品与对照品在 803cm^{-1} 波数处的透光率为 90% ～ 95%，分别记录 620～803cm^{-1} 波数处的红外光吸收图谱。在约 620cm^{-1} 和 803cm^{-1} 波数处的最小吸收峰间连接一基线，再在 640cm^{-1} 和 662cm^{-1} 波数处的最大吸收峰之顶处作垂线与基线相交，用基线吸光度法求出相应吸收峰的吸光度值，供试品在约 640cm^{-1} 与 662cm^{-1} 波数处吸光度之比，不得大于含 A 晶型为 10% 的甲苯咪唑对照品在该波数处的吸光度之比。

6. 利用吸附或分配性质的差异

药品中的一些杂质，如反应中间体、副产物、分解产物等，和药物的结构相近，与某些试剂的反应也相同或相似，必须分离后再检查。由于色谱法可以利用药物与杂质的吸附或分配性质的差异将它们分离、检测，因而广泛应用于药物的杂质检查中。

（1）薄层色谱法　常用的检查方法有以下几种。

① 杂质对照品法　根据杂质限量，取一定浓度已知的杂质对照品溶液和供试品溶液，分别点样于同一硅胶或其他吸附剂薄层板上，展开、定位、检查，供试品中所含该杂质的斑点不得超过相应杂质对照品的斑点。例如《中国药典》中对硝西泮中有关物质检查：取本品，精密称定，加三氯甲烷-甲醇（1∶1）溶液溶解并制成每 1mL 中约含 25mg 的溶液，作为供试品溶液；另取 2-氨基-5-硝基二苯酮（杂质 I）对照品，精密称定，加三氯甲烷-甲醇

（1∶1）溶液溶解并制成每1mL中约含5mg的溶液，作为对照品溶液；精密量取供试品溶液2mL，置10mL量瓶中，用三氯甲烷-甲醇（1∶1）溶液稀释至刻度，摇匀，精密量取1mL与对照品溶液1mL，置同一100mL量瓶中，用三氯甲烷-甲醇（1∶1）溶液稀释至刻度，摇匀，作为对照溶液。照薄层色谱法（通则0502）试验，吸取供试品溶液与对照溶液各10μL，分别点于同一硅胶GF₂₅₄薄层板上，以硝基甲烷-乙酸乙酯（85∶15）为展开剂，展开后，晾干，置紫外光灯（254nm）下检视。对照溶液应显示两个清晰分离的斑点。供试品溶液中如显杂质Ⅰ斑点，与对照溶液中杂质Ⅰ斑点比较，不得更深；如显其他杂质斑点，与对照溶液中硝西泮的斑点比较，不得更深，杂质斑点个数不得多于3个。

②　供试品自身对照法　当杂质的结构不能确定或无杂质的对照品时，可采用此法。要求供试品与所检杂质对显色剂所显示的颜色应相同，显色反应的灵敏度也应相同或相近。

将供试品溶液按限量要求稀释至一定浓度作为对照溶液，与供试品溶液分别点样于同一薄层板上，展开、定位、检查，供试品中所含该杂质的斑点，不得深于对照溶液所显主斑点的颜色。例如咖啡因中有关物质的检查：取本品，加三氯甲烷-甲醇（3∶2）溶解制成每1mL中约含20mg的溶液，作为供试品溶液；精密量取适量，加上述溶剂定量稀释成每1mL中约含0.10mg的溶液，作为对照溶液。照薄层色谱法（通则0502）试验，吸取上述两种溶液各10μL，分别点于同一硅胶GF₂₅₄薄层板上，以正丁醇-丙酮-三氯甲烷-浓氨溶液（40∶30∶30∶10）为展开剂，展开，晾干，在紫外光灯（254nm）下检视。供试品溶液如显杂质斑点，与对照溶液的主斑点比较，不得更深。

③　对照药物法　当无适合的对照品，尤其是供试品显示的杂质斑点颜色与主成分斑点颜色有差异，难以判断其限量时，可以用与供试品相同的药物作为对照品，此对照药物中所含待检杂质需符合限量的要求，且稳定性好。

（2）高效液相色谱法　常用的方法有下列几种。

①　主成分自身对照法　该方法是在没有杂质对照的情况下，以供试品的稀溶液作为限量用溶液，与供试品同法操作，比较结果，再根据供试品溶液的稀释倍数，计算杂质的限量。例如，《中国药典》对吉非罗齐中有关物质的检查如下。

色谱条件与系统适用性试验：以十八烷基硅烷键合硅胶为固定相，以甲醇-水-冰醋酸（75∶24∶1）为流动相，检测波长为276nm。理论板数按吉非罗齐峰计算，应不低于1500。

测定方法：取供试品适量，加含量测定项下的流动相制成每1mL中含10mg的溶液作为供试品溶液；精密量取适量，加上述流动相制成每1mL含20μg的溶液作为对照溶液。照含量测定项下的色谱条件，取上述两种溶液各10μL，分别注入液相色谱仪，记录色谱图至主成分峰保留时间的两倍处。供试品溶液中各杂质峰面积的和，不得大于对照溶液主成分的峰面积的5倍（1.0%），其中单个杂质峰的峰面积不得大于对照溶液主成分面积（0.2%）。

又如，《中国药典》对双氯酚酸钠中有关物质的检查方法如下。

取本品，加甲醇溶解并稀释制成每1mL中含1mg的溶液，作为供试品溶液；精密量取适量，用甲醇稀释成每1mL中含2μg的溶液，作为对照溶液。

色谱条件及系统适用性试验：照高效液相色谱法（通则0512），用十八烷基硅烷键合硅胶为填充剂；以甲醇-4%冰醋酸溶液（65∶35）为流动相；检测波长为254nm。取双氯酚酸钠对照品适量，用水制成每1mL中约含1mg的溶液，取该溶液置于紫外光灯（254nm）下照射15min，取20μL注入液相色谱仪，记录色谱图，在与主峰相对保留时间约0.8处出现一杂质峰，两者的分离度应大于6.0。

测定方法：精密量取供试品溶液与对照溶液各20μL，分别注入液相色谱仪，记录色谱图至主峰保留时间的 2 倍。供试品溶液色谱图中如有杂质峰，单个杂质峰面积不得大于对照溶液主峰面积（0.2%），各杂质峰面积的和不得大于对照溶液主峰面积的 2.5 倍（0.5%）。

色谱图的记录时间对能否获悉共存杂质的信息十分重要，除特殊情况，质量标准中一般采用记录至主成分峰保留时间的 2～3 倍处，以保证供试品中所有的杂质峰都被记录下来。

② 外标法　该方法适用于有杂质对照品或杂质对照品易制备的情况。测定方法是：配制对照品溶液和供试品溶液，分别取一定量注入液相色谱仪，测定对照品和供试品中杂质的峰面积，按下式计算杂质的浓度 c_x。

$$c_x = \frac{A_x c_r}{A_r}$$

式中　A_x，A_r——供试品溶液和杂质对照品溶液的峰面积；

　　　　c_r——杂质对照品溶液的浓度。

例如，《中国药典》对异维 A 酸中维 A 酸的检查：避光操作。取本品，精密称定，加甲醇溶解并定量稀释制成每 1mL 中含 1mg 的溶液，作为供试品溶液；精密量取 1mL，置 100mL 量瓶中，用甲醇稀释至刻度，摇匀，作为对照溶液；另取维 A 酸对照品，精密称定，加甲醇溶解并定量稀释制成每 1mL 中含 10μg 的溶液，作为对照品溶液。

照高效液相色谱法（通则 0512）试验，用十八烷基硅烷键合硅胶为填充剂，以甲醇-水-冰醋酸（770：225：5）为流动相，检测波长为 355nm。取异维 A 酸对照品，加甲醇溶解并稀释制成每 1mL 中约含 40μg 的溶液，置 3000lx 照度的光源下照射 30min，取 20μL 注入液相色谱仪，记录色谱图，理论板数按异维 A 酸峰计算不低于 3000，光降解物峰（相对保留时间约 0.93）与异维 A 酸峰的分离度应大于 1.5。

精密量取供试品溶液、对照溶液与对照品溶液各 20μL，分别注入液相色谱仪，记录色谱图至主成分峰保留时间的 2 倍。供试品溶液的色谱图中如有与维 A 酸峰保留时间一致的色谱峰，按外标法以峰面积计算，不得超过 1.0%，其他各杂质峰面积的和不得大于对照溶液主峰面积（1.0%）。

（3）气相色谱法　该法主要用于药物中挥发性杂质的检查。如药物中残留的溶剂等。如头孢克洛中残留溶剂的检查：精密称取本品约 0.2g 置顶空瓶中，精密加内标溶液（每 1mL 中约含正丙醇 20μg 的 0.2mol/L 氢氧化钠溶液）5mL 溶解，密封，作为供试品溶液。精密称取二氯甲烷适量，用内标溶液定量稀释制成每 1mL 中约含二氯甲烷 20μg 的溶液，精密量取 5mL，置顶空瓶中，作为对照品溶液，照残留溶剂测定法（通则 0861 第二法）测定，以聚乙二醇（PEG-20M）（或极性相近）为固定液的毛细管柱为色谱柱，柱温为 60℃，进样口温度为 120℃；检测器温度为 150℃；顶空瓶平衡温度为 80℃，平衡时间为 20min，取对照品溶液顶空进样，二氯甲烷峰和正丙醇峰间的分离度应大于 2.0。取对照品溶液和供试品溶液分别顶空进样，记录色谱图，按内标法以峰面积比值计算，二氯甲烷残留量应符合规定。又如，《中国药典》对苯甲醇中苯甲醛的检查：取供试品作为供试品溶液，另取苯甲醛约 50mg，精密称定，置于 50mL 量瓶中，加水振摇使其溶解，用水稀释至刻度，摇匀，作为对照品溶液。按气相色谱法（0521）以聚乙二醇为固定液，固定液配比为 10%，在柱温 130℃下，用微量注射器吸取相同体积的供试品和对照溶液，分别注入气相色谱仪，测定，按外标法以峰面积计算，要求供试品中含苯甲醛量不得超过 0.2%。

二、利用药物和杂质在化学性质上的差异进行检查

1. 利用酸碱性的差异

若药物中杂质具有酸碱性，可采用如下方法进行检查。

（1）规定消耗滴定溶液的体积　如己酸羟孕酮中含有过量的正己酐、对甲苯磺酸等存在时，可能使酸度增加。《中国药典》对在"酸度"检查项下规定：取本品 0.20g，加中性无水乙醇（对溴麝香草酚蓝指示液显中性）25mL 溶解后，立即加溴麝香草酚蓝指示液数滴并用氢氧化钠滴定溶液（0.02mol/L）滴定至显微蓝色，消耗氢氧化钠溶液体积不得超过 0.50mL。

（2）pH 测定法　例如，乙琥胺中酸度的检查，主要检查酰胺化（环合）未完全的 2-甲基-2-乙基丁二酸。取本品 0.10g，加水 10mL 使之溶解，以玻璃电极为指示电极，以饱和甘汞电极为参比电极，用酸度计进行测定（通则 0631），pH 应为 3.0～4.5。

（3）指示剂法　例如苯巴比妥中的杂质苯基丙二酰脲的检查，由于苯基丙二酰脲分子中 5 位碳原子上的氢受相邻二羧基的影响，酸性较苯巴比妥强，能使甲基橙指示液显示红色，故在其水溶液中加入甲基橙指示液不得显示红色来控制该杂质的限量。方法是：取本品 0.2g，加水 10mL，煮沸搅拌 1min，放冷，滤过，取滤液 5mL，加甲基橙指示液 1 滴，不得显红色。

2. 利用氧化还原性的差异

利用药物与杂质之间氧化还原性的差异进行检查。

例如，氯化钠中检查碘化物，由于 Cl_2/Cl^-、Br_2/Br^-、I_2/I^- 三个电对的电位依次减小，其氧化态的氧化性依次减弱，而还原态的还原性依次增强，故在检查碘化物时，于供试品中加入新配制的淀粉液（内含 0.025mol/L 硫酸液及亚硝酸钠试液）湿润，置日光下观察，若含碘化物则被亚硝酸氧化析出碘而使淀粉变蓝。检查方法是：取本品细粉 5.0g，置瓷蒸发皿内，滴加新配制的淀粉混合液（取可溶性淀粉 0.25g，加水 2mL，搅匀，再加沸水至 25mL，随加随搅拌，放冷，加 0.025mol/L 硫酸溶液 2mL、亚硝酸钠试液 3 滴与水 25mL，混匀）适量使晶粉湿润，置日光下（或日光灯下）观察，5min 内晶粒不得显蓝色痕迹。

又如检查盐酸多萘哌齐中溴化物时，在供试品溶液中加盐酸与三氯甲烷后，滴加氯胺 T 溶液，若有溴化物则被氯胺 T 氧化析出溴，在三氯甲烷中显黄色，与一定标准溴化钾溶液用相同方法制成的对照液比较，不得更深，以控制溴化物含量。具体方法是：取盐酸多萘哌齐供试品 1.0g，加水 10mL，置水浴中微温使溶解，放冷，加盐酸 3 滴与三氯甲烷 1mL，边振摇边滴加 2%氯胺 T 溶液（临用新制）3 滴，三氯甲烷层如显色，与标准溴化钾溶液（精密称取在 105℃干燥至恒重的溴化钾 0.1489g，加水溶解并稀释至 100mL，摇匀，即得）1.0mL，与同一方法制成的对照溶液比较，不得更深（0.1%）。

3. 利用沉淀的生成

该法是利用药物中存在的杂质能与一定试剂发生沉淀反应而进行杂质检查，简单快速，在药物的质量控制中应用较多，该类方法大多数利用反应的检测限来控制杂质的量。

例如，检查氯化钠、二盐酸奎宁、氨甲环酸等药物中的钡盐就是利用钡离子与硫酸根离子生成沉淀的性质。又如，盐酸左旋咪唑中 2-亚氨基噻唑烷衍生物的检查：2-亚氨基噻唑烷衍生物是未反应的中间体，它在稀氨溶液中遇硝酸银试液，能迅速生成白色沉淀，而盐酸左旋咪唑在相同条件下则无此反应，《中国药典》采用与对照液比较的方法，限制供试品中 2-亚氨基噻唑烷衍生物的限量。方法是：取本品 50mg，加稀乙醇 10mL 与水 25mL 使溶解，再加氨试液 5mL，置 50℃水浴中加热 5min，用硝酸银试液 2mL 与水适量制成 50mL，摇匀，置 50℃水浴中继续加热 10min；如显浑浊，与对照液（取标准氯化钠溶液 2mL，用水稀释成约 40mL 后，加硝酸 1mL 与硝酸银试液 1mL，再加水适量制成 50mL，摇匀，在暗处放置 5min）比较，不得更浓。

4. 利用颜色的生成

该类方法是根据限量要求，规定：在一定条件下不得产生某种颜色；或供试品在相同条件下所呈现的颜色不得超过杂质对照品相应的颜色；或供试品在一定条件下的吸光度不得超过一定值。由于显色反应种类很多，因此此类方法应用也很广泛。

例如，磷酸咯萘啶中四氢吡咯的检查，磷酸咯萘啶在最后一步缩合反应时采用了四氢吡咯，这种物质有毒性，应限制其在成品药中的限量。在经碳酸钠碱化的水溶液中，吡咯烷结构中的仲胺可与亚硝基铁氰化钠乙醛试液反应，形成蓝色的可溶性化合物。《中国药典》规定：取供试品 10mg，加水 2mL 溶解，加 5% 的碳酸钠溶液 2mL，搅拌，滤过，滤液加新制的亚硝基铁氰化钠乙醛试液 1mL，摇匀，5min 内不得显蓝紫色。

又如《中国药典》中对氯化钠中溴化物的检查：取本品 2.0g，置 100mL 量瓶中，加水溶解并稀释至刻度，摇匀，精密量取 5mL，置 10mL 比色管中，加苯酚红混合液［取硫酸铵 25mg，加水 235mL，加 2mol/L 氢氧化钠溶液 105mL，加 2mol/L 醋酸溶液 135mL，摇匀，加苯酚红溶液（取苯酚红 33mg，加 2mol/L 氢氧化钠溶液 1.5mL，加水溶解并稀释至 100mL，摇匀，即得）25mL，摇匀，必要时，调节 pH 值至 4.7］2.0mL 和 0.1% 氯胺 T 溶液（临用新制）1.0mL，立即混匀，准确放置 2min，加 0.1 mol/L 硫代硫酸钠溶液 0.15mL，用水稀释至刻度，摇匀，作为供试品溶液；另取标准溴化钾溶液（精密称取在 105℃ 干燥至恒重的溴化钾 30mg，加水使溶解成 100mL，摇匀，精密量取 1mL，置 100mL 量瓶中，用水稀释至刻度，摇匀，即得。每 1mL 溶液相当于 $2\mu gBr$）5.0mL，置 10mL 比色管中，同法制备，作为对照溶液。

取对照溶液与供试品溶液，照紫外-可见分光光度法（通则 0401），以水为空白，在 590nm 处测定吸光度，供试品溶液的吸光度不得大于对照溶液的吸光度（0.01%）。

5. 利用气体的生成

《中国药典》利用一定试剂反应生成气体检查的杂质有砷、硫、碳酸盐、氨或铵盐、氰化物等。有关砷、硫的检查方法已在本章第二节中作了介绍，本节仅讨论碳酸盐、氨或铵盐、氰化物等的检查。

（1）氧化镁中碳酸盐的检查　由于氧化镁原料中残存的碳酸盐以及由于贮存不当，在空气中吸收二氧化碳，使氧化镁中碳酸盐含量增加，利用当有碳酸盐存在时，加入醋酸即可生成醋酸镁和二氧化碳这一特性可检查碳酸盐，规定：取供试品 0.10g，加水 5mL，煮沸，放冷，加醋酸 5mL，不得泡沸。

（2）药物中氨或铵盐的检查　该法是在碱性条件下加热，用红色石蕊试纸检视，或加碱性碘化汞钾试液显色，再与一定量的标准氯化铵用同法处理后所得现象进行比较。如盐酸吗啡在生产过程中会引入铵盐，检查该杂质是取供试品 0.20g 置于试管中，加氢氧化钠试液 5mL，加热 1min，规定：发生的蒸汽不得使湿润的红色石蕊试纸即时变蓝色。

（3）氰化物的检查　某些药物中可能存在有微量的氰化物杂质，由于氰化物有剧毒，故应严格控制其限量。《中国药典》通则收载了三种氰化物检查法：第一法即改进普鲁士蓝法、第二法即气体扩散-三硝基苯酚锂法及第三法。

第一法即改进普鲁士蓝法是利用氰化物在酒石酸酸性介质中加热，产生氰化氢气体，遇碱性硫酸亚铁试纸，生成亚铁氰根离子 $[Fe(CN)_6]^{4-}$，再与酸性三氯化铁反应，生成普鲁士蓝进行检查。检查时采用砷盐检查法项下第一法的仪器装置，但在导气管 C 中不装醋酸铅棉花，碱性硫酸亚铁试纸置于旋塞 D 的顶端平面上。

检查时，除另有规定外，取各药品项下规定量的供试品，置 A 瓶中，加水 10mL 与 10％酒石酸溶液 3mL，迅速将照上法装妥的导气管 C 密塞于 A 瓶上，摇匀，小火加热，微沸 1min，取下碱性硫酸亚铁试纸，加入三氯化铁试液及盐酸各 1 滴，在 15min 之内不得显示绿色或蓝色。

碱性硫酸亚铁试纸应在临用前制备：取滤纸片，加硫酸亚铁试液与氢氧化钠试液各 1 滴，使湿透即制得。

本法的重现性好，操作简便，检出灵敏度为 5μg。可用于检查乙琥胺等药物中的痕量氰化物，但不适用于在酸性溶液中加热可分解产生氰化物的药物检查。这些药物中氰化物的检查可采用第二法。

第二法即气体扩散-三硝基苯酚锂法，该法是在密闭容器内，药物中的游离氰化物与水形成氢氰酸，于室温下在暗处放置过夜，使氰化氢气体扩散进入三硝基苯酚锂试液中，生成红色的异红紫酸盐，在 500nm 波长处测定其吸光度进行检查。其仪器装置为一个 200mL 的具塞锥形瓶 A，内部放有一个 5mL 的烧杯 B，其口径大小应能置于锥形瓶中。

标准氰化钾溶液（每 1mL 相当于 2μg 的 CN^-）的制备：精密称取氰化钾 25mg，置于 100mL 量瓶中，加水溶解并稀释至刻度，摇匀。本品须新鲜配制，临用前，精密量取 5mL，置于 250mL 量瓶中，加水稀释至刻度，摇匀，即得。

检查方法：除另有规定外，取各药品项下规定量的供试品，置于锥形瓶 A 中，加水 5mL，摇匀，立即将精密加有三硝基苯酚锂试液 1mL 的 B 杯置入 A 瓶中，密塞，在暗处放置过夜，取出 B 杯，精密加水 2mL 于 B 杯中，混匀，在 500nm 波长处测定其吸光度，与各药品项下规定量的标准氰化钾溶液加水至 5mL 同法操作所测得的吸光度相比较，不得更大。

本法的灵敏度为 0.5μg。CN^- 的含量在 0.5～20.0μg 范围内与吸光度呈良好的线性关系。溶液的 pH 在 2.5～8.4 之间不影响氢氰酸的扩散，但三硝基苯酚锂试液的用量、放置扩散时的温度和放置时间的长短对测定结果均有一定影响，故检查时，供试品与对照品应同时进行。

第三法检查氰化物的原理是在酸性条件下溴化氰与吡啶联苯胺发生显色反应，采用紫外-可见分光光度法，以对照工作液中溴化氰含量（ng/mL）对其相应吸光度作线性回归，求得线性回归方程，将供试品溶液的吸光度代入线性回归方程，求得多糖衍生物中溴化氰的含量（ng/mL）。

第四节　含量均匀度、溶出度及释放度的检查

固体制剂的含量均匀度、溶出度及缓释制剂、控释制剂、肠溶制剂等的释放度是药物检查的重要项目。这些检查项目虽不是杂质检查内容，但对于控制固体制剂的质量有着重要的作用。《中国药典》将其编排在相应制剂的检查项目中，为了便于指导以后各章内容的学习，本书将本节内容安排在本章学习。

一、固体制剂含量均匀度的检查

1. 含量均匀度定义及检查目的

固体制剂含量均匀度是指小剂量片剂、膜剂、胶囊剂或注射用灭菌粉末等制剂中的每片（个）含量符合标示量的程度。作为固体制剂，不仅要求单剂活性成分含量分布均匀，而且要准确地集中分布在标示量附近，这对于保证用药的安全和有效有重要意义。

含量均匀度是对药物制剂的一个基本要求，也是进行生物利用度研究和溶出度试验的前提。当片剂中药物含量较低时，如每片仅含有几毫克或零点几毫克时，药物在颗粒中的均匀度较难控制，所以仅靠重（装）量差异的检查已不能完全反映药物含量的均匀程度。将含量均匀度检查列为固体制剂的常规检查项目比重（装）量差异检查能更好地控制单剂含量的准确均匀。凡检查含量均匀度的制剂，不再检查重（装）量差异。各种固体制剂的含量测定法，测定的是多个单剂的平均含量，而不是单剂含量，所以含量均匀度检查法和含量测定法要互相配合，同时进行，以便全面控制固体制剂的质量。

2. 检查范围

《中国药典》通则中规定，符合下述条件的固体制剂应检查含量均匀度。

① 除另有规定外，片剂、硬胶囊剂、颗粒剂或散剂等，每一个单剂标示量小于 25mg 或主药含量小于每一个单剂重量 25% 者；

② 药物间或药物与辅料间采用混粉工艺制成的注射用无菌粉末；

③ 内充非均相溶液的软胶囊；单剂量包装的口服混悬液；

④ 透皮贴剂和栓剂等；

⑤ 复方制剂仅检查符合上述条件的组分，多种维生素或微量元素一般不检查含量均匀度。

3. 检查方法及结果判断

《中国药典》中含量均匀度检查法是以标示量为参照值，用两次抽验法，以标示量（100）和样本均值（$\overline{X}$）之差的绝对值 A 及标准差（S）这两个统计参数为判定标准的计量抽验法。

按药典规定，第一次抽样检查为初试，第二次抽样检查为复试。初试时先抽取一个容量较小的样本（例如 10 个）判定产品是否合格，如果判定不了，就再抽取初试量 2 倍的样本（例如 20 个）进行复试，这就减小了误判的可能性。一般来说，含量均匀度很好或很差的产品，在初试中就能作出判定，只有含量均匀度介于好坏之间的中等产品，才需要进行复试。具体检查及判断方法如下。

（1）初试

① 取供试品 10 片（个），按药典规定方法测定各单剂的含量 m_i 并按标示量计算出相对百分含量 x_i：

$$x_i(\%)=(m_i/m_{标示})\times 100$$

② 计算平均相对百分含量　$\overline{X}=\sum x_i/10$

③ 计算偏离量 A（标示量 100 与均值之差的绝对值）　$A=|100-\overline{X}|$

④ 计算标准差 S　$S=\{\sum(x_i-\overline{X})^2/(n-1)\}^{1/2}$（式中，$n$ 为所取样品数，初试时为 10，复试时为 30）

⑤ 判断含量均匀度是否符合要求　若 $A+2.2S\leqslant L$，则供试品含量均匀度符合规定；若 $A+S>L$，则供试品含量均匀度不符合规定；如果 $A+2.2S>L$，同时 $A+S\leqslant L$，则不能做出判定，应另取 20 片（个）进行复试。

（2）复试

① 另取供试品 20 片（个），按照药典规定方法测定各单剂的含量 m_i 并按标示量计算出相对百分含量 x_i。

$$x_i(\%)=(m_i/m_{标示})\times 100$$

② 计算 30 片（个）药的平均相对百分含量 $\overline{X}=\sum x_i/30$

③ 计算偏离量 A $A=|100-\overline{X}|$

④ 计算标准差 S $S=\{\sum(x_i-\overline{X})^2/(30-1)\}^{1/2}$

⑤ 判断含量均匀度是否符合要求 当 $A\leqslant0.25L$ 时，若 $A^2+S^2\leqslant0.25L^2$，则供试品含量均匀度符合规定；若 $A^2+S^2>0.25L^2$ 则不符合规定。当 $A>0.25L$ 时，若 $A+1.7S\leqslant L$，则供试品含量均匀度符合规定；若 $A+1.7S>L$，则不符合规定。

上述公式中 L 为含量差异限度规定值。除另有规定外，$L=15.0$；单剂量包装的口服混悬液，内充非均相溶液的软胶囊，胶囊型或泡囊型粉雾剂，单剂量包装的眼用、耳用、鼻用混悬剂，固体或半固体制剂 $L=20.0$；透皮贴剂、栓剂 $L=25.0$。

各判断式中的 A 和 S 的系数保持不变。

【例 3-5】 取标示量为 2mg 的奋乃静片 10 片（$n=10$）检查含量均匀度，测得每一片的含量分别为：1.8mg，1.9mg，2.0mg，2.1mg，2.2mg，2.3mg，2.1mg，1.9mg，1.8mg 和 2.0mg，判断该片剂的含量均匀度是否符合规定？

解 依次计算出按标示量计算的相对百分含量 x_i、平均相对百分含量 $\overline{X}$，偏离量 A、$x_i-\overline{X}$、$(x_i-\overline{X})^2$ 值及标准差 S 并列表如下。

含量/mg	相对百分含量 x_i/%	平均值 $\overline{X}$	$A=|100-\overline{X}|$	$x_i-\overline{X}$	$(x_i-\overline{X})^2$	标准差 S
1.8	90			−10.5	110.25	
1.9	95			−5.5	30.25	
2.0	100			−0.5	0.25	
2.1	105			4.5	20.25	
2.2	110			9.5	90.25	
2.3	115	100.5	0.5	14.5	210.25	8.32
2.1	105			4.5	20.25	
1.9	95			−5.5	30.25	
1.8	90			−10.5	110.25	
2.0	100			−0.5	0.25	

将上述各量代入判断式中。

$$A+2.2S=0.5+2.2\times8.32=18.80$$
$$A+S=0.5+8.32=8.82$$

可见，$A+2.2S>15.0$，而 $A+S<15.0$，初试中不能作为判断，故应另取 20 片进行复试。

【例 3-6】 取标示量为 2mg 的奋乃静片检查含量均匀度，其含量分别为：1.8mg，1.8mg，2.0mg，2.1mg，2.2mg，2.3mg，2.1mg，1.8mg，1.8mg 和 2.0mg，计算该片剂的含量均匀度 $A+2.2S>15.0$，而 $A+S<15.0$，不能做出判定，另取 20 片复试，其含量刚好按上述顺序和上述数据重复 2 次，试判断该片剂的含量均匀度是否符合规定？

解 参照【例 3-5】的解法，列表计算，得出：$\overline{X}=99.5$

$$A=|100-\overline{X}|=0.5$$
$$S=\{\sum(x_i-\overline{X})^2/(n-1)\}^{1/2}=\{2317.5/29\}^{1/2}=8.94$$

代入复试判断式： $A\leqslant0.25L$ 时，$A^2+S^2>0.25L^2$

按 30 片计算，该片剂的含量均匀度不符合规定。

二、固体制剂溶出度的检查

1. 溶出度的定义及检查目的

溶出度系指药物从片剂或胶囊剂等固体制剂中在规定条件下溶出的速度和程度。可按下式计算。

$$溶出度＝(溶出量/标示量)\times 100\%$$
$$平均溶出度＝各片剂百分溶出度之和/6（6 为所取供试品片数）$$

片剂等固体口服制剂服用后，在胃肠道中要经过崩解、溶解、吸收等过程，只有固体制剂中的活性成分溶解之后，才能为机体吸收，才能产生药效，片剂崩解是药物溶出的前提，但由于受到辅料、工艺条件的影响，药物崩解以后溶出的速度仍然会有差别。因此要对固体制剂溶出度进行检查。

药物溶出度试验能有效地区分同一药物制剂生物利用度的差异，是控制固体制剂内在质量的重要指标之一，主药的溶解度大小、辅料的亲水性程度和制片工艺都会影响固体制剂的溶出度。溶出度测定中常用的溶剂以水、缓冲液、稀酸及稀碱为主。

2. 检查范围

符合下列条件的固体制剂应检查溶出度。

① 非易溶药物。
② 治疗量与中毒量接近的口服固体制剂。
③ 控制药物缓慢释放的制剂。
④ 因制剂工艺造成溶出差异、临床疗效不稳定的口服固体制剂。

3. 检查方法

《中国药典》检查溶出度和释放度的方法有第一法转篮法、第二法浆法、第三法小杯法、第四法浆碟法和第五法转筒法五种。

（1）第一法——转篮法 仪器装置如图 3-5 所示。

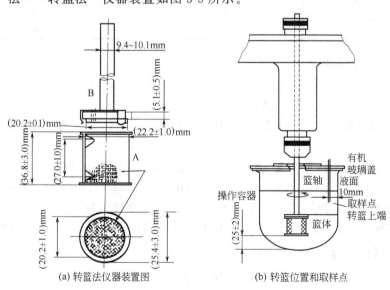

图 3-5 转篮法仪器装置
A—篮体；B—篮轴

除另有规定外，量取经脱气处理的溶剂 900mL，注入转篮法仪器装置中的每个操作容器（溶出杯）内，加温使溶剂温度保持在（37±0.5）℃，调整转速使其稳定，取供试品 6 片，分别投入 6 个干燥的转篮内，将转篮降入容器中，立即开始计时，除另有规定外，至 45min 时，在规定取样点吸取溶液适量，立即经过不大于 0.8μm 微孔滤膜滤过，自取样到滤过应在 30s 内完成。取滤液照该药品项下规定的方法测定药物的溶出量，并计算出每片药品的溶出度和平均溶出度。

（2）第二法——桨法　桨法仪器装置与转篮法不同之处是采用搅拌桨进行搅拌，而测定方法与转篮法类似。用于胶囊剂测定时，如胶囊上浮，可用一小段耐腐蚀的金属线轻绕于胶囊外壳，进行测定。

（3）第三法——小杯法　小杯法的操作容器为一个 250mL 的圆底烧杯，用搅拌桨搅拌，测定时取经脱气处理的溶剂 100~250mL，注入容器内，其余操作和要求同第二法。小杯法溶剂的体积较小，适用于药物含量较低的片剂溶出度的测定。

（4）第四法——桨碟法　装置中搅拌桨、溶出杯同第二法，溶出杯中放入用于放置贴片的不锈钢网碟。

（5）第五法——转筒法　溶出杯同第二法，但搅拌桨另用不锈钢转筒装置替代。组成搅拌装置的杆和转筒均由不锈钢制成。

4. 结果判断

对普通制剂，符合下列条件之一者，可判为溶出度符合规定。

① 6 片药品中每片的溶出度，按标示量计算，均不低于规定限度（Q）〔除另有规定外，溶出度限度（Q）为标示量的 70%〕；

② 6 片药中如有 1~2 片低于规定限度，但不低于 $Q-10\%$，且其平均溶出度不低于规定限度 Q；

③ 6 片中有 1~2 片低于 Q，其中仅有 1 片低于 $Q-10\%$，但不低于 $Q-20\%$，且平均溶出度不低于 Q 时，应另取 6 片复试。

在初、复试的 12 片中有 1~3 片低于 Q，其中仅有 1 片低于 $Q-10\%$，但不低于 $Q-20\%$，且平均溶出度不低于 Q。

【例 3-7】　取标示量为 0.25mg 的地高辛片 6 片，按药典方法测定溶出度。6 片的溶出量分别为 0.150mg、0.170mg、0.165mg、0.173mg、0.175mg 和 0.158mg，计算各片的溶出度和 6 片的平均溶出度，判断该片剂的溶出度是否符合规定？（本品溶出限度为标示量的 65%）

解　按下式算出各片的溶出度。

$$溶出度＝（溶出量/标示量）×100\%$$

计算得各片剂的溶出度分别为 60.0%、68.0%、66.0%、69.2%、70.0% 和 63.2%，6 片平均溶出度为 66.1%，其中有 2 片低于规定限度 65%，但不低于 $Q-10\%$，且其平均溶出度不低于规定限度，故该片剂的溶出度仍可判为符合规定。

【例 3-8】　取标示量为 25mg 的盐酸氯丙嗪片 6 片，按药典方法测定溶出度。6 片的溶出量分别为 21.0mg、21.5mg、14.5mg、20.5mg、22.0mg 和 20.9mg，计算各片的溶出度和 6 片平均溶出度，判断该片剂的溶出度是否符合规定？应该怎样处理？假如另取 6 片重测，得到与第一次测定相同的溶出量，试判断该片剂的溶出度是否符合规定？

解　本品的溶出限量为 70%，按公式算出各片的溶出度分别为 84.0%、86.0%、58.0%、82.0%、88.0% 和 83.6%，平均溶出度为 80.3%，6 片中有 1 片低于 $Q-10\%$，

但不低于 $Q-20\%$，并且平均溶出度不低于 Q，应另取 6 片重测，当重测结果与第一次相同时，则 12 片的平均溶出度仍为 80.3%，达到规定限度，虽有 2 片低于 $Q-10\%$，仍可判为符合规定。

三、 缓释制剂等释放度的检查

释放度是指口服药物从缓释制剂、控释制剂、肠溶制剂及透皮贴剂等在规定条件下释放的速度和程度。

$$释放度 = (药物释放量/标示量) \times 100\%$$

1. 缓释制剂或控释制剂

（1）测定方法　按溶出度测定法第一法或第二法，至少在三个时间取样，在规定取样时间点，分别吸取溶液适量，立即经不大于 $0.8\mu m$ 微孔滤膜滤过，自取样至滤过应在 30s 内完成，并及时补充所耗的溶剂。取滤液，照各品种项下规定方法测定，计算每片（粒）的释放量、释放度及平均释放度。

（2）结果判断　除另有规定外，符合下列条件之一者，可判为符合规定：

① 6 片（粒）中，每片（粒）在每个时间点测得的释放度，均未超出规定范围；

② 6 片（粒）中，在每个时间点测得的释放度，如有 1～2 片（粒）超出规定范围，但未超出规定范围的 10%，并且在每个时间点测得的平均释放度未超出规定范围；

③ 6 片（粒）中，在每个时间点测得的释放度，如有 1～2 片（粒）超出规定范围，其中仅有 1 片（粒）超出规定范围的 10%，但未超出规定范围的 20%，并且平均释放度未超出规定范围，应另取 6 片（粒）进行复试；初、复试的 12 片（粒）中，在每个时间点测得的释放度，如有 1～3 片（粒）超出规定范围，其中仅有 1 片（粒）超出规定范围的 10%，但未超出规定范围的 20%，并且平均释放度未超出规定范围。

2. 肠溶制剂

（1）方法 1

① 酸中释放度　除另有规定外，分别量取 0.1mol/L 盐酸溶液 750mL，注入每个容器内，加热使溶液保持在 $37℃ \pm 0.5℃$，调整转速并保持稳定，取 6 片（个）分别投入转篮或溶出杯中，照各品种项下规定的方法，开动仪器运转 2h，立即在规定取样点吸取溶液适量，立即经不大于 $0.8\mu m$ 微孔滤膜滤过，自取样至滤过应在 30s 内完成，滤液按各品种项下规定的方法测定，计算每片（个）的酸中释放量、释放度及平均释放度。

② 缓冲溶液中释放度　在上述酸液中加入温度为 $37℃ \pm 0.5℃$ 的 0.2mol/L 磷酸钠溶液 250mL（必要时用 2mol/L 盐酸溶液或 2mol/L 氢氧化钠溶液调节 pH 至 6.8 ± 0.05），继续运转 45min，或按各品种项下规定的时间，在规定取样点吸取溶液适量，立即经不大于 $0.8\mu m$ 微孔滤膜滤过，自取样至滤过应在 30s 内完成，滤液按各品种项下规定方法测定，计算每片（个）的缓冲液中释放量、释放度及平均释放度。

（2）方法 2

① 酸中释放度　除另有规定外，量取 0.1mol/L 盐酸溶液 900mL，注入每个容器中，照方法 1 酸中释放度项下进行测定。

② 缓冲溶液中释放度　弃去上述各容器中酸液，立即加入磷酸盐缓冲溶液（pH6.8）（取 0.1mol/L 盐酸溶液和 0.2mol/L 磷酸钠溶液，按 3:1 混合均匀，必要时用 2mol/L 盐酸溶液或 2mol/L 氢氧化钠溶液调节 pH 至 6.8 ± 0.05）900mL，或将每片（个）转移入另一盛有磷酸盐缓冲溶液（pH6.8）900mL 的容器中，照方法 1 缓冲溶液中释放度项下进行

测定。

（3）结果判断　除另有规定外，符合下列条件之一者，可判为符合规定：

① 酸中释放度

a. 6片（个）中，每片（个）释放度均不大于标示量的10％；

b. 6片（个）中，有1～2片（个）大于10％，但平均释放度不大于10％。

② 缓冲液中释放度

a. 6片（个）中，每片（个）的释放度均不低于规定限度（Q），除另有规定外，Q应为标示量的70％；

b. 6片（个）中，仅有1～2片（个）低于Q，但不低于$Q-10\%$，且平均释放度不低于Q；

c. 6片（个）中，如有1～2片（个）低于Q，其中仅有1片（个）低于$Q-10\%$，但不低于$Q-20\%$，且平均释放度不低于Q时，应另取6片（个）复试；初、复试的12片（个）中，有1～3片（个）低于Q，其中仅有1片（个）低于$Q-10\%$，但不低于$Q-20\%$，并且平均释放度不低于Q。

3. 透皮贴剂

（1）测定方法　照溶出度与释放度测定法（通则0931第四法或第五法）。

（2）结果判定　除另有规定外，判定方法同缓释制剂或控释制剂。

思考题

1. 药物中杂质的来源有哪两大途径？一般杂质检查指哪些项目，各自的检查原理是什么？

2. 什么是特殊杂质？特殊杂质的检查方法有哪些？

3. 药物与化学试剂有什么不同？

4. 我国药典用什么方法检查砷盐？简述其原理。

5. 《中国药典》检查含量均匀度的药品收载原则是什么？

6. 《中国药典》检查固体制剂溶出度和释放度的方法有哪几种？

习　题

1. 每1mL标准氯化钠溶液相当于$10\mu g$的氯，按药典方法检查氯化物，计算下列药物中氯化物的限量各为多少？

（1）丙磺舒1.6g配成100mL溶液，取25mL依法检查，如发生浑浊，与标准氯化钠溶液7mL制成的对照液比较，不得更浓。

（2）布洛芬30mg，有机破坏后全部用于检查氯化物，如发生浑浊，与标准氯化钠溶液6mL制成的对照液比较，不得更浓。

（3）取磺胺二甲嘧啶1g，加水50mL，振摇滤过，取滤液25mL依法检查，如发生浑浊，与标准氯化钠溶液5mL制成的对照液比较，不得更浓。

2. 称取干燥至恒重的氯化钠0.165g，配成1000mL贮备液，取贮备液10mL稀释成100mL标准溶液，求每1mL标准氯化钠溶液相当于多少微克的氯？

3. 取葡萄糖 0.6g，按药典规定检查氯化物，其限量为 0.01%，问应取每 1mL 含氯 10μg 的标准氯化钠溶液多少毫升？

4. 取葡萄糖 2g，按药典规定检查硫酸盐，结果与标准硫酸钾溶液（每 1mL 含 SO_4^{2-} 100μg）2mL 制成的对照液比较，求硫酸盐的限量为多少？

5. 取干燥至恒重的硫酸钾 0.181g，配成 1000mL 标准硫酸钾溶液，求此溶液 1mL 中含 SO_4^{2-} 多少微克？

6. 取标示量为 2mg 的奋乃静片 10 片，按药典检查含量均匀度，分别将每片配成 50mL 溶液，再将此溶液稀释 10 倍后作为供试品溶液，按紫外-可见分光光度法在 255nm 波长处测定吸光度，分别为 0.3312、0.3312、0.3680、0.3864、0.4048、0.4232、0.3864、0.3312、0.3312 和 0.3680。另取奋乃静对照品配成每 1mL 中含 4.0μg 的对照品溶液，在同一波长处测得吸光度为 0.3680。判断其含量均匀度是否符合规定？应怎样处理？

7. 取炔诺酮标示量为 0.6mg 的复方炔诺酮片 10 片检查含量均匀度，各片的含量分别为 0.54mg、0.55mg、0.56mg、0.54mg、0.55mg、0.54mg、0.64mg、0.64mg、0.65mg 和 0.66mg。按含量均匀度限度为±20%，判断该片剂的含量均匀度是否符合规定？

8. 取标示量为 25mg 的盐酸氯丙嗪片 6 片，用转篮法测定溶出度，溶剂体积为 1000mL，溶出 30min 时，取溶液 10mL 滤过，精密量取滤液 5mL，稀释为 25mL 后，在 254nm 波长处测得各片的吸光度分别为 0.384、0.393、0.366、0.375、0.403 和 0.382，按 $C_{17}H_{19}ClN_2S \cdot HCl$ 的百分吸收系数（$E_{1cm}^{1\%}$）为 915，计算每片的溶出度和 6 片的平均溶出度，并判断该片剂的溶出度是否符合规定？

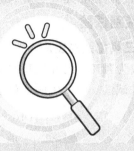

第四章
芳酸类药物分析

学习指南

通过本章学习，了解芳酸类药物的类型及化学结构与性质的关系，掌握各类芳酸类药物以构-性关系为基础的鉴别、检查和含量测定方法及相关实验操作技术。

第一节 水杨酸类药物的分析

一、几种常用药物的化学结构及理化性质

具有代表性的水杨酸类药物有水杨酸（salicylic acid）、阿司匹林（aspirin）、对氨基水杨酸钠（sodium aminsalicylate）和贝诺酯（benorilate）等。它们的结构如下。

水杨酸　　　　阿司匹林　　　　对氨基水杨酸钠　　　　　　贝诺酯

不同的水杨酸类药物依据其结构特点，分别具有以下几方面的化学性质，可作为本类药物鉴别、检查及含量测定的依据。

（1）具有酸性　水杨酸（$pK_a = 2.95$）和阿司匹林（$pK_a = 3.49$）的结构中具有游离羧基，显酸性，可与碱发生中和反应。

（2）具有酚羟基　水杨酸和对氨基水杨酸钠的结构中都具有酚羟基，可与三氯化铁试液作用显色。

（3）具有酯结构　阿司匹林和贝诺酯的结构中具有酯结构，在碱性条件下易水解产生酚羟基和羧酸盐。

（4）具有芳伯氨基　具有芳伯氨基结构（对氨基水杨酸钠）的水杨酸类药物，在酸性溶液中，与亚硝酸钠试液进行重氮化反应，生成的重氮盐与碱性 β-萘酚偶合可产生有颜色的沉淀。

（5）具有溶解性差异　游离酸难溶于水，易溶于有机溶剂；其盐可溶于水。

二、鉴别试验

1. 与三氯化铁的反应

此反应为芳环上酚性羟基的反应。水杨酸及其盐在中性或弱酸性条件下（pH＝4～6），与三氯化铁试液反应，生成紫堇色配位化合物，在强酸性溶液中配位化合物分解。

本反应极为灵敏，只需取稀溶液进行试验；若样品量大，产生颜色过深时，可加水稀释后观察。

若为芳香酯类药物，需加热水解后有水杨酸生成，加三氯化铁试液才显紫堇色。如贝诺酯的鉴别：取本品约 0.2g，加氢氧化钠试液 5mL，煮沸，放冷，滤过，滤液加盐酸适量至显微酸性，加三氯化铁试液 2 滴，即显紫堇色。

2. 重氮化-偶合反应

贝诺酯具有潜在的芳伯氨基，加酸水解后产生芳伯氨基结构，在酸性溶液中，与亚硝酸试液进行重氮化反应，生成的重氮盐与碱性 β-萘酚偶合产生橙红色沉淀。

鉴别方法：取供试品约 0.1g，加稀盐酸 5mL，加 0.1mol/L 亚硝酸钠溶液数滴，煮沸，放冷，滤过，加与 0.1mol/L 亚硝酸钠溶液等体积的 1mol/L 脲溶液，振摇 1min，滴加碱性 β-萘酚试液数滴，产生橙红色沉淀。

3. 水解反应

阿司匹林 0.5g 与碳酸钠试液 10mL 加热水解 2min 后放冷。得水杨酸钠及醋酸钠，加过量稀硫酸酸化后，则析出白色水杨酸沉淀，并发生醋酸的臭气。沉淀物于 100～105℃ 干燥后，熔点为 156～161℃。

$$2CH_3COONa + H_2SO_4 \longrightarrow 2CH_3COOH + Na_2SO_4$$

4. 紫外吸收光谱鉴别

芳酸类药物具有特征的紫外吸收光谱，常用于鉴别。紫外吸收光谱的特征主要表现在吸收峰的位置（吸收波长）和吸收强度（吸光度或吸收系数）。同一药物在相同条件下测得的紫外吸收光谱应当完全一致，但有相同的最大吸收波长（λ_{max}）者不一定就是相同的药物。因此，紫外吸收光谱法用于鉴别药物时，在方法上需有严谨和合理的规定。主要方法如下。

（1）规定药物的 λ_{max} 和 λ_{min}　如《中国药典》水杨酸二乙胺的鉴别方法为：取水杨酸二乙胺供试品，加乙醇溶解并稀释制成每 1mL 含 $20\mu g$ 的溶液，照紫外-可见分光光度法（通则 0401）测定，在 227nm 和 297nm 波长处有最大吸收，在 257nm 波长处有最小吸收。

（2）规定一定浓度药物溶液的 λ_{max} 及其吸光度或吸收系数　如 $7.5\mu g/mL$ 的贝诺酯无水乙醇溶液的紫外吸收光谱的最大吸收波长为 240nm，在 240nm 波长处测定其吸光度，吸收系数 $E_{1cm}^{1\%}$ 为 730～760。又例如丙磺舒加 0.1mol/L 盐酸溶液-乙醇（2：98），制成 $20\mu g/mL$ 溶液，在 225nm 与 249nm 波长处有最大吸收，在 249nm 波长处的吸光度约为 0.67。

（3）比较供试品与对照品的紫外吸收光谱　按规定，在相同的条件下分别做供试品和对照品的紫外吸收光谱，应一致。

芳酸大多数在水中溶解度较小或几乎不溶于水，在用紫外吸收光谱进行鉴别时，常用甲醇、乙醇或水-醇混合溶剂，因此，要注意溶剂的波长极限，如甲醇为 210nm，乙醇为 215nm。此外，为了增加药物在所用溶剂中的溶解度或稳定性，或需要某一特定的 pH 溶液以产生特征性吸收，常在溶剂中加入一定浓度的酸、碱或缓冲剂。由于溶剂不同，可使同一药物的紫外吸收光谱发生改变，所以在规定药物的 λ_{max}、吸光度或吸收系数时，必须注明所用溶剂以及酸性或碱性条件。

5. 红外吸收光谱鉴别

红外吸收光谱是由分子振动、转动能级的跃迁所产生的，它比紫外吸收光谱的专属性强。《中国药典》对有机药物原料多采用红外吸收光谱鉴别。测得的供试品红外吸收光谱应与相应的标准对照红外吸收光谱一致。

水杨酸与对氨基水杨酸钠的红外吸收光谱及水杨酸与阿司匹林的主要区别见图 4-1、图 4-2 和表 4-1。

表 4-1　水杨酸与阿司匹林红外光谱吸收的主要区别

水 杨 酸	阿 司 匹 林
羟基 $\nu_{O-H}3230cm^{-1}$	—
—	乙酰基 $\nu_{C-O}1755cm^{-1}$
—	乙酸酯 $\nu_{C-O}1180cm^{-1}$

三、检查试验

1. 阿司匹林中特殊杂质检查

（1）合成工艺

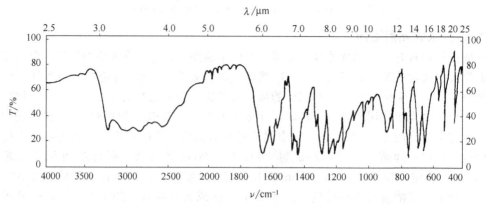

图 4-1 水杨酸的红外吸收图谱（溴化钾压片）

ν/cm^{-1}	归属	
3300～2300	羧基及羟基	ν_{O-H}
1660	羧酸	$\nu_{C=O}$
1610，1570，1480，1440	苯环	$\nu_{C=C}$
775	邻位取代苯	ν_{C-H}
890	苯环	$\delta_{环}$

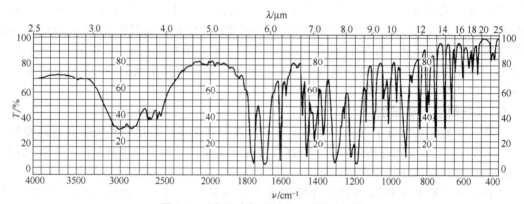

图 4-2 对氨基水杨酸钠的红外吸收图谱

ν/cm^{-1}	归属	
3390	氨基及羟基	ν_{N-H} ν_{O-H}
1680，1388	羧基	ν_{COOH}
1592，1502，1448	苯环	$\nu_{C=C}$
1300	芳胺	ν_{N-C}
1188	酚	ν_{C-O}
810	取代苯	ν_{C-H}

（2）检查　除了"炽灼残渣"和"重金属"的检查外，还有以下特殊杂质的检查项目。

① 溶液的澄清度　检查碳酸钠试液中不溶物。阿司匹林中不溶物杂质有未反应完全的酚类，或水杨酸精制时温度过高，产生脱羧副反应的苯酚，以及合成工艺过程中由副反应生成的醋酸苯酯、水杨酸苯酯和乙酰水杨酸苯酯等。这些杂质均不溶于碳酸钠试液，而阿司匹林可溶解。利用溶解行为的差异，由一定量阿司匹林在碳酸钠试液中溶解应澄清来加以控制。方法是：取本品 0.50g，加温热至约 45℃的碳酸钠试液 10mL 溶解后，溶液应澄清。

② 游离水杨酸　生产过程中乙酰化不完全或贮藏过程中水解产生的水杨酸对人体有毒性，而且分子中酚羟基在空气中被逐渐氧化成一系列醌型有色物质，如淡黄、红棕甚至深棕色，使阿司匹林成品变色。

检查方法：取本品约 0.1g，精密称定，置 10mL 量瓶中，加 1％冰醋酸的甲醇溶液适量，振摇使溶解，并稀释至刻度，摇匀，作为供试品溶液；取水杨酸对照品约 10mg，精密称定，置 100mL 量瓶中，加 1％冰醋酸的甲醇溶液适量使溶解并稀释至刻度，摇匀，精密量取 5mL，置 50mL 量瓶中，用 1％冰醋酸的甲醇溶液稀释至刻度，摇匀，作为对照品溶液。

照高效液相色谱法（通则 0512）试验。用十八烷基硅烷键合硅胶为填充剂；以乙腈-四氢呋喃-冰醋酸-水（20∶5∶5∶70）为流动相；检测波长为 303nm。理论板数按水杨酸峰计算不低于 5000，阿司匹林峰与水杨酸峰的分离度应符合要求。

立即精密量取对照品溶液与供试品溶液各 10μL，分别注入高效液相色谱仪，记录色谱图。供试品溶液色谱图中如有与水杨酸峰保留时间一致的色谱峰，按外标法以峰面积计算，不得过 0.1％。

通常，制剂不再检查原料药物项下的有关杂质，但阿司匹林在制剂过程中又易水解为水杨酸，因此药典规定阿司匹林片、阿司匹林肠溶片和阿司匹林栓均按上述高效液相色谱法控制杂质水杨酸的限量，限量分别为 0.3％、1.5％及 3.0％。

2. 阿司匹林肠溶片释放度的检查

（1）酸中释放度　取本品，照释放度测定法（通则 0931 第一法方法 1）以 0.1mol/L 盐酸溶液 600mL（25mg，40mg，50mg 规格）或 750mL（100mg，300mg 规格）为溶出介质，转速为每分钟 100 转，依法操作，经 2h，取溶液 10mL，滤过，取续滤液作为供试品溶液。取阿司匹林对照品，精密称定，加 1％冰醋酸的甲醇溶液溶解并稀释制成每 1mL 中含 4.25μg（25mg 规格），7μg（40mg 规格），8.25μg（50mg 规格），13μg（100mg 规格），40μg（300mg 规格）的溶液，作为对照品溶液。照含量测定项下高效液相色谱法测定。计算每片阿司匹林的释放度，限度应小于阿司匹林标示量的 10％。

（2）缓冲液中释放度　在酸中释放度检查项下的溶液中继续加入 37℃的 0.2mol/L 磷酸钠溶液 200mL（25mg，40mg，50mg 规格）或 250mL（100mg，300mg 规格），混匀，用 2mol/L 盐酸溶液或 2mol/L 氢氧化钠溶液调节溶液 pH 值至 6.8±0.05，继续溶出 45min，取溶液 10mL，滤过，取续滤液作为供试品溶液；另精密称取阿司匹林对照品适量，精密称定，加 1％冰醋酸的甲醇溶液溶解并稀释制成每 1mL 中含 22μg（25mg 规格），35μg（40mg 规格），44μg（50mg 规格）、72μg（100mg 规格），0.2mg（300mg 规格）的溶液，作为阿司匹林对照品溶液；另取水杨酸对照品，精密称定，加 1％冰醋酸的甲醇溶液溶解并稀释制成每 1mL 中含 1.7μg（25mg 规格）、2.6μg（40mg 规格）、3.4μg（50mg 规格）、5.5μg（100mg 规格）、16μg（300mg 规格）的溶液，作为水杨酸对照品溶液。照含量测定项下的色谱条件，精密量取供试品溶液、阿司匹林对照品溶液与水杨酸对照品溶液各 10μL，分别注入液相色谱仪，记录色谱图。按外标法计算每片阿司匹林和水杨酸的含量，将水杨酸含量乘以 1.304 后，与阿司匹林含量相加即得每片缓冲液中释放量。限度为标示量的 70％，应符合规定。

3. 对氨基水杨酸钠中特殊杂质检查

对氨基水杨酸钠的合成方法有多种，以间氨基酚为原料的生产路线较为普遍。因此在成品中可能有未反应完全的间氨基酚，对氨基水杨酸钠又很不稳定，在潮湿的空气中，露置日光或遇热受潮时，也可脱羧生成间氨基酚，再被氧化成二苯醌型化合物，色渐变深。此化合物的氨基容易被羟基取代而生成 3,5,3′,5′-四羟基联苯醌，呈明显的红棕色。

间氨基酚的存在不仅导致药物变色，且有毒性，因此需在检查项下进行控制。

检查方法：避光操作，临用新制。取本品适量，精密称定，加流动相溶解并定量稀释制成每1mL中约含1mg的溶液，作为供试品溶液；精密量取供试品溶液适量，用流动相稀释制成每1mL中含1μg的溶液，作为对照溶液；另取间氨基酚对照品适量，精密称定，加流动相溶解并定量稀释制成每1mL中含1μg的溶液，作为对照品溶液。

用十八烷基硅烷键合硅胶为填充剂；以乙腈-10%四丁基氢氧化铵溶液-0.05mol/L磷酸二氢钠（100：2：900）为流动相；检测波长为220nm。分别取间氨基酚、5-氨基水杨酸（美沙拉嗪）和对氨基水杨酸钠对照品各适量，加流动相溶解制成每1mL中含间氨基酚和5-氨基水杨酸各5μg、对氨基水杨酸钠10μg的混合溶液作为系统适用性溶液，取系统适用性溶液20μL，注入液相色谱仪，记录色谱图，出峰顺序依次为间氨基酚、5-氨基水杨酸与对氨基水杨酸钠，相邻各色谱峰之间的分离度均应符合要求。

精密量取供试品溶液、对照溶液与对照品溶液各20μL，分别注入液相色谱仪，记录色谱图至主成分峰保留时间的3.5倍。供试品溶液的色谱图中如有与对照品溶液主峰保留时间一致的峰，按外标法以峰面积计算，不得超过0.1%，其他单个杂质峰面积不得大于对照溶液主峰面积（0.1%），各杂质峰面积的和不得大于对照溶液主峰面积的5倍（0.5%）。供试品溶液色谱图中任何小于对照溶液主峰面积0.1倍（0.01%）的峰忽略不计。

4. 贝诺酯中杂质检查

由于贝诺酯在生产和贮藏过程容易水解，故《中国药典》在贝诺酯项下规定了"对氨基酚"和"游离水杨酸"的检查。

（1）对氨基酚

① 原理　利用对氨基酚在一定条件下可与碱性亚硝基铁氰化钠作用显色，而贝诺酯无此呈色反应的原理，于供试品甲醇溶液中加入碱性亚硝基铁氰化钠试液，观察有无蓝绿色出现，以不显色为合格，即以该检测条件下反应的灵敏度来控制杂质限量。

$$Na_2[Fe(CN)_5NO] + H_2O \longrightarrow Na_2[Fe(CN)_5H_2O] + NO$$

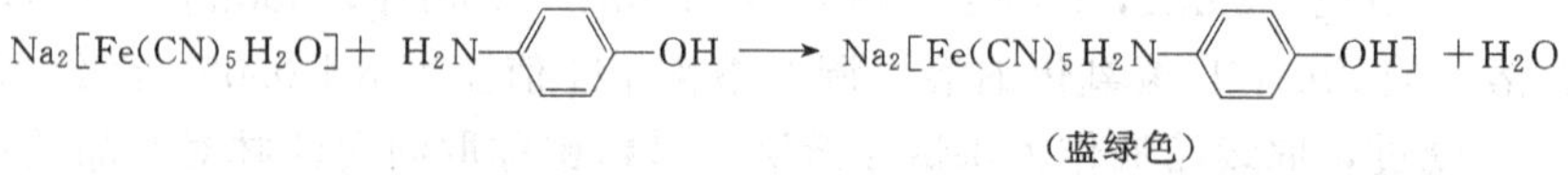

$$Na_2[Fe(CN)_5H_2O] + H_2N\text{—}\langle\text{—}\rangle\text{—}OH \longrightarrow Na_2[Fe(CN)_5H_2N\text{—}\langle\text{—}\rangle\text{—}OH] + H_2O$$

（蓝绿色）

② 检查方法　取供试品1.0g，加甲醇溶液（1→2）20mL搅匀，加入碱性亚硝基铁氰化钠试液1mL，摇匀，静置30min，不得显蓝绿色。

（2）游离水杨酸　取本品0.1g，加乙醇5mL，加热溶解后，加水适量，摇匀，滤入50mL比色管中，加水使成50mL，立即加新制的稀硫酸铁铵溶液（取1mol/L盐酸溶液1mL，加硫酸铁铵指示液2mL，再加水适量使成100mL）1mL，摇匀，30s内如显色，与对照液（精密称取水杨酸0.1g，置1000mL量瓶中，加水溶解后，加冰醋酸1mL，摇匀，再加水适量至刻度，摇匀，精密量取1mL，加乙醇5mL与水44mL，再加上述新制的稀硫酸铁铵溶液1mL，摇匀）比较，不得更深（0.10%）。

四、含量测定

不同水杨酸类药物的含量测定方法分别采用酸碱滴定法、亚硝酸钠滴定法、紫外-可见分光光度法及高效液相色谱法等。

1. 阿司匹林含量测定（酸碱滴定法）

水杨酸及阿司匹林结构中具羧基，可在适当溶液中，与氢氧化钠中和。阿司匹林含量测定的反应式如下。

$$\underset{\text{—OCOCH}_3}{\overset{\text{COOH}}{\bigcirc}} + \text{NaOH} \longrightarrow \underset{\text{—OCOCH}_3}{\overset{\text{COONa}}{\bigcirc}} + \text{H}_2\text{O}$$

《中国药典》阿司匹林含量测定方法为：取本品约 0.4g，精密称定，加中性乙醇（对酚酞指示液显中性）20mL 溶解后，加酚酞指示液 3 滴，用氢氧化钠滴定溶液（0.1mol/L）滴定。每 1mL 氢氧化钠滴定溶液（0.1mol/L）相当于 18.02mg 阿司匹林（$C_9H_8O_4$）。

测定中为了防止阿司匹林的酯键在滴定时水解，致使测定结果偏高，故不用水为溶剂，而用中性乙醇溶液溶解样品进行滴定。本品是弱酸，用强碱滴定时，化学计量点偏碱性，故指示剂选用在碱性区变色的酚酞。滴定时应在不断振摇下稍快地进行，以防止局部碱度过大而促使其水解。试验表明当温度在 0～40℃范围内测定，结果几乎没有影响。

含量测定结果计算公式为

$$供试品含量 = \frac{VTF}{1000W} \times 100\%$$

式中 V——样品消耗的氢氧化钠滴定溶液的体积，mL；

T——滴定度，mg/mL；

F——氢氧化钠滴定溶液的浓度校正因子；

W——待测药物的称样量，g。

2. 阿司匹林片含量测定（高效液相色谱法）

为了消除制剂中杂质、辅料和添加剂等的干扰，《中国药典》采用高效液相色谱法测定阿司匹林片、阿司匹林栓、肠溶片、肠溶胶囊及泡腾片。以阿司匹林片含量测定为例。

（1）色谱条件与系统适用性试验 以乙腈-四氢呋喃-冰醋酸-水（20∶5∶5∶70）为流动相；检测波长为 276nm。理论板数按阿司匹林峰计算不低于 3000，阿司匹林峰与水杨酸峰的分离度应符合要求。

（2）测定方法 取本品 20 片，精密称定，充分研细，精密称取细粉适量（约相当于阿司匹林 10mg），置 100mL 量瓶中，用 1%冰醋酸的甲醇溶液强烈振摇使阿司匹林溶解，并用 1%冰醋酸的甲醇溶液稀释至刻度，摇匀，滤膜滤过，取续滤液作为供试品溶液，精密量取 10μL 注入液相色谱仪，记录色谱图；另取阿司匹林对照品，精密称定，加 1%冰醋酸的甲醇溶液振摇使溶解并定量稀释制成每 1mL 中约含 0.1mg 的溶液，同法测定。按外标法以峰面积计算阿司匹林片含量。

3. 贝诺酯含量测定（高效液相色谱法）

（1）色谱条件与系统适用性试验 用十八烷基硅烷键合硅胶为填充剂；以水（用磷酸调节 pH 值至 3.5）-甲醇（44∶56）为流动相；检测波长为 240nm。理论板数按贝诺酯峰计算不低于 3000，贝诺酯峰与相邻杂质峰之间的分离度应符合要求。

（2）测定方法 取本品，精密称定，加甲醇溶解并定量稀释制成每 1mL 中约含 0.4mg 的溶液，摇匀，精密量取 10μL 注入液相色谱仪，记录色谱图；另取贝诺酯对照品，同法测定。按外标法以峰面积计算含量。

贝诺酯片亦采用高效液相色谱法测定含量。

4. 对氨基水杨酸钠含量测定（亚硝酸钠滴定法）

《中国药典》采用亚硝酸钠滴定法，以电位滴定法指示终点，测定对氨基水杨酸钠含量，方法如下：取本品约 0.15g，精密称定，加水 20mL 溶解后，加 50%溴化钠溶液 10mL 与冰醋酸 25mL，照电位滴定法（通则 0701），快速加入亚硝酸钠滴定液（0.1mol/L）5mL 后，继续用该滴定液滴定至终点。每 1mL 亚硝酸钠滴定液 （0.1mol/L） 相当于 17.52mg $C_7H_6NNaO_3$，计算对氨基水杨酸钠含量。

5. 水杨酸镁含量测定 （紫外-可见分光光度法）

取本品，精密称定，加水溶解并定量稀释制成每 1mL 中约含无水水杨酸镁 $20\mu g$ 的溶液，作为供试品溶液；另取水杨酸镁对照品，精密称定，加水溶解并定量稀释制成每 1mL 中约含 $20\mu g$ 的溶液。取上述两种溶液，照紫外-可见分光光度法 （通则 0401），在 296nm 波长处分别测定吸光度，计算供试品溶液浓度及供试品中水杨酸镁含量。

第二节　苯甲酸类药物的分析

《中国药典》收载的本类药物有苯甲酸 （benzoic acid）、布美他尼 （bumetanide） 及丙磺舒 （probenecid） 等药物及其制剂。

一、几种常用药物的化学结构及理化性质

1. 几种常用药物的化学结构

苯甲酸　　　　　布美他尼　　　　　丙磺舒

2. 主要理化性质

（1）酸性　药用芳酸的 pK_a 一般在 3～6 之间，属于中等强度的酸或弱酸，其酸性比无机酸，如盐酸、硫酸要弱，但比碳酸 （$pK_a=6.3$） 和一般酚类 （如苯酚 $pK_a=10$） 强。

芳酸类药物的酸性强度与分子中芳环以及芳环上取代基有关。芳酸分子中苯环上如具有卤素、硝基、羟基、羧基等电负性大的取代基，由于吸电子效应能降低苯环电子云密度，进而引起羧基中羟基氧原子上的电子云密度降低和增加 O—H 键极性，使质子较易解离，故酸性增强。反之，分子中如具有甲基、氨基等斥电子基团，则能增加苯环的电子云密度，从而降低 O—H 键极性，酸性减弱。邻位取代的芳酸类由于立体效应的影响，可破坏羧基与苯环的共平面性，阻止苯环上电子云向羧基的转移，使其酸性较对位或间位取代者强，尤其是邻位有羟基取代的芳酸，羟基中的氢与羧基中的羰基氧形成分子内氢键，更增强了羧基中氧氢键的极性，使其酸性大为增强。因此，水杨酸的酸性 （$pK_a=2.95$） 比苯甲酸 （$pK_a=4.26$） 强得多。由于芳酸具有较强的酸性，所以多数芳酸可溶于中性醇后，直接用碱滴定溶液滴定，芳酸酯可在过量碱液中水解后，用酸滴定溶液回滴。芳酸碱金属盐易溶于水，其游离酸不溶于水，可采用双相滴定法测定含量。

（2）水解反应　芳酸酯易水解，通常情况下其水解速度较慢，在有酸或碱存在和加热条件下，可加速水解反应进行。在酸性介质中，水解和酯化反应可达到平衡，因此，不可能全部水解。在碱性介质中，由于碱能中和反应中生成的酸，使平衡破坏，因此在过量碱存在的条件下，水解可以进行完全。

利用芳酸酯类药物水解后所得到的酸和醇的性质可鉴别相应的芳酸酯。也可在芳酸酯类药物供试品溶液中加入过量碱滴定溶液，加热回流，使酯完全水解后，用酸滴定溶液滴定剩余的碱，从而测得芳酸酯类药物的含量。由于芳酸酯类药物易水解，在生产和贮藏过程中容

易引入水解产物，故对芳酸酯类原料和制剂应检查由于水解而引入的杂质。

二、鉴别试验

以苯甲酸及丙磺舒的鉴别为例。

1. 化学鉴别法

（1）三氯化铁反应　苯甲酸的碱性水溶液，与三氯化铁试液生成碱式苯甲酸铁盐的赭色沉淀，再加稀盐酸，变为白色沉淀；丙磺舒加少量氢氧化钠试液生成钠盐后，在 pH 为 5.0～6.0 的水溶液中与三氯化铁试液反应，即生成米黄色沉淀，反应式为

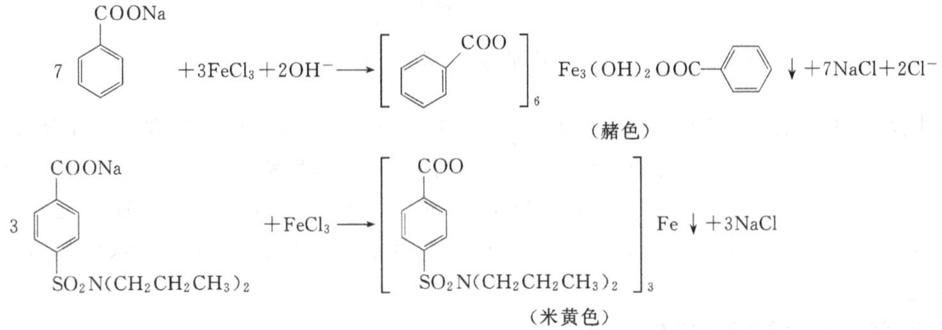

（赭色）

（米黄色）

鉴别过程如下：苯甲酸　取本品约 0.2g，加 0.4%氢氧化钠溶液 15mL，振摇，滤过，滤液中加三氯化铁试液 2 滴，即生成赭色沉淀。

丙磺舒　取本品约 5mg，加 0.1mol/L 氢氧化钠溶液 0.2mL，用水稀释至 2mL（pH 值约 5.0～6.0），加三氯化铁试液 1 滴，即生成米黄色沉淀。

（2）磺酰基的反应　丙磺舒结构中具有—$SO_2N(CH_2CH_2CH_3)_2$ 基团，加碱熔融后分解生成亚硫酸盐，加硝酸氧化为硫酸盐，即显 SO_4^{2-} 的鉴别反应。

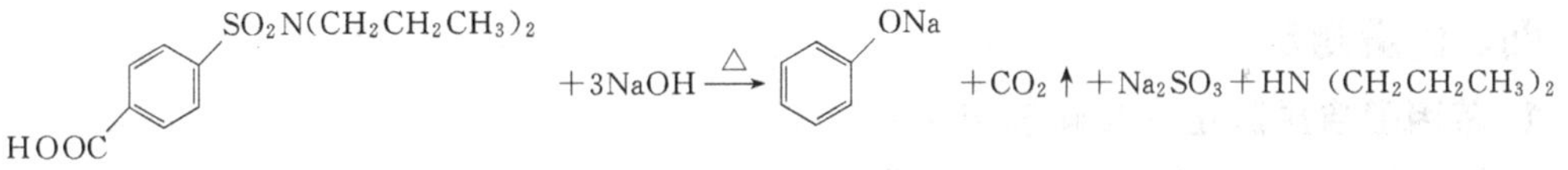

$$Na_2SO_3 + [O] \longrightarrow Na_2SO_4$$

方法是：取本品约 0.1g，加氢氧化钠 1 粒，小火加热熔融数分钟，放冷，残渣加硝酸数滴，再加盐酸溶解使成酸性，加水少许稀释，滤过，滤液显硫酸盐的鉴别反应（通则 0301）。

2. 紫外吸收光谱法鉴别

取丙磺舒，用含盐酸的乙醇［盐酸溶液（9→1000）2mL，加乙醇制成 100mL］制成每 1mL 含 20μg 的溶液，照紫外-可见分光光度法测定，在 225nm 与 249nm 波长处有最大吸收，在 249nm 波长处的吸光度约为 0.67。

3. 红外吸收光谱法鉴别

《中国药典》亦采用红外吸收光谱法鉴别苯甲酸及丙磺舒。图 4-3 为丙磺舒的红外吸收光谱。

本品的红外吸收光谱应与对照的图（光谱集 73 图）一致。

三、溶出度检查

1. 丙磺舒片溶出度的检查

《中国药典》采用紫外-可见分光光度法。

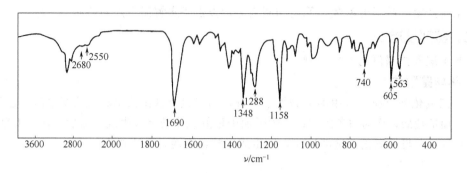

图 4-3　丙磺舒的红外吸收光谱

取本品，照溶出度测定第二法（通则 0931），以人工肠液 900mL 为溶剂，转速为 50r/min，依法操作，经 30min 时，取溶液 10mL 滤过，精密量取续滤液 5mL，加 0.4％氢氧化钠溶液稀释至 100mL，摇匀，照紫外-可见分光光度法，在 244nm 波长处测定吸光度，按 $C_{13}H_{19}NO_4S$ 的吸收系数（$E_{1cm}^{1\%}$）为 359 计算出每片的溶出度。限度为标示量的 80％，应符合规定。

2. 布美他尼片剂溶出度的检查

取布美他尼片，照溶出度测定法第一法（通则 0931），以磷酸盐缓冲溶液（pH＝7.8～8.0）900mL 为溶剂，转速 100r/min，依法操作，经 30min 时，取溶液 25mL，滤过，取续滤液作为供试品溶液；另精取布美他尼对照品适量，用磷酸盐缓冲溶液（pH＝7.8～8.0）溶解并稀释成 1.1μg/mL 的溶液作为对照品溶液。照含量测定项下高效液相色谱条件，精密量取供试品溶液与对照品溶液各 100μL，分别注入液相色谱仪，记录色谱图。按外标法以峰面积计算出每片的溶出度，限度为标示量的 80％，应符合规定。

四、含量测定

1. 苯甲酸含量测定（酸碱滴定法）

取本品约 0.25g，精密称定，加中性稀乙醇（对酚酞指示液显中性）25mL 溶解后，加酚酞指示液 3 滴，用氢氧化钠滴定液（0.1mol/L）滴定。每 1mL 氢氧化钠滴定液（0.1mol/L）相当于 12.21mg $C_7H_6O_2$，计算苯甲酸含量。

测定布美他尼含量时，以甲酚红为指示剂，以氢氧化钠滴定液（0.1mol/L）滴定至溶液显红色。

2. 丙磺舒含量测定（高效液相色谱法）

（1）色谱条件与系统适用性试验　用十八烷基硅烷键合硅胶为填充剂；以 0.05mol/L 磷酸二氢钠（加 1％冰醋酸，用磷酸调节 pH 值至 3.0）-乙腈（50：50）为流动相；检测波长为 245nm。理论板数按丙磺舒峰计算不低于 3000。

（2）测定方法　取本品适量，精密称定，加流动相溶解并定量稀释制成每 1mL 中含 60μg 的溶液，精密量取 20μL，注入液相色谱仪，记录色谱图；另取丙磺舒对照品，同法测定。按外标法以峰面积计算丙磺舒含量。

布美他尼片及布美他尼注射液含量亦采用高效液相色谱法测定。

3. 丙磺舒片含量测定（紫外-可见分光光度法）

丙磺舒在盐酸乙醇溶液中，在 249nm 波长处有最大吸收，据此用于丙磺舒片剂的定量分析。

方法：取本品 10 片，精密称定，研细，精密称取适量（约相当于丙磺舒 60mg），置 200mL 量瓶中，加乙醇 150mL 与盐酸溶液（9→100）4mL，置 70℃水浴上加热 30min，放冷，用乙醇稀释至刻度，摇匀，滤过，弃去初滤液，精密量取续滤液 5mL，置 100mL 量瓶中，加盐酸溶液（9→100）2mL，用乙醇稀释至刻度，摇匀。于 1cm 吸收池中，以溶剂为空白，在 249nm 波长处测定吸光度，按 $C_{13}H_{19}NO_4S$ 的吸收系数（$E_{1cm}^{1\%}$）为 338 计算。

第三节　其他芳酸类药物的分析

一、几种常用药物的结构及理化性质

《中国药典》主要收载的本类药物有氯贝丁酯、布洛芬。结构式如下。

氯贝丁酯　　　　　　　　　　　　　　　布洛芬

氯贝丁酯（又称安妥明或氯苯丁酯）为无色或黄色的澄清油状液体，在乙醇、丙酮、三氯甲烷、乙醚或石油醚中易溶，在水中几乎不溶。其分子结构中具酯基，可发生水解；含有芳环，具紫外吸收，据此可进行鉴别。

布洛芬在乙醇、丙酮、三氯甲烷或乙醚中易溶，在水中几乎不溶，在氢氧化钠或碳酸钠试液中易溶。其分子结构中具羧基，羧基通过苄基相连，具酸性；含有芳环，具紫外吸收，据此可进行鉴别。

二、鉴别试验

1. 异羟肟酸铁反应

氯贝丁酯分子中含有酯基，经碱水解后与盐酸羟胺作用生成异羟肟酸盐，在弱酸性条件下加三氯化铁即生成紫色异羟肟酸铁。

鉴别方法：取本品的乙醚溶液（1→10）数滴，加盐酸羟胺的饱和乙醇溶液与氢氧化钾的饱和乙醇溶液各 2～3 滴，置水浴上加热约 2min，冷却，加稀盐酸使成酸性，加 1%三氯化铁溶液 1～2 滴，即显紫色。

2. 紫外-可见分光光度法鉴别

（1）氯贝丁酯鉴别　取供试品，加无水乙醇制成每 1mL 中含 0.10mg 的溶液（Ⅰ）与每 1mL 中含 10μg 的溶液（Ⅱ），照紫外-可见分光光度法（通则 0401）测定，溶液（Ⅱ）在 226nm 波长处有最大吸收，溶液（Ⅰ）在 280nm 与 288nm 波长处有最大吸收。

（2）布洛芬鉴别　取供试品，加 0.4％氢氧化钠制成每 1mL 中含 0.25mg 的溶液，照紫外-可见分光光度法测定，在 265nm 与 273nm 波长处有最大吸收，在 245nm 与 271nm 波长处有最小吸收，在 259nm 波长处有一肩峰。

三、杂质检查

1. 氯贝丁酯杂质检查

由于氯贝丁酯原料中可能存在合成中间体对氯苯氧异丁酸，放置过程中也可能分解产生对氯苯氧异丁酸；另外加入的试剂盐酸、硫酸等均可影响酸度，因此，药典收载了酸度检查以控制其酸性杂质。对氯酚为氯贝丁酯合成的起始原料，在成品中常有微量存在，因其毒性大，《中国药典》采用气相色谱法检查对氯酚。合成过程中试剂等挥发性杂质的检查也采用气相色谱法。检查的项目和方法如下。

（1）酸度　取本品 2.0g，加中性乙醇（对酚酞指示液呈中性）10mL 溶解后，加酚酞指示液数滴与氢氧化钠滴定溶液（0.1mol/L）0.15mL，应显粉红色。每 1mL 氢氧化钠滴定溶液（0.1mol/L）相当于 19.87mg 的对氯苯氧异丁酸，以对氯苯氧异丁酸计，限度为 0.15％。

（2）对氯酚　取本品 10g，加氢氧化钠试液 20mL，振摇提取，分取下层液（氯贝丁酯），用水 5mL 振摇洗涤后，留作挥发性物质检查用。上述水洗液并入碱性提取液中，用三氯甲烷振摇洗涤 2 次，每次 5mL，弃去三氯甲烷液，加稀盐酸使成酸性，用三氯甲烷提取 2 次，每次 5mL，合并三氯甲烷提取液，并加三氯甲烷稀释成 10mL，作为供试品溶液；另取 0.0025％对氯酚的三氯甲烷溶液，作为对照品溶液。照气相色谱法（通则 0521），用 2m 玻璃色谱柱以甲基硅橡胶（SE-30）为固定液，涂布浓度为 5％，柱温 160℃，载气为氮气，检测器为氢火焰离子化检测器，取相同体积的供试品溶液和对照品溶液进样，含对氯酚不得过 0.0025％。

本法为杂质对照品比较法。对氯酚有游离的酚羟基，可被氢氧化钠溶液提出，酸化后用三氯甲烷提取，作为供试液。对氯酚分子结构中含有极性基团—Cl 和—OH，而氯贝丁酯分子中无—OH，其极性较对氯酚为小。采用非极性固定液 SE-30 时，则能使药物在色谱柱内较长时间滞留，致使极性较大的杂质对氯酚先出峰，满足了分离和检测的要求。

（3）挥发性杂质　照气相色谱法（通则 0521），用检查对氯酚的色谱条件进行检查。取对氯酚项下经碱液洗涤后的本品适量（碱洗除去对氯酚），经无水硫酸钠干燥后，作为供试品。称取适量，用三氯甲烷稀释成每 1mL 中含 10mg 的溶液作为预试溶液。取预试溶液适量，注入气相色谱仪，调节检测灵敏度或进样量，使仪器适合测定；取供试品溶液注入气相色谱仪，记录色谱图至主成分峰保留时间的两倍。供试品如有杂质峰，量取各杂质峰面积的和，不得大于总峰面积的千分之五。

本法采用峰面积归一化法检查，规定各杂质峰面积的和不得大于总峰面积的千分之五，以此来控制杂质的量。规定记录色谱图至主峰保留时间的两倍，是为了保证所有的挥发性物质都能被检出。

2. 布洛芬有关物质检查

《中国药典》采用薄层色谱主成分自身对照法检查布洛芬中有关物质。检查方法如下。

取供试品，加三氯甲烷制成每 1mL 含 100mg 的溶液，为供试品溶液；精密量取适量，加三氯甲烷稀释成每 1mL 含 1.0mg 的溶液，为对照溶液。取供试品溶液与对照溶液各 5μL

点于同一硅胶 G 薄层板上，以正己烷-乙酸乙酯-冰醋酸（15∶5∶1）为展开剂，展开，晾干，喷 1% $KMnO_4$ 的稀硫酸溶液，于 120℃加热 20min，在紫外灯（365nm）下检视。供试品溶液如显杂质斑点，不得深于对照溶液主斑点（杂质限量 1.0%）。

四、含量测定

1. 布洛芬含量测定（酸碱滴定法）

布洛芬结构中含羧基，遇碱发生中和反应，可采用直接酸碱滴定法测定含量。

方法：取供试品约 0.5g，精密称定，加中性乙醇（对酚酞指示液显中性）50mL 溶解后，加酚酞指示液 3 滴，用氢氧化钠滴定溶液（0.1mol/L）滴定。每 1mL 氢氧化钠滴定溶液（0.1mol/L）相当于 20.63mg $C_{13}H_{18}O_2$，计算含量。

2. 布洛芬缓释胶囊含量测定（高效液相色谱法）

布洛芬缓释胶囊及布洛芬片、布洛芬胶囊含量测定均采用高效液相色谱法，以缓释胶囊为例。

（1）色谱条件与系统适用性试验　用十八烷基硅烷键合硅胶为填充剂；以醋酸钠缓冲溶液（取醋酸钠 6.13g，加水 750mL，振摇使溶解，用冰醋酸调节 pH＝2.5)-乙腈(40∶60) 为流动相；检测波长为 263nm。理论板数按布洛芬峰计算应不低于 2500。

（2）测定方法　取装量差异项下内容物，混合均匀，精密称取适量（约相当于布洛芬 0.1g）置 200mL 量瓶中，加甲醇 100mL 溶解，振摇 30min，加水稀释至刻度，摇匀，滤过，取续滤液 20μL 注入液相色谱仪，记录色谱图；另取布洛芬对照品 25mg，精密称定，置 50mL 量瓶中，加甲醇 25mL 使溶解，用水稀释至刻度，摇匀，同法测定。按外标法以峰面积计算，即得。

3. 氯贝丁酯含量测定（两步滴定法）

氯贝丁酯含量测定采用两步滴定法，方法如下。

取供试品 2g，精密称定，置锥形瓶中，加中性乙醇（对酚酞指示液显中性）10mL 与酚酞指示剂数滴，滴加氢氧化钠滴定溶液（0.1mol/L）至显粉红色。再精密加氢氧化钠滴定溶液（0.5mol/L）20mL，加热回流 1h 至油珠完全消失，放冷，用新沸过的冷水洗涤冷凝管，洗液并入锥形瓶中，加酚酞指示液数滴，用盐酸滴定溶液（0.5mol/L）滴定，并将滴定的结果用空白试验校正。每 1mL 氢氧化钠滴定溶液（0.5mol/L）相当于 121.4mg 的 $C_{12}H_{15}ClO_3$。

思考题

1. 乙酰水杨酸及其片剂中的游离水杨酸是如何引入的？其检查原理如何？
2. 简述水杨酸类药物鉴别方法。
3. 简述苯甲酸、丙磺舒鉴别方法。
4. 简述氯贝丁酯及布洛芬鉴别方法。

习　题

1. 精密称取阿司匹林供试品 0.4005g，加中性乙醇 20mL 溶解后，加酚酞指示剂 3 滴，用氢氧化钠滴定溶液（0.1005mol/L）滴定至终点，消耗 22.09mL，求阿司匹林的百分含量。

2. 称取布洛芬 0.2946g，加中性乙醇溶解后，以酚酞为指示剂，用氢氧化钠滴定溶液 (0.1032mol/L) 滴定至终点用去 13.78mL，求布洛芬的百分含量。

3. 氯贝丁酯含量测定：取本品 2g，精密称定 (2.0631g)，加中性乙醇 10mL 与酚酞指示液数滴，滴加氢氧化钠滴定溶液 (0.1mol/L) 至显粉红色 (0.25mL)，再精密加氢氧化钠滴定溶液 (0.5mol/L) 20mL，加热回流 1h 至油珠完全消失，放冷，加酚酞指示液数滴，用盐酸滴定溶液 (0.5mol/L, F=0.995) 滴定 (消耗 3.36mL)，将滴定结果用空白试验校正 (消耗 20.34mL)。每 1mL 氢氧化钠滴定溶液 (0.5mol/L) 相当于 121.4mg 的氯贝丁酯。问：

(1) 为什么采用两步滴定法测定含量？

(2) 1 分子氯贝丁酯消耗几分子氢氧化钠？

(3) 中性乙醇对什么显中性？怎样制备？为什么要采用中性乙醇作为溶剂？

(4) 计算含量。

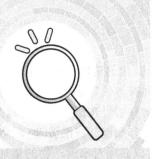

第五章
芳胺及芳烃胺类药物分析

🔔 学习指南

通过本章学习，了解芳胺及芳烃胺类药物分类及代表性药物，了解芳胺及芳烃胺类药物结构-性质与分析方法的关系，掌握各类药物分析方法的依据、原理、方法、注意事项和计算，掌握相关实验操作技术。

本章药物具有芳胺或芳烃胺的基本结构。根据本类药物的结构特点可归纳为酰胺类、对氨基苯甲酸酯类、苯乙胺类及苯异丙胺类等，涉及面较广。本章将对对氨基苯甲酸酯类、酰胺类及苯乙胺类中比较典型的药物分析方法与有关质量问题加以讲述。

第一节　芳胺类药物的分析

芳胺类药物基本结构有两类，包括对氨基苯甲酸酯类、酰胺类药物。

一、几种常用药物的化学结构及理化性质

1. 对氨基苯甲酸酯类药物

本类药物的基本结构，含有对氨基苯甲酸酯母核，并有 R^1、R^2 上不同取代基构成本类药物。如盐酸普鲁卡因（procaine hydrochloride）、盐酸丁卡因（tetracaine hydrochloride）和苯佐卡因（benzocaine）等。

基本结构

典型的药物有

盐酸普鲁卡因　　　　　　　　　　　　　苯佐卡因

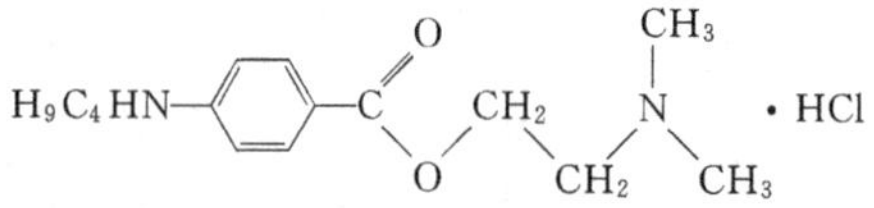

盐酸丁卡因

本类药物的结构特点如下。

① 具有芳伯氨基，显芳伯氨基特性。

② 具有脂烃胺侧链，游离碱多为碱性，能与生物碱沉淀剂发生反应。

③ 具有酯键（或酰胺键），易水解，尤其受碱或光、热的影响能促使水解，而影响药品质量，所以必须对水解产物的量加以控制；盐酸普鲁卡因的水解产物为对氨基苯甲酸，盐酸丁卡因水解后产生丁氨基苯甲酸等。以上性质，可用于鉴别、区别和含量测定。

本类药物的苯环上多具有芳伯氨基或同时具有脂烃胺侧链，故它们的游离碱多为碱性油状液体或低熔点固体，难溶于水，可溶于有机溶剂；它们的盐酸盐多为白色结晶性粉末，易溶于水和乙醇，难溶于有机溶剂。如苯佐卡因为白色结晶性粉末；遇光色渐变黄；在乙醇、三氯甲烷或乙醚中易溶，在脂肪油中略溶，在水中极微溶解，在稀酸中溶解。

2. 酰胺类药物

临床常用的本类药物有对乙酰氨基酚、盐酸利多卡因和盐酸布比卡因等。它们的基本结构为苯胺的酰基衍生物，另外在苯环上还有其他取代基，构成本类不同药物。

基本结构

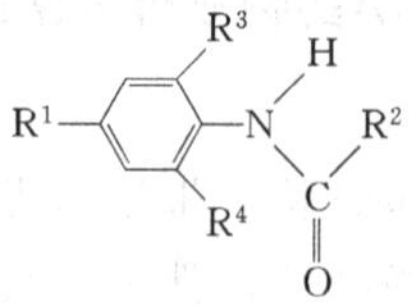

典型的药物有

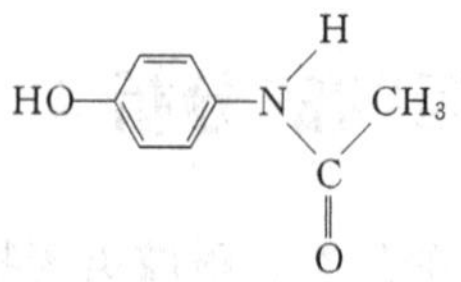

对乙酰氨基酚

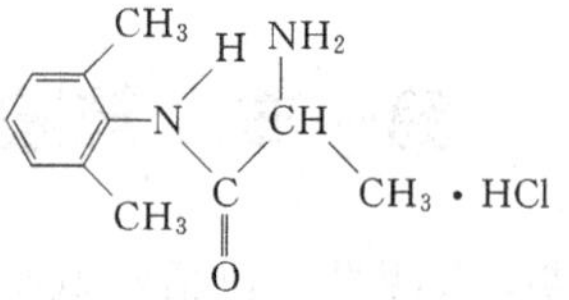

盐酸妥卡尼

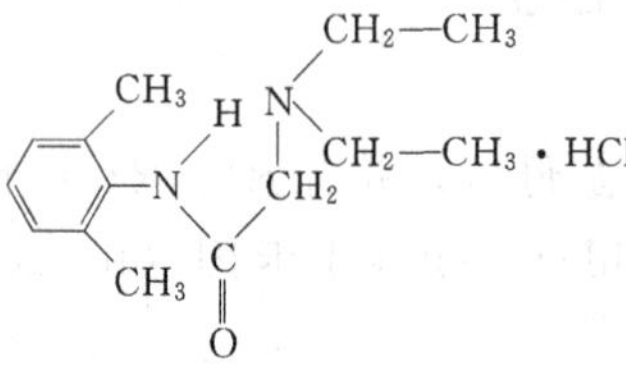

盐酸利多卡因

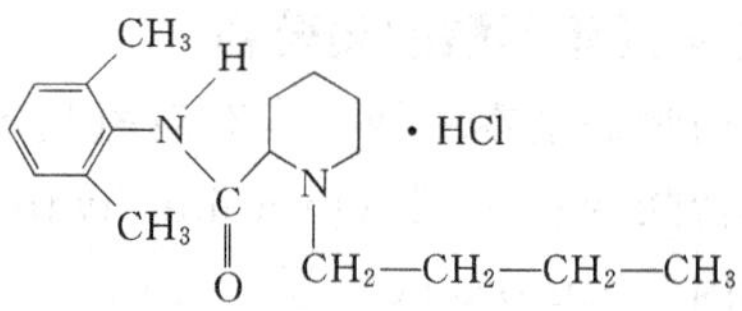

盐酸布比卡因

本类药物结构特点如下。

① 具有酰氨基结构，为本类药物的共同性，可水解为芳伯氨基，有重氮化及偶合反应，水解反应的速度与分子结构有关，如在酰氨基邻位存在两个甲基的药物（利多卡因、布比卡因），由于空间位阻影响，较难水解，因此它们的水解反应的快慢依次为：对乙酰氨基酚＞利多卡因、布比卡因。

② 具有酚羟基或水解后能产生酚羟基，可与三氯化铁作用呈色。

③ 具有脂烃胺侧链，显弱碱性，能与生物碱沉淀剂或重金属离子反应。

以上性质可用于鉴别、区别和含量测定。

本类药物多为白色结晶或结晶性粉末；药物的游离碱在水中溶解性不好，它们的盐酸盐可溶于水、乙醇。如盐酸布比卡因为白色结晶性粉末；在乙醇中易溶，在水中溶解，在三氯甲烷中微溶，在乙醚中几乎不溶。

二、鉴别试验

1. 重氮化-偶合反应

凡具芳伯氨基的药物，如苯佐卡因、盐酸普鲁卡因等，均可在酸性溶液中与亚硝酸钠试液作用，生成重氮盐，再与碱性 β-萘酚偶合产生红色偶氮化合物。如盐酸普鲁卡因的鉴别反应式如下。

具有潜在芳伯氨基的药物，如对乙酰氨基酚等有酰胺结构，可加酸水解为芳伯氨基后，用重氮化-偶合反应鉴别。

鉴别方法：取本品约 0.1g，加稀盐酸 5mL，置水浴中加热 40min，放冷；取 0.5mL，滴加亚硝酸钠试液 5 滴，摇匀，用水 3mL 稀释后，加碱性 β-萘酚试液 2mL，振摇，即显红色。

盐酸丁卡因不具芳伯氨基，无重氮化反应，但分子中的芳香第二胺结构，在酸性溶液中可与亚硝酸钠作用，生成乳白色的 N-亚硝基化合物沉淀（可与含芳伯氨基的同类药物区别）。

2. 与三氯化铁反应

对乙酰氨基酚的结构中具有酚羟基，其水溶液与三氯化铁试液作用，即显蓝紫色。

3. 与重金属离子反应

如盐酸利多卡因在碱性条件下与 Cu^{2+} 反应形成蓝紫色。

鉴别方法：取本品 0.2g，加水 20mL 溶解后，取溶液 2mL，加硫酸铜试液 0.2mL 与碳酸钠试液 1mL，即显蓝紫色；加三氯甲烷 2mL，振摇后放置，三氯甲烷层显黄色。反应式为：

（蓝紫色）

4. 水解产物反应

本类药物分子中有些具有酯的结构（如苯佐卡因、盐酸普鲁卡因等），在碱性溶液中可水解，利用其水解产物与试剂的反应进行鉴别试验。

（1）苯佐卡因鉴别　本品在氢氧化钠试液中加热，水解生成对氨基苯甲酸钠与乙醇，加碘试液后，乙醇与碘产生碘仿臭气，同时有黄色沉淀析出。反应式如下。

$$C_2H_5OH + I_2 + NaOH \longrightarrow CHI_3 + HCOONa + H_2O$$

鉴别方法：取本品 0.1g，加氢氧化钠试液 5mL，煮沸，即有乙醇生成，加碘试液，加热，即生成黄色沉淀，并产生碘仿的臭气。

（2）盐酸普鲁卡因鉴别　本品水溶液与氢氧化钠试液作用，生成普鲁卡因白色沉淀。加热时沉淀变为油状物，继续加热，普鲁卡因的酯键水解，产生对氨基苯甲酸钠和二乙氨基乙醇。后者为碱性气体，能使湿润的红色石蕊试纸变蓝。溶液放冷后，加盐酸酸化，则析出对氨基苯甲酸白色沉淀，此沉淀能在过量的盐酸中溶解。

鉴别方法：取本品约 0.1g，加水 2mL 溶解后，加 10% 氢氧化钠溶液 1mL，即生成白色沉淀；加热，变为油状物；继续加热，产生的蒸气能使湿润的红色石蕊试纸变为蓝色；热至油状物消失后，放冷，加盐酸酸化，即析出白色沉淀。

5. 制备衍生物测其熔点

盐酸丁卡因的硫氰酸盐衍生物具有固定的熔点，可用于鉴别，《中国药典》对盐酸丁卡因采用此法鉴别。

盐酸丁卡因在醋酸溶液中，与硫氰酸铵反应，析出硫氰酸盐的白色结晶；经滤过、洗涤、干燥后，其熔点约为 131℃。

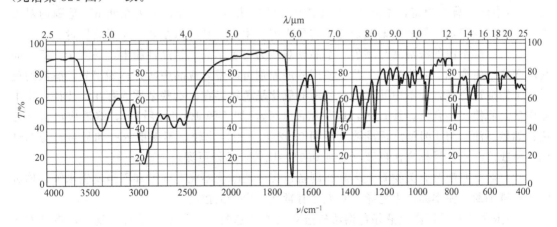

鉴别方法：取本品约 0.1g，加 5% 醋酸钠溶液 10mL 溶解后，加 25% 硫氰酸铵溶液 1mL，即析出白色结晶；滤过，结晶用水洗涤，在 80℃ 干燥，依法测定熔点（通则 0612 第一法），熔点约为 131℃。

6. 紫外吸收光谱鉴别

《中国药典》用紫外吸收光谱法鉴别盐酸布比卡因。

鉴别方法：取本品，精密称定，按干燥品计算，加 0.01mol/L 盐酸溶液溶解并定量稀释制成每 1mL 中约含 0.40mg 的溶液，照紫外-可见分光光度法（通则 0401）测定，在 263nm 与 271nm 波长处有最大吸收；其吸光度分别为 0.53~0.58 与 0.43~0.48。

7. 红外吸收光谱鉴别

《中国药典》把红外吸收光谱作为该类药物鉴别的重要指标。以盐酸布比卡因为例，其红外吸收光谱图见图5-1，主要特征吸收峰见表 5-1。本品的红外吸收图谱应与对照的图谱（光谱集 324 图）一致。

图 5-1 盐酸布比卡因红外吸收光谱图

表 5-1 盐酸布比卡因红外吸收光谱中主要特征吸收峰

ν/cm^{-1}	吸收峰的归属		ν/cm^{-1}	吸收峰的归属	
785	取代苯	δ_{C-H}	3060~2400	叔胺盐	ν_{N^+-H}
1540	酰胺	ν_{C-H} δ_{N-H}	3140,3120	酰胺	ν_{N-H}
1680	酰胺	$\nu_{C=O}$			

三、检查试验

1. 盐酸普鲁卡因注射液中对氨基苯甲酸的检查

本品在干燥状态较稳定，但其水溶液稳定性较差，易水解和氧化。经试验，本品水溶液最适宜的 pH 为 4.1，pH＝3.5～4.5 时较稳定，若 pH 过低或 pH 在 5.0 以上时易于分解。

盐酸普鲁卡因注射液在制备时，由于灭菌温度过高或时间过长，pH 过高或过低，贮存时间过久以及受光线和金属离子等因素的影响，均可发生水解作用，生成对氨基苯甲酸。经久贮或高温加热，对氨基苯甲酸还可进一步脱羧转化为苯胺，而苯胺又可氧化为有色物质使注射液变黄，不仅疗效下降，且毒性也增加。故《中国药典》规定，本品注射液需检查分解产物对氨基苯甲酸。采用高效液相色谱法检查。

检查方法：精密量取本品适量，用水定量稀释制成每 1mL 中约含盐酸普鲁卡因 0.2mg 的溶液，作为供试品溶液；精密量取 1mL，置 100mL 量瓶中，用水稀释至刻度，摇匀，作为对照溶液；取对氨基苯甲酸对照品适量，精密称定，加水溶解并定量稀释制成每 1mL 中约含 2.4μg 的溶液，作为对照品溶液；取供试品溶液 1mL 与对照品溶液 9mL 混合均匀，作为系统适用性溶液。精密量取对照品溶液、对照溶液与供试品溶液各 10μL，分别注入液相色谱仪，记录色谱图至主成分峰保留时间的 4 倍。供试品溶液色谱图中如有与对氨基苯甲酸峰保留时间一致的色谱峰，按外标法以峰面积计算，不得过盐酸普鲁卡因标示量的 1.2％，其他杂质峰面积的和不得大于对照溶液的主峰面积（1.0％）。

2. 对乙酰氨基酚中特殊杂质的检查

对乙酰氨基酚中的杂质主要来源于合成工艺。本品是以对硝基氯苯为原料，水解制得对硝基酚，经还原为对氨基酚后，再乙酰化得对乙酰氨基酚；或以酚为原料，经亚硝化及还原反应得氨基酚，再经乙酰化得本品。由于生产过程中可能带入的杂质、中间体及副产物等，因此，药典规定需检查：酸度、乙醇溶液的澄清度与颜色、有关物质、对氨基酚等项目。

（1）酸度　因生产过程中可能引进酸性杂质，本品水解以后也有醋酸生成，所以应检查酸度。《中国药典》规定，本品 1％的水溶液 pH 应为 5.5～6.5。因为在此 pH 范围内对乙酰氨基酚比较稳定，偏酸或偏碱条件下均易水解产生醋酸和对氨基酚，而影响质量。

（2）乙醇溶液的澄清度与颜色　本品外观应为白色结晶或结晶性粉末，易溶于乙醇。如其乙醇液产生浑浊，则为生产工艺中使用的还原剂可能带入成品中所致；如果其乙醇液的色泽深于标准比色液，即示中间体对氨基酚的氧化呈色物存在。这些杂质的存在，往往影响本品质量，而使之不合格。检查时，取供试品 1.0g，加乙醇 10mL 溶解后，溶液应澄清，无色；如显浑浊，与 1 号浊度标准液（通则 0902 第一法）比较，不得更浓；如显色，与棕红色 2 号或橙红色 2 号标准比色液（通则 0901）比较，不得更深。

（3）对氨基酚及有关物质　本品在制备过程中乙酰化不完全或贮存不当发生水解，均可引入对氨基酚，使本品产生色泽并对人体有毒性，应严加控制。

《中国药典》采用高效液相色谱法检查对乙酰氨基酚中对氨基酚及有关物质，检查方法如下：

临用新制。取本品适量，精密称定，加溶剂［甲醇-水（4∶6）］制成每 1mL 中约含 20mg 的溶液，作为供试品溶液；取对氨基酚对照品适量，精密称定，加上述溶剂溶解并制成每 1mL 中约含对氨基酚 0.1mg 的溶液，作为对照品溶液；精密量取对照品溶液与供试品溶液各 1mL，置同一 100mL 量瓶中，用上述溶剂稀释至刻度，摇匀，作为对照溶液。

照高效液相色谱法（通则 0512）试验。用辛烷基硅烷键合硅胶为填充剂；以磷酸盐缓冲液（取磷酸氢二钠8.95g，磷酸二氢钠3.9g，加水溶解至1000mL，加10％四丁基氢氧化铵溶液12mL）-甲醇（90∶10）为流动相；检测波长为245nm；柱温为40℃；理论板数按对乙酰氨基酚峰计算不低于2000，对氨基酚峰与对乙酰氨基酚峰的分离度应符合要求。

精密量取对照溶液与供试品溶液各20μL，分别注入液相色谱仪，记录色谱图至主峰保留时间的4倍。供试品溶液色谱图中如有与对氨基酚保留时间一致的色谱峰，按外标法以峰面积计算，含对氨基酚不得过0.005％，其他单个杂质峰面积不得大于对照溶液中对乙酰氨基酚峰面积的0.1倍（0.10％），其他各杂质峰面积的和不得大于对照溶液中对乙酰氨基酚峰面积的0.5倍（0.50％）。

（4）对氯苯乙酰胺　由于本品用对硝基氯苯为原料，可能引入对氯苯乙酰胺。《中国药典》对此项杂质采用高效色谱法检查。

临用新制。取对氨基酚检查项下的供试品溶液作为供试品溶液；另取对氯苯乙酰胺对照品与对乙酰氨基酚对照品各适量，精密称定，加溶剂［甲醇-水（4∶6）］溶解并制成每1mL中约含对氯苯乙酰胺1μg与对乙酰氨基酚20μg的混合溶液，作为对照品溶液。

照高效液相色谱法（通则0512）试验。用辛烷基硅烷键合硅胶为填充剂；以磷酸盐缓冲液-甲醇（60∶40）为流动相；检测波长为245nm；柱温为40℃；理论板数按对乙酰氨基酚峰计算不低于2000，对氯苯乙酰胺峰与对乙酰氨基酚峰的分离度应符合要求。

精密量取对照品溶液与供试品溶液各20μL，分别注入液相色谱仪，记录色谱图。按外标法以峰面积计算，含对氯苯乙酰胺不得过0.005％。

3. 对乙酰氨基酚片剂溶出度的检查

取本品，照溶出度测定法（通则0931）第一法，以稀盐酸24mL加水至1000mL为溶剂，转速为100r/min，依法操作，经30min，取溶液滤过，精密量取续滤液适量，用0.04％氢氧化钠溶液稀释成每1mL中含对乙酰氨基酚5～10μg的溶液，摇匀，照紫外-可见分光光度法（通则0401），在257nm波长处测定吸光度，按$C_8H_9NO_2$的吸收系数（$E_{1cm}^{1\%}$）为715计算出每片的溶出度。限度为标示量的80％，应符合规定。

四、含量测定

1. 亚硝酸钠滴定法（重氮化滴定法）

分子结构中具有芳伯氨基的药物（如盐酸普鲁卡因、苯佐卡因）在酸性溶液中可与亚硝酸钠反应，因而可用亚硝酸钠滴定法测定含量。

（1）原理　芳伯氨基药物在酸性溶液中与亚硝酸钠定量反应，生成重氮盐。

$$Ar\!-\!NHCOR + H_2O \xrightarrow[\triangle]{H^+} Ar\!-\!NH_2 + RCOOH$$

$$Ar\!-\!NH_2 + NaNO_2 + 2HCl \longrightarrow Ar\!-\!N_2^+Cl^- + NaCl + 2H_2O$$

值得注意的是，当芳伯氨基邻位被较大基团取代时，由于空间位阻影响重氮化反应的定量完成，不宜采用此法进行含量测定。

（2）测定的主要条件　重氮化反应的速率受多种因素的影响，因此应用亚硝酸钠滴定法测定药物含量时，应注意下列反应条件。

① 酸的种类及其浓度　重氮化反应的速率与酸的种类及浓度有关，一般药物含量测定是在盐酸溶液中进行。理论上，1mol芳胺发生重氮化反应时仅需2mol盐酸，但实际测定时盐酸用量要大得多。加入过量的盐酸有利于重氮化反应速率加快；酸度增高能增加重氮盐的稳定性，防止生成偶氮氨基化合物。酸度不足时已生成的重氮化合物可与尚未被重氮化的芳胺偶合，生成偶氮氨基化合物，影响测定结果。酸度加大，反应向右进行，故可以防止偶氮

氨基化合物的生成。但酸度不可过高，否则将引起亚硝酸的分解，也会抑制芳伯氨基的游离，使重氮化反应速率变慢。所以，盐酸的实际用量通常都为理论值的 2.5～6 倍。

② 反应速率　在盐酸酸性溶液中，重氮化反应的历程为

$$NaNO_2 + HCl \longrightarrow HNO_2 + NaCl$$

$$HNO_2 + HCl \longrightarrow NO^+Cl + H_2O$$

$$Ar—NH_2 \xrightarrow[\text{慢}]{NO^+Cl} Ar—NH—NO \xrightarrow{\text{快}} Ar—N=N—OH \xrightarrow{\text{快}} Ar—N_2^+Cl^-$$

由反应历程知，重氮化反应的速率取决于速率慢的第一步反应，若能使第一步加快，则整个反应也相应地加快；而第一步反应的快慢与芳伯氨基化合物中芳伯氨基的游离程度有密切关系。如果芳伯氨基的碱性较弱，则在一定强度酸性溶液中成盐的比例较小，即游离芳伯氨基多，重氮化反应速率就快；反之，芳伯氨基碱性较强，与酸成盐的比例较大，游离芳伯氨基较少，则重氮化反应速率就慢。

对于碱性较强的芳胺类药物，在测定中一般向供试溶液中加入适量溴化钾，使重氮化反应速率加快，其作用机理如下。

溴化钾与盐酸作用产生溴化氢，后者与亚硝酸作用生成 NOBr。

$$HNO_2 + HBr \longrightarrow NOBr + H_2O \tag{1}$$

若供试溶液中仅有 HCl，则生成 NOCl。

$$HNO_2 + HCl \longrightarrow NOCl + H_2O \tag{2}$$

由于式（1）的平衡常数比式（2）的平衡常数大 300 倍，即生成的 NOBr 量大得多，也就是在供试液中 NO^+ 的浓度大得多，故能加速重氮化反应的进行。

③ 反应温度　重氮化反应速率随温度的升高而加快，一般温度每升高 10℃，重氮化反应速率加快 2.5 倍，但所形成重氮盐亦随温度的升高而迅速分解。

$$[Ar—N{\equiv}N]^+Cl^- + H_2O \longrightarrow Ar—OH + N_2\uparrow + HCl$$

滴定温度过高亦会促使亚硝酸的分解。

$$3HNO_2 \longrightarrow HNO_3 + H_2O + 2NO\uparrow$$

所以滴定应在低温下进行。但低温时反应速率缓慢。经试验，可在室温（10～30℃）条件下采用"快速滴定"。

④ 快速滴定　为了避免滴定过程中亚硝酸挥发和分解，滴定时将滴定管尖端插入液面下约 2/3 处，事先通过计算，一次将反应所需的大部分亚硝酸钠滴定溶液在搅拌条件下迅速加入，使其尽快反应。然后将滴定管尖端提出液面，用少量水淋洗尖端，再缓缓滴定。尤其是在近终点时，由于溶液中未经重氮化的芳伯氨基药物的浓度也降至极少量，需在最后一滴加入后，搅拌 1～5min，再确定终点是否真正到达。这样可以缩短滴定时间，也不影响滴定结果。

（3）指示终点的方法　指示终点有电位法、永停滴定法、外指示剂法和内指示剂法等。《中国药典》规定用永停法指示亚硝酸钠滴定法的终点，其装置见图 5-2。永停法用作重氮化法的终点指示时，调节 R_1 使加于电极上的电压约为 50mV。

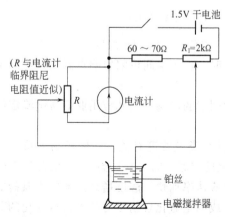

图 5-2　永停滴定仪的装置

取供试品适量，精密称定，置烧杯中，除另有规定外，可加水 40mL 与盐酸溶液（1→2）15mL，然后置于电磁搅拌器上，搅拌使溶解，再加溴化钾 2g，插入铂-铂电极后，用亚硝酸钠滴定溶液滴定。终点前，溶液中无亚硝酸，线路无电流通过，电流计指针指零。当溶液中有微量亚硝酸存在时，电极即起氧化还原反应，线路中遂有电流通过，此时电流计指针突然偏转，并不再回复，即为滴定终点。

如盐酸普鲁卡因含量测定：取本品约 0.6g，精密称定，照永停滴定法（通则 0701），在 15～25℃，用亚硝酸钠滴定液（0.1mol/L）滴定至终点。每 1mL 亚硝酸钠滴定液（0.1mol/L）相当于 27.28mg$C_{13}H_{20}N_2O_2 \cdot HCl$，计算含量。

2. 非水溶液滴定法

盐酸妥卡尼及盐酸布比卡因侧链的氮具有弱碱性，可采用非水滴定法测定含量。测定时将供试品溶解在冰醋酸中，并加入醋酸汞试液，以结晶紫为指示剂，用高氯酸滴定溶液（0.1mol/L）滴定至终点。盐酸盐药物用高氯酸滴定时有氢卤酸生成，故在滴定前加入醋酸汞溶液，使生成难解离的氯化汞，以除去氢卤酸的干扰。

（1）盐酸妥卡尼含量测定　取本品约 0.2g，精密称定，加冰醋酸 10mL 溶解后，加醋酸汞试液 5mL 与结晶紫指示液 1 滴，用高氯酸滴定液（0.1mol/L）滴定至溶液显蓝绿色，并将滴定结果用空白试验校正。每 1mL 高氯酸滴定液（0.1mol/L）相当于 22.87mg $C_{11}H_{16}N_2O \cdot HCl$，计算含量。

（2）盐酸布比卡因含量测定　取本品约 0.2g，精密称定，加冰醋酸 20mL 与醋酐 20mL 溶解后，照电位滴定法（通则 0701），用高氯酸滴定液（0.1mol/L）滴定，并将滴定结果用空白试验校正。每 1mL 高氯酸滴定液（0.1mol/L）相当于 32.49mg$C_{18}H_{28}N_2O \cdot HCl$，计算含量。

3. 紫外-可见分光光度法

对乙酰氨基酚在 0.4% 氢氧化钠溶液中，于 257nm 波长处有最大吸收，其紫外吸收光谱特征，可用于其原料及制剂的含量测定。《中国药典》采用百分吸收系数（$E_{1cm}^{1\%}$）法，测定对乙酰氨基酚原料、片剂、注射液、栓剂及胶囊剂的含量。

（1）对乙酰氨基酚测定　取本品约 40mg，精密称定，置 250mL 量瓶中，加 0.4% 氢氧化钠溶液 50mL 溶解后，加水至刻度，摇匀，精密量取 5mL，置 100mL 量瓶中，加 0.4% 氢氧化钠溶液 10mL，加水至刻度，摇匀，在 257nm 波长处测定吸光度，按 $C_8H_9NO_2$ 的吸收系数（$E_{1cm}^{1\%}$）为 715 计算，即得。本品按干燥品计算，含 $C_8H_9NO_2$ 应为 98.0%～102.0%。

（2）对乙酰氨基酚栓测定　取本品 10 粒，精密称定，切成小片，混匀，精密称取适量（约相当于对乙酰氨基酚 0.25g），置 250mL 量瓶中，加约 60℃的 0.01mol/L 氢氧化钠溶液 80mL，振摇 10min，放冷至室温，用 0.01mol/L 氢氧化钠溶液稀释至刻度，置冷水浴中冷却 1h，滤过，待续滤液达室温后，精密量取续滤液 10mL，置 100mL 量瓶中，用 0.01mol/L 氢氧化钠溶液稀释至刻度，摇匀。精密量取 5mL，置 50mL 量瓶中，用 0.01mol/L 氢氧化钠溶液稀释至刻度，摇匀。照紫外-可见分光光度法（通则 0401），在 257nm 波长处测定吸光度，按 $C_8H_9NO_2$ 的吸收系数（$E_{1cm}^{1\%}$）为 715 计算对乙酰氨基酚栓供试品的含量。本品含对乙酰氨基酚应为标示量的 90%～110.0%。

4. 高效液相色谱法

《中国药典》采用高效液相色谱法测定对乙酰氨基酚泡腾片、注射液、盐酸利多卡因及其注射液等。

（1）对乙酰氨基酚泡腾片测定

① 色谱条件与系统适用性试验　用十八烷基硅烷键合硅胶为填充剂；以磷酸盐缓冲溶液（pH 4.5）（取磷酸二氢钠二水合物 15.04g，磷酸氢二钠 0.0627g，加水溶解并稀释至 1000mL，调节 pH 至 4.5)-甲醇（80：20）为流动相；检测波长为 254nm。取对氨基酚对照品和对乙酰氨基酚对照品适量，加流动相溶解并稀释成每 1mL 中含对氨基酚 10μg 和对乙酰氨基酚 0.1mg 的溶液，取 10μL 注入液相色谱仪，记录色谱图。理论板数按对乙酰氨基酚峰计算不低于 5000，对乙酰氨基酚峰与对氨基酚峰的分离度应符合要求。

② 测定方法　取本品 10 片，精密称定，研细，精密称取适量（约相当于对乙酰氨基酚 25mg），置 50mL 量瓶中，加流动相稀释至刻度，摇匀，滤过，精密量取续滤液 10mL，置 50mL 量瓶中，加流动相稀释至刻度，摇匀，作为供试品溶液，精密量取供试品溶液 10μL 注入液相色谱仪，记录色谱图；另取对乙酰氨基酚对照品适量，精密称定，加流动相溶解并定量稀释制成每 1mL 中含 0.1mg 的溶液，同法测定，按外标法以峰面积计算供试品中 $C_8H_9NO_2$ 的含量。本品含对乙酰氨基酚应为标示量的 93.0%～107.0%。

（2）盐酸利多卡因注射液测定

① 色谱条件与系统适用性试验　用十八烷基硅烷键合硅胶为填充剂；以磷酸盐缓冲溶液（取 1mol/L 磷酸二氢钠溶液 1.3mL 和 0.5mol/L 磷酸氢二钠溶液 32.5mL，至 1000mL 量瓶中，加水稀释至刻度，摇匀)-乙腈（50：50）用磷酸调节 pH 至 8.0 为流动相；检测波长为 254nm；理论板数按利多卡因峰计算应不低于 2000。

② 测定方法　精密量取供试品适量（约相当于盐酸利多卡因 100mg），置于 50mL 量瓶中，用流动相稀释至刻度，摇匀，精密量取 20μL 进样，记录色谱图；另取利多卡因对照品约 85mg，精密称定，置 50mL 量瓶中，加 1mol/L 盐酸溶液 0.5mL 溶解后，用流动相稀释至刻度，摇匀，同法测定。按外标法以峰面积计算，并乘以 1.156（盐酸利多卡因与利多卡因的分子量之比），即得。

第二节　苯乙胺类药物的分析

一、几种常用药物的化学结构及理化性质

1. 典型药物的结构

本类药物的分子中含有苯乙胺的基本结构。其中肾上腺素、盐酸异丙肾上腺素和盐酸多巴胺分子结构中苯环的 3，4 位上都有两个邻位酚羟基，与儿茶酚类似，都属于儿茶酚胺类药物。药典中收载本类原料药物近 20 种，表 5-2 中仅列举了 10 种在鉴别、检查和含量测定等方面具有代表性的药物。本类药物的基本结构为

$$R^1—CH—CH—NH—R^2$$
$$\;\;\;\;\;\;\;\;| \;\;\;\; |$$
$$\;\;\;\;\;\;\;\;OH \;\; R^3$$

2. 主要化学性质

（1）弱碱性　本类药物结构中含有烃氨基侧链，其氮为仲胺氮，故显弱碱性。其游离碱难溶于水，易溶于有机溶剂，其盐可溶于水。

（2）酚羟基特性　本类药物结构中多含有苯酚或邻苯二酚的结构，可与重金属离子配位呈色，露置空气中或遇光、热易氧化，色渐变深，在碱性溶液中更易变色。

（3）具有旋光性　多数药物结构中含有手性碳原子，具有旋光性，可供分析用。

表 5-2 苯乙胺类典型药物

药 物 名 称	R¹	R²	R³	HX
肾上腺素(adrenaline)	HO—〈苯环〉—, HO	—CH₃	—H	
重酒石酸间羟胺(metaraminol bitartrate)	〈苯环〉—, HO	—H	—CH₃	CH(OH)COOH | CH(OH)COOH
重酒石酸去甲肾上腺素(noradrenaline bitartrate)	HO—〈苯环〉—, HO	—H	—H	CH(OH)COOH | CH(OH)COOH
盐酸去氧肾上腺素(phenylephrine hydrochloride)	〈苯环〉—, HO	—CH₃	—H	HCl
盐酸异丙肾上腺素(isoprenaline hydrochloride)	HO—〈苯环〉—, HO	—CH(CH₃)₂	—H	HCl
盐酸多巴胺(dopamine hydrochloride)	HO—〈苯环〉—, HO	—H	—H	HCl
盐酸甲氧明(methoxamine hydrochloride)	CH₃O—〈苯环〉—, OCH₃	—H	—CH₃	HCl
盐酸苯乙双胍(phenformin hydrochloride)	〈苯环〉—	—CNHCNH₂ | | NH NH	—H	HCl
盐酸氯丙那林(clorprenaline hydrochloride)	〈苯环〉—, Cl	—CH(CH₃)₂	—H	HCl
盐酸克仑特罗(clenbuterol hydrochloride)	Cl, H₂N—〈苯环〉—, Cl	—C(CH₃)₃	—H	HCl

此外，药物结构中苯环上的其他取代基，如盐酸克仑特罗的芳伯氨基，也各具特性均可供分析用。还可利用其紫外吸收与红外吸收光谱进行定性或定量分析。

二、鉴别试验

1. 三氯化铁反应

肾上腺素和盐酸去氧肾上腺素等药物的结构中含有酚羟基，与 Fe^{3+} 配位显色，加入碱性溶液，随即被高铁离子氧化而显紫色或紫红色。见表 5-3。

表 5-3 肾上腺素类药物与三氯化铁显色

药 物	三氯化铁
肾上腺素	0.1mol/L盐酸液中翠绿,加氨试液显紫色→紫红色
重酒石酸去甲肾上腺素	翠绿色,加碳酸氢钠试液显蓝色→红色
盐酸去氧肾上腺素	紫色
盐酸异丙肾上腺素	深绿色,滴加新制的5%碳酸钠溶液,显蓝紫色→红色
盐酸多巴胺	墨绿色,滴加1%氨溶液,紫红色

肾上腺素鉴别：取本品约 2mg，加盐酸溶液（9→1000）2～3 滴溶解后，加水 2mL 与三氯化铁试液 1 滴，即显翠绿色；再加氨试液 1 滴，即变紫色，最后变成紫红色。

盐酸去氧肾上腺素鉴别：取本品约 10mg，加水 1mL 溶解后，加三氯化铁试液 1 滴，即显紫色。

2. 氧化反应

本类药物结构中含有的酚羟基，易被碘、过氧化氢和铁氰化钾等氧化剂氧化而呈现不同的颜色。如肾上腺素在酸性条件下，被过氧化氢氧化后，煮沸，即显血红色，生成肾上腺素红，放置可变为棕色多聚体；盐酸异丙肾上腺素在偏酸性条件下被碘迅速氧化，生成异丙肾上腺素红，加硫代硫酸钠使碘的棕色消退，溶液显淡红色。鉴别方法：取本品约 10mg，加水 10mL 溶解后，取溶液 2mL，加盐酸滴定液（0.1mol/L）0.1mL，再加 0.1mol/L 碘溶液 1mL，放置 5min，加 0.1mol/L 硫代硫酸钠溶液 4mL，即显淡红色。

重酒石酸去甲肾上腺素在上述条件下比较稳定，几乎不被碘氧化。为了与肾上腺素和盐酸异丙肾上腺素相区别，《中国药典》规定本品加酒石酸氢钾饱和溶液（pH=3.56）溶解，加碘试液放置 5min 后，加硫代硫酸钠试液，溶液为无色或仅显微红色或淡紫色。在此条件下肾上腺素和盐酸异丙肾上腺素可被氧化产生明显的红棕色或紫色。在 pH=6.5 的缓冲溶液中，这三种药物均可被碘氧化产生红色。故在 pH=6.5 条件下加碘试液，无法区别这三种药物。

3. 紫外吸收光谱与红外吸收光谱鉴别

《中国药典》中利用紫外特征吸收光谱进行鉴别的苯乙胺类药物见表 5-4。

表 5-4　用紫外特征吸收光谱鉴别的苯乙胺类药物

药物	溶剂	浓度/(mg/mL)	λ_{max}/nm	A
重酒石酸间羟胺	水	0.10	272	
盐酸异丙肾上腺素	水	0.05	280	0.50
盐酸多巴胺	0.5%硫酸	0.03	280	
盐酸苯乙双胍	水	0.01	234	0.60
盐酸克仑特罗	0.1mol/L 盐酸	0.03	243,296	
硫酸沙丁胺醇	水	0.08	276	

上述苯乙胺类药物同时采用红外吸收光谱进行鉴别。盐酸异丙肾上腺素的红外吸收光谱图见图 5-3，主要特征吸收峰的归属情况见表 5-5。

表 5-5　盐酸异丙肾上腺素的红外吸收光谱中主要特征吸收峰的归属情况

ν/cm^{-1}	吸收峰的归属		ν/cm^{-1}	吸收峰的归属	
约 3170	羟基	ν_{O-H}	1610	苯环	$\nu_{C=C}$
3000～2500	仲胺盐	ν_{N^+-H}	1250,1050	羟基	ν_{C-O}

4. 与亚硝基铁氰化钠反应

重酒石酸间羟胺分子中具有脂肪伯氨基，加水溶解后，加亚硝基铁氰化钠试液、丙酮数滴与碳酸氢钠少量，加热后，即显红紫色。此为脂肪族伯胺的专属反应。试验中所用丙酮必须不含甲醛。鉴别方法：取本品约 5mg，加水 0.5mL 使溶解，加亚硝基铁氰化钠试液 2 滴、丙酮 2 滴与碳酸氢钠 0.2g，在 60℃ 水浴中加热 1min，即显红紫色。

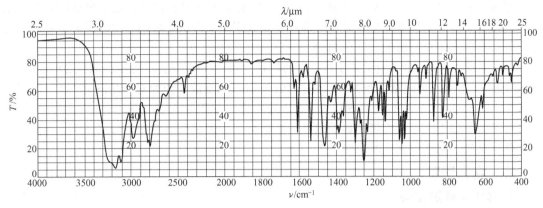

图 5-3 盐酸异丙肾上腺素的红外吸收光谱图

三、特殊杂质的检查

1. 酮体检查

肾上腺素、去甲肾上腺素等药物在合成过程中都是经过酮体氢化还原而得。如肾上腺素由肾上腺素酮、去甲肾上腺素由去甲肾上腺素酮经氢化而成。若氢化不完全，可能引进酮体杂质，所以药典规定应检查酮体。检查原理是利用酮体在 310nm 波长处有最大吸收，而药物本身在此波长几乎没有吸收。检查条件及要求见表 5-6。如盐酸去氧肾上腺素中酮体检查：取本品 2.0g，置 100mL 量瓶中，加水溶解并稀释至刻度，摇匀，取 10mL，置 50mL 量瓶中，用 0.01mol/L 盐酸溶液稀释至刻度，摇匀。照紫外-可见分光光度法（通则 0401），在 310nm 波长处测定吸光度，不得大于 0.20。

表 5-6 紫外-可见分光光度法检查某些苯乙胺类药物中酮体

药物	被检杂质	溶剂	样品浓度 /(mg/mL)	测定波长 /nm	A
肾上腺素	酮体	0.05mol/L HCl	2.0	310±1	不大于 0.05
盐酸去氧肾上腺素	酮体	H_2O	2.0	310±1	不大于 0.20
重酒石酸去甲肾上腺素	酮体	H_2O	2.0	310±1	不大于 0.05

2. 有关物质检查

（1）肾上腺素有关物质检查（高效液相色谱法）

取本品约 10mg，精密称定，置 10mL 量瓶中，加盐酸 0.1mL 使溶解，用流动相稀释至刻度，摇匀，作为供试品溶液；精密量取供试品溶液 1mL，置 500mL 量瓶中，用流动相稀释至刻度，摇匀，作为对照溶液；另取本品 50mg，置 50mL 量瓶中，加浓过氧化氢溶液 1mL，放置过夜，加盐酸 0.5mL，加流动相稀释至刻度，摇匀，作为氧化破坏溶液；取重酒石酸去甲肾上腺素对照品适量，加氧化破坏溶液溶解并稀释制成每 1mL 含 20μg 溶液，作为系统适用性溶液。

照高效液相色谱法（通则 0512）试验，用十八烷基硅烷键合硅胶为填充剂；以硫酸氢四甲基铵溶液（取硫酸氢四甲基铵 4.0g，庚烷磺酸钠 1.1g，0.1mol/L 乙二胺四乙酸二钠溶液 2mL，用水溶解并稀释至 950mL）-甲醇（95∶5）（用 1mol/L 氢氧化钠溶液调节 pH 值至 3.5）为流动相；流速为每分钟 2mL，检测波长为 205nm。取系统适用性溶液 20μL，注入液相色谱仪，去甲肾上腺素峰与肾上腺素峰之间应出现两个未知杂质峰，理论板数按去甲肾上腺素峰计算不低于 3000，去甲肾上腺素峰、肾上腺素峰与相邻杂质峰的分离度均应符合要求。

精密量取供试品溶液和对照溶液各 $20\mu L$，分别注入液相色谱仪，记录色谱图。供试品溶液色谱图中如有杂质峰，单个杂质峰面积不得大于对照溶液主峰面积（0.2%），各杂质峰面积的和不得大于对照溶液主峰面积的 2.5 倍（0.5%）。

（2）盐酸去氧肾上腺素有关物质检查（薄层色谱法）：取供试品，加甲醇制成 20mg/mL 的供试品溶液；精密量取适量，加甲醇制成 0.10mg/mL 的溶液，作为对照品溶液。取上述两种溶液 $10\mu L$，分别点于同一硅胶 G 薄层板上，以异丙醇-三氯甲烷-浓氨试液（80∶5∶15）为展开剂，展开后，晾干，喷以重氮苯磺酸试液，立即检视。供试品溶液如显杂质斑点，与对照溶液主斑点比较，不得更深（0.5%）。

四、含量测定

1. 非水溶液滴定法

利用本类药物分子中的芳伯氨基或侧链脂烃胺的碱性，在冰醋酸溶液中，用高氯酸滴定溶液滴定，以结晶紫为指示剂，也可用电位法指示终点。如供试品碱性较弱，终点不明显，可加入醋酸酐，提高其碱度，使终点突跃明显。

以硫酸沙丁胺醇测定为例。

（1）测定原理

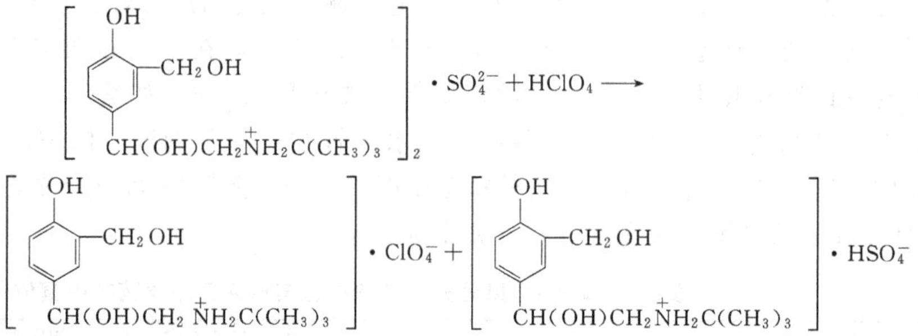

（2）测定方法　取供试品约 0.4g，精密称定，加冰醋酸 10mL，微热使溶解，放冷，加醋酸酐 15mL 与结晶紫指示液 1 滴，用高氯酸滴定溶液（0.1mol/L）滴定，至溶液显蓝绿色，并将滴定结果用空白试验校正，即得。每 1mL 高氯酸滴定溶液（0.1mol/L）相当于 57.67mg $(C_{13}H_{21}NO_3)_2 \cdot H_2SO_4$。

（3）注意事项　冰醋酸溶解样品后，应放冷后再加醋酐。这样可防止氨基被乙酰化，乙酰化物碱性很弱。如为伯氨基乙酰化物，以结晶紫为指示剂时不能被滴定，用电位滴定法才可测定，但突跃很小；仲氨基乙酰化物以指示剂法和电位滴定法都不能被滴定，这样就会使测定结果偏低。但在低温时可防止乙酰化。

2. 溴量法

重酒石酸间羟胺、盐酸去氧肾上腺素及其注射液均采用溴量法测定含量。其测定原理系药物分子中具有苯酚结构，在酸性溶液中酚羟基的邻、对位活泼氢能与过量的溴定量地发生溴代反应，再以碘量法测定剩余的溴，根据消耗的硫代硫酸钠滴定溶液的量，即可计算供试品的含量。以盐酸去氧肾上腺素为例，简述其测定原理及方法。

（1）测定原理　以反应式表示为

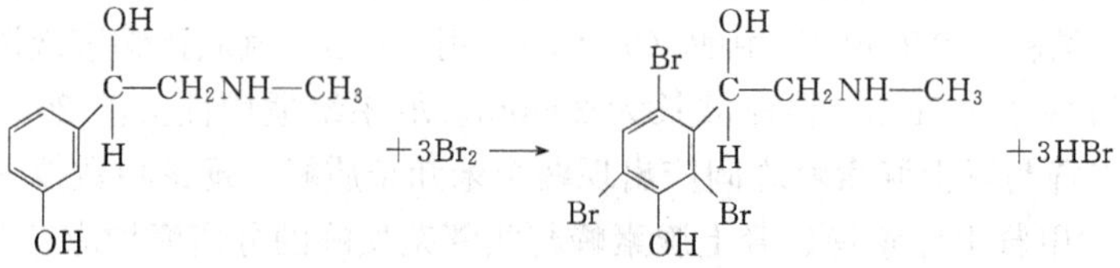

$$Br_2 + 2KI \longrightarrow 2KBr + I_2$$
$$I_2 + 2Na_2S_2O_3 \longrightarrow 2NaI + Na_2S_4O_6$$

（2）测定方法 取本品约 0.1g，精密称定，置碘量瓶中，加水 20mL 使溶解，精密加溴滴定溶液（0.05mol/L）50mL，再加盐酸 5mL，立即密塞，放置 15min 并振摇，注意微开瓶塞，加碘化钾试液 10mL，立即密塞，振摇后，用硫代硫酸钠滴定溶液（0.1mol/L）滴定，至近终点时加淀粉指示液，继续滴定至蓝色消失，并将滴定结果用空白试验校正。每 1mL 溴滴定溶液（0.05mol/L）相当于 3.395mg $C_9H_{13}NO_2 \cdot HCl$。

从以上滴定反应可以看出，1mol Br_2 相当于 $\frac{1}{3}$mol 盐酸去氧肾上腺素，所以 1mL 溴滴定溶液（0.05mol/L）相当于 0.01667mmol 盐酸去氧肾上腺素，即相当于盐酸去氧肾上腺素 3.395mg（盐酸去氧肾上腺素的分子量为 203.67）。根据滴定度，按剩余滴定的计算方法，即可计算出盐酸去氧肾上腺素的含量。

3. 紫外-可见分光光度法

（1）盐酸克仑特罗栓含量测定 测定时，先加三氯甲烷使栓剂基质溶解后，用盐酸液（9→100）提取盐酸克仑特罗，加亚硝酸钠试液后，则分子中芳伯氨基重氮化，由于重氮化反应在酸性溶液中进行，随即在酸性液中进行偶合反应。常用的酸性偶合剂为 N-(1-萘基)-乙二胺。

测定方法：精密称取盐酸克仑特罗对照品适量，加盐酸液（9→100）制成含 7.2μg/mL 的对照品溶液。取供试品 20 粒，精密称定，切成小片，精密称出适量（约相当于盐酸克仑特罗 0.36mg），置分液漏斗中，加温热的三氯甲烷 20mL 使溶解，用盐酸溶液（9→100）振摇提取 3 次（20mL、15mL、10mL），分取酸层置于 50mL 量瓶中，用盐酸溶液（9→100）稀释至刻度，摇匀，滤过，弃去初滤液，收集续滤液，即得供试品溶液。精密量取对照液和供试液 15mL，分别置 25mL 容量瓶中，各加盐酸溶液（9→100）5mL 与 0.1%亚硝酸钠溶液 1mL，摇匀，放置 3min 后，各加 0.5%氨基磺酸铵溶液 1mL，振摇 10min，再各加 0.1%盐酸萘乙二胺溶液 1mL，混匀，放置 10min，用盐酸溶液（9→100）稀释至刻度，摇匀，在 500nm 波长处分别测定吸光度，计算，即得。

操作中注意：需加入氨基磺酸盐除去剩余的亚硝酸，因偶合剂遇亚硝酸也能变色。所以经重氮化后，应以氨基磺酸盐将剩余的亚硝酸分解除去。

（2）重酒石酸间羟胺注射液含量测定 精密量取本品 5mL（约相当于间羟胺 50mg），置 50mL 量瓶中，加水稀释至刻度，摇匀；精密量取 5mL，置 100mL 量瓶中，加水稀释至刻度，摇匀，照紫外-可见分光光度法（通则 0401），在 272nm 波长处测定吸光度，按 $C_9H_{13}NO_2$ 的吸收系数（$E_{1cm}^{1\%}$）为 111 计算含量。

4. 高效液相色谱法

《中国药典》中，盐酸异丙肾上腺素注射液和重酒石酸去甲肾上腺素注射液及盐酸异丙肾上腺素注射液等均采用此法测定含量。现以盐酸异丙肾上腺素注射液含量测定为例。

（1）色谱条件与系统适用性试验 用十八烷基硅烷键合硅胶为填充剂；以庚烷磺酸钠溶液（取庚烷磺酸钠 1.76g，加水 800mL 使溶解）-甲醇（80∶20），用 1mol/L 磷酸溶液调节 pH 值至 3.0 为流动相；检测波长为 280nm。取重酒石酸肾上腺素对照品适量，加含 1%焦亚硫酸钠的流动相溶解并稀释制成每 1mL 中含 0.2mg 的溶液作为溶液Ⅰ，取盐酸异丙肾上腺素对照品适量，加 0.1%焦亚硫酸钠溶液溶解并稀释制成每 1mL 中含 0.02mg 的溶液作为溶液Ⅱ，取溶液Ⅰ 1mL 与溶液Ⅱ 18mL，混匀，作为系统适用性溶液，取 20μL 注入液相色谱仪，理论板数按异丙肾上腺素峰计算不低于 2000，肾上腺素峰与异丙肾上腺素峰的分离度应大于 3.5。

（2）测定方法 精密量取本品 2mL，置 50mL 量瓶中，用 0.1‰焦亚硫酸钠溶液稀释至刻度，摇匀，作为供试品溶液，精密量取 20μL，注入液相色谱仪，记录色谱图；另取盐酸异丙肾上腺素对照品，精密称定，同法测定。按外标法以峰面积计算含量。

 ## 思考题

1. 用亚硝酸钠滴定法测定芳胺类药物时，为什么要加溴化钾？解释其作用原理。

2. 试述永停滴定法指示终点的原理。

3. 对乙酰氨基酚中对氨基酚是如何产生的？《中国药典》采用什么方法检查？

4. 有三瓶药物，它们分别是对乙酰氨基酚、肾上腺素和盐酸多巴胺，因标签掉了，请区别之。

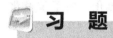 ## 习 题

1. 非水碱量法测定重酒石酸去甲肾上腺素含量，测定时室温 20℃。精密称取本品 0.2160g，加冰醋酸 10mL 溶解后，加结晶紫指示液 1 滴，用高氯酸滴定溶液（0.1mol/L）滴定，至溶液显蓝绿色，并将滴定结果用空白试验校正。已知：高氯酸滴定溶液（0.1mol/L）的 $F=1.027$（23℃），冰醋酸体积膨胀系数为 1.1×10^{-3}/℃，每 1mL 高氯酸滴定溶液（0.1mol/L）相当于 31.93mg 的 $C_8H_{11}NO_3 \cdot C_4H_6O_6$，样品消耗高氯酸滴定溶液体积为 6.50mL，空白消耗 0.02mL。问：

① 样品测定时高氯酸滴定溶液（0.1mol/L）的 F 值是 1.027 吗？为什么？

② 求重酒石酸去甲肾上腺素的百分含量。

2. 取规格为 0.5g/片的对乙酰氨基酚片，照转篮法测定溶出度，以稀盐酸 24mL 加水至 1000mL 为溶剂；转速为 100r/min，依法操作，经 30min 时，取溶液 5mL，滤过，精密量取续滤液 1mL，加 0.04% 氢氧化钠溶液稀释至 50mL，摇匀，在 257nm 波长处测定吸光度为 0.632，按吸收系数（$E_{1cm}^{1\%}$）为 715 计算出溶出度。

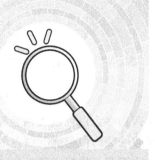

第六章

磺胺类和喹诺酮类药物分析

学习指南

了解磺胺类药物的分类及常用药物；了解药物的结构-性质关系；掌握磺胺类药物及喹诺酮类药物的鉴别、检查含量测定方法及相关实验操作技术。

磺胺类药物是一类用于治疗细菌性感染的合成药物，本类药物的发现，使死亡率很高的细菌性疾病如肺炎等得到了控制，开创了化学治疗剂的新纪元。随着抗生素及其他抗菌药物的发展，国际上磺胺类药物的临床应用有减少的趋势。我国目前磺胺类药物的生产和临床应用还比较广泛，特别是磺胺甲噁唑、磺胺二甲嘧啶和磺胺嘧啶等。磺胺药与增效剂配伍的制剂在临床上占有重要地位。近年来喹诺酮类合成抗菌药发展很快，特别是氟喹诺酮类抗菌药广泛用于临床。本章也将对喹诺酮类药物进行简单介绍。

第一节　磺胺类药物的分析

常用的磺胺类药物为对氨基苯磺酰胺的衍生物，其基本结构如下。

$$R'HN{-}\underset{N^4}{\text{（苯环）}}{-}SO_2NHR\quad N^1$$

通常将磺酰胺上的氮原子编号为 N^1，芳氨基上的氮原子编号为 N^4，当 N^1 或 N^4 上取代情况不同时，就构成了不同的磺胺类药物。

一、几种常用药物的化学结构及理化性质

典型药物有磺胺甲噁唑（sulfamethoxazole）、磺胺异噁唑（sulfafurazole）、磺胺嘧啶（sulfadiazine）、磺胺多辛（sulfadoxine），它们的结构如下。

磺胺甲噁唑　　　　　　　　　磺胺异噁唑

磺胺嘧啶　　　　　　　磺胺多辛

本类药物多为白色或类白色结晶性粉末。在水中几乎不溶，溶于稀盐酸或氢氧化钠溶液。如磺胺嘧啶为白色或类白色的结晶或粉末；遇光分解色渐变暗。在乙醇或丙酮中微溶，在水中几乎不溶；易溶于氢氧化钠试液或氨试液中，也易溶解在稀盐酸中。

本类药物中，凡 N^4 未被取代而形成—NH_2，显示弱碱性；受磺酰基吸电子效应的影响，磺酰胺基上的氢原子比较活泼，即具有一定的酸性。因此上述四个典型的磺胺类药物均为两性化合物，可溶于酸性或碱性溶液中。

磺胺类药物还可以和一些金属离子如铜盐或钴盐等反应，生成金属取代物的沉淀。其中，铜盐沉淀的颜色，随 N^1 取代基的不同而异，有的还有颜色变化过程，常用于本类药物的鉴别。

磺胺甲噁唑、磺胺异噁唑、磺胺嘧啶和磺胺多辛均含有芳伯氨基，在酸性条件下可与亚硝酸钠发生重氮化反应，生成重氮盐，进一步与碱性 β-萘酚偶合，产生有色沉淀。此外，芳伯氨基还可以与多种芳醛（如对二甲氨基苯甲醛、香草醛和水杨醛等）在酸性溶液中缩合生成有色的希夫碱。

N^1 上的芳杂环取代基具有碱性，可以和有机碱沉淀剂反应，生成沉淀。

本节重点介绍磺胺嘧啶的分析。

二、磺胺嘧啶的鉴别

1. 化学鉴别法

（1）金属离子的取代反应　磺胺嘧啶在碱性溶液中可生成钠盐，这些钠盐与铜、银或钴等金属离子的盐反应，生成金属取代物的沉淀。常用的金属盐为铜盐。

鉴别方法：取供试品约 0.1g，加水与 0.4% 氢氧化钠试液各 3mL，振摇使溶解，滤过，取适量滤液，加硫酸铜试液 1 滴，即形成黄绿色沉淀，放置后，变为紫色。

在生成钠盐的过程中，若溶液中的氢氧化钠过量，其将与硫酸铜试剂反应，产生蓝色的氢氧化铜沉淀，致使鉴别反应不能发生。因此《中国药典》中规定了氢氧化钠溶液的加入量，应保证既生成钠盐，又不使氢氧化钠过量。

（2）重氮化-偶合反应　磺胺嘧啶具有芳伯氨基，在酸性溶液中可与亚硝酸钠作用，形成重氮盐；重氮盐遇碱性 β-萘酚，发生偶合反应，生成有色沉淀。

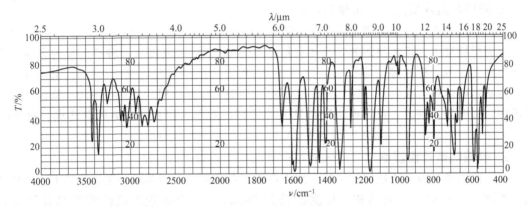

《中国药典》以重氮化-偶合反应鉴别磺胺嘧啶及其他磺胺类药物。

2. 红外吸收光谱鉴别

《中国药典》对所收载的磺胺类药物采用红外吸收光谱法作为鉴别方法之一。

磺胺类药物具有相近的基本母核，它们的红外光谱特征吸收峰也十分相似：在 $3500\sim 3300cm^{-1}$ 区间有氨基的两个伸缩振动峰；在 $1650\sim 1600cm^{-1}$ 区间有一个较强的氨基面内弯曲振动峰；在 $1600\sim 1450cm^{-1}$ 区间有苯环的骨架振动峰；在 $1350cm^{-1}$ 和 $1150cm^{-1}$ 附近有两个强的吸收峰，此为磺酰基特征峰；在 $900\sim 650cm^{-1}$ 区间有苯环芳氢的面外弯曲振动峰；磺胺类药物为对位二取代苯，在 $850\sim 800cm^{-1}$ 区间有一个强的特征峰。磺胺嘧啶的红外吸收光谱图见图 6-1。本品的红外吸收图谱应与对照的图谱（光谱集 570 图）一致。

图 6-1 磺胺嘧啶的红外吸收光谱图

三、磺胺嘧啶的检查

1. 碱性溶液澄清度与颜色的检查

磺胺嘧啶可被氧化生成有色的偶氮苯化合物，结构式如下。

$$H_3N_2C_4HNO_2S-\!\!\!\!\!\!\!\!-N\!\!=\!\!N-\!\!\!\!\!\!\!\!-SO_2NHC_4N_2H_3$$

《中国药典》对磺胺嘧啶碱性溶液的色泽进行检查，以控制该有色杂质的量。其方法为：取供试品 2.0g，加氢氧化钠试液 10mL 使溶解，加水至 25mL，溶液应澄清无色；如显色，与黄色 3 号标准比色液（通则 0901 第一法）比较，不得更深。

2. 酸度的检查

《中国药典》对磺胺嘧啶酸度进行检查。

取本品 2.0g，加水 100mL，置水浴中振摇加热 10min，立即放冷，滤过；分取滤液

25mL，加酚酞指示液 2 滴与氢氧化钠滴定溶液（0.1mol/L）0.20mL，应显粉红色。

3. 其他项目检查

（1）氯化物 取上述酸度项下剩余的滤液 25mL，依法检查（通则 0801），与标准氯化钠溶液 5.0mL 制成的对照液比较，不得更浓（0.010%）。

（2）炽灼残渣 不得过 0.1%（通则 0841）。

（3）重金属 取本品 1.0g，依法（通则 0821）（第三法）检查，重金属含量不得过百万分之十。

4. 磺胺嘧啶片溶出度检查

取本品，按溶出度测定法（通则 0931 第二法），以盐酸液（9→1000）1000mL 为溶剂，转速为 75r/min，依法操作，经 60min 时，取溶液 5mL 滤过。精密量取滤液 1mL，置 50mL 量瓶中，加氢氧化钠溶液（0.01mol/L）稀释至刻度，摇匀。照紫外-可见分光光度法（通则 0401），在 254nm 波长处测定其吸光度，按 $C_{10}H_{10}N_4O_2S$ 的吸收系数（$E_{1cm}^{1\%}$）为 866 计算每片的溶出度，限度为标示量的 70%，应符合规定。

$$溶出度 = \frac{\dfrac{A \times 1\%}{866} \times 稀释倍数 \times 溶液总体积}{标示量} \times 100\%$$

四、含量测定

1. 磺胺嘧啶含量测定（永停滴定法）

取供试品约 0.5g，精密称定，置烧杯中，加水 40mL 与盐酸溶液（1→2）15mL，然后置于电磁搅拌器上，搅拌使溶解，再加溴化钾 2g，插入铂-铂电极后，将滴定管的尖端插入液面下约 2/3 处，照永停滴定法（通则 0701），用亚硝酸钠滴定溶液（0.1mol/L）迅速滴定，随滴定随搅拌。至近终点时，将滴定管的尖端提出液面，用少量的水淋洗，将洗液并入溶液中，继续缓缓滴定，直到电流计指针突然偏转，并不再回复，即为滴定终点。每 1mL 亚硝酸钠滴定溶液（0.1mol/L）相当于 25.03mg $C_{10}H_{10}N_4O_2S$。

2. 磺胺嘧啶片含量测定（高效液相色谱法）

（1）色谱条件与系统适用性试验 用十八烷基硅烷键合硅胶为填充剂；以乙腈-0.3% 醋酸铵溶液（20∶80）为流动相；检测波长为 260nm。理论板数按磺胺嘧啶峰计算不低于 3000。

（2）测定方法 取本品 20 片，精密称定，研细，精密称取适量（约相当于磺胺嘧啶 0.1g），置 100mL 量瓶中，加 0.1mol/L 氢氧化钠溶液 10mL，振摇使磺胺嘧啶溶解，用流动相稀释至刻度，摇匀，滤过，精密量取续滤液 5mL，置 50mL 量瓶中，用流动相稀释至刻度，摇匀，作为供试品溶液，精密量取 10μL，注入液相色谱仪，记录色谱图；另取磺胺嘧啶对照品约 25mg，精密称定，置 50mL 量瓶中，加 0.1mol/L 氢氧化钠溶液 2.5mL 溶解后，用流动相稀释至刻度，摇匀，精密量取 10mL，置 50mL 量瓶中，用流动相稀释至刻度，摇匀，同法测定。按外标法以峰面积计算含量。

第二节 氟喹诺酮类药物的分析

喹诺酮类药物是一类化学合成抗菌药，由于具有抗菌谱广、抗菌作用强、使用安全及易于制造等优点，自喹诺酮类药物萘啶酸（nalidixic acid）发明以来，得到了迅速发展。现临床应用较多的氟喹诺酮类药物有诺氟沙星（norfloxacin）、环丙沙星（ciprofloxacin）、依诺沙星（enoxacin）、氧氟沙星（ofloxaein）等。因此类药物都含有 6-氟-4-喹诺酮-3-羧酸的母核结构，故又称为氟喹诺酮类药物。

本节主要介绍诺氟沙星和环丙沙星的分析。

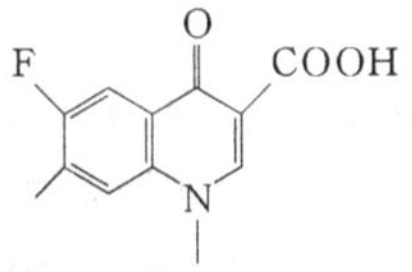

6-氟-4-喹诺酮-3-羧酸的母核结构

一、几种常用药物的化学结构及理化性质

几种常用氟喹诺酮类药物的结构如下。

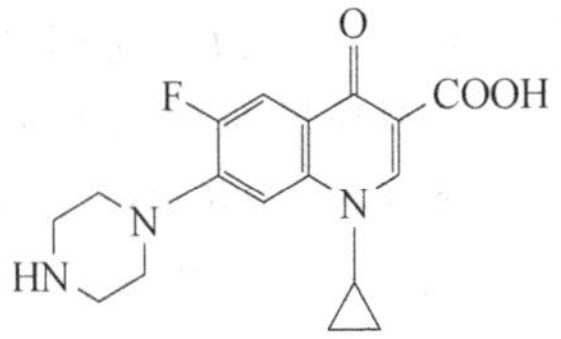

环丙沙星 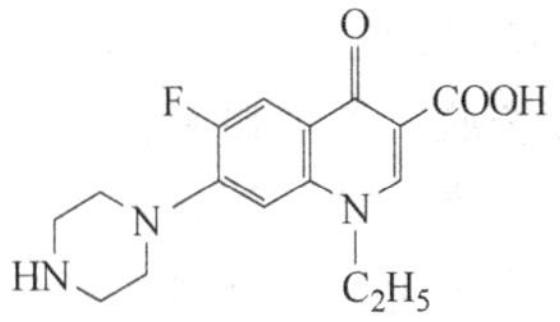　　　　　　　　　诺氟沙星 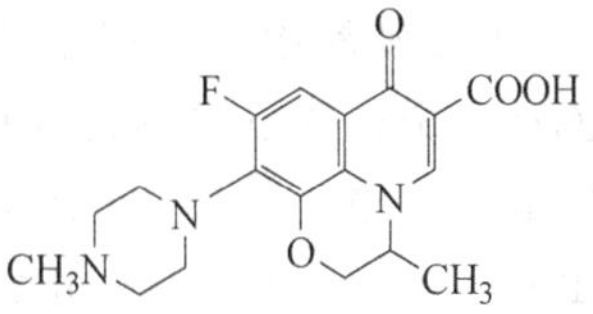　　　　　　　　　氧氟沙星

氟喹诺酮类药物结构分子中都含有羧基及碱性氮原子故显酸碱两性，易溶于碱和酸，在水和乙醇中极微溶解。都具有共轭系统，在紫外区有特征吸收。可利用这些性质，进行分析。

二、诺氟沙星的分析

《中国药典》收载有诺氟沙星（norfloxacin）、诺氟沙星片、诺氟沙星软膏、诺氟沙星乳膏、诺氟沙星胶囊及诺氟沙星滴眼液。

诺氟沙星的化学名称为 1-乙基-6-氟-1,4-二氢-4-氧代-7-(1-哌嗪基)-3-喹啉羧酸，结构如下。

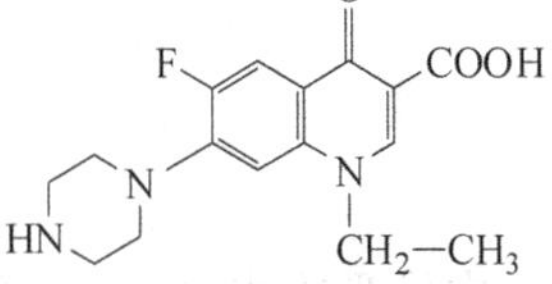

分子结构中有羧基显酸性，同时含有哌嗪基显碱性，是两性化合物。

1. 鉴别试验

（1）薄层色谱法　取本品与诺氟沙星对照品适量，分别加三氯甲烷-甲醇（1∶1）制成每 1mL 中含 2.5mg 的溶液，作为供试品溶液和对照品溶液照薄层色谱法（通则 0502）试验，吸取上述两种溶液各 10μL，分别点于同一硅胶 G 薄层板上，以三氯甲烷-甲醇-浓氨溶液（15∶10∶3）为展开剂，展开，晾干，置紫外光灯（365nm）下检视，供试品溶液所显主斑点的荧光与位置应与对照品溶液主斑点的荧光与位置相同。

（2）高效液相色谱法　在含量测定项下记录的色谱图中，供试品溶液主峰的保留时间应与对照品溶液主峰的保留时间一致。

（1）、（2）两项可选做一项。

2. 检查试验

（1）检查溶液澄清度，控制碱不溶性杂质的限量　检查方法是取本品 5 份各 0.50g，分别加氢氧化钠试液 10mL，溶解后，溶液应澄清。如显浑浊，与 2 号浊度标准液（通则 0902 第二法）比较，均不得更浓。

（2）有关物质　取本品适量，精密称定，加 0.1mol/L 盐酸溶液适量（每 12.5mg 诺氟沙星加 0.1mol/L 盐酸溶液 1mL）使溶解，用流动相 A 定量稀释制成每 1mL 中约含 0.15mg 的溶液，作为供试品溶液；精密量取适量，用流动相 A 定量稀释制成每 1mL 中含 0.75μg 的溶液，作为对照溶液。另精密称取杂质 A 对照品约 15mg，置 200mL 量瓶中，加乙腈溶解并稀释至刻度，摇匀，精密量取适量，用流动相 A 定量稀释制成每 1mL 中约含 0.3μg 的溶液，作为杂质 A 对照品溶液。

照高效液相色谱法（通则 0512）试验，用十八烷基硅烷键合硅胶为填充剂；以 0.025mol/L 磷酸溶液（用三乙胺调节 pH 值至 3.0±0.1）-乙腈（87：13）为流动相 A，乙腈为流动相 B；按下表进行线性梯度洗脱。称取诺氟沙星对照品、环丙沙星对照品和依诺沙星对照品各适量，加 0.1mol/L 盐酸溶液适量使溶解，用流动相 A 稀释制成每 1mL 中含诺氟沙星 0.15mg、环丙沙星和依诺沙星各 3μg 的混合溶液，取 20μL 注入液相色谱仪，检测波长 278nm，记录色谱图，诺氟沙星的保留时间约为 9min。诺氟沙星峰与环丙沙星峰和诺氟沙星峰与依诺沙星峰的分离度均应大于 2.0。

精密量取供试品溶液、对照溶液和杂质 A 对照品溶液各 20μL，分别注入液相色谱仪，以 278nm 和 262nm 为检测波长，记录色谱图。供试品溶液色谱图中如有杂质峰，杂质 A（262nm 检测）按外标法以峰面积计算，不得过 0.2%。其他单个杂质（278nm 检测）峰面积不得大于对照溶液主峰面积（0.5%）；其他各杂质峰面积的和（278nm 检测）不得大于对照溶液主峰面积的 2 倍（1.0%）。供试品溶液色谱图中小于对照溶液主峰面积 0.1 倍的峰忽略不计。

时间/min	流动相 A/%	流动相 B/%
0	100	0
10	100	0
20	50	50
30	50	50
32	100	0
42	100	0

（3）干燥失重　本品在潮湿空气中易吸收水分。《中国药典》规定在 105℃干燥至恒重，减重不得过 2.0%（通则 0831）。

3. 含量测定

（1）色谱条件与系统适用性试验　用十八烷基硅烷键合硅胶为填充剂；以 0.025mol/L 磷酸溶液（用三乙胺调节 pH 至 3.0±0.1）-乙腈（87：13）为流动相；流速为每分钟 0.8mL；检测波长为 278nm。称取诺氟沙星对照品、环丙沙星对照品和依诺沙星对照品各适量，加 0.1mol/L 盐酸溶液适量使溶解，用流动相稀释制成每 1mL 中含诺氟沙星 25μg、环丙沙星和依诺沙星各 5μg 的混合溶液，取 20μL 注入液相色谱仪，记录色谱图，诺氟沙星峰的保留时间约为 9min。诺氟沙星峰与环丙沙星峰和诺氟沙星峰与依诺沙星峰间的分离度均应大于2.0。

（2）测定方法　取本品约25mg，精密称定，置100mL量瓶中，加0.1mol/L盐酸溶液2mL使溶解后，加水稀释至刻度，摇匀，精密量取5mL置50mL量瓶中，加流动相稀释至刻度，摇匀，精密量取20μL注入液相色谱仪，记录色谱图；另取诺氟沙星对照品，同法测定，按外标法以峰面积计算供试品中$C_{16}H_{18}FN_3O_3$的含量。

三、环丙沙星的分析

喹诺酮类药物环丙沙星（ciprofloxacin），疗效好，广泛应用于临床，药典收载环丙沙星（ciprofloxacin）、乳酸环丙沙星注射液（ciprofloxacin lactate injection）化学名称为1-环丙基-6-氟-1,4-二氢-4-氧代-7-(1-哌嗪基)-3-喹啉甲酸，结构如下。

1. 鉴别试验

（1）红外吸收光谱法　本品的红外吸收光谱应与对照品图谱（光谱集979）一致。

（2）高效液相色谱法　在含量测定项下记录的色谱图中，供试品溶液主峰的保留时间应与对照品溶液主峰的保留时间一致。

2. 检查试验

本品检查酸溶液的澄清度与颜色，有关物质，干燥失重，炽灼残渣，重金属等。

（1）溶液的澄清度与颜色　取本品0.1g，加0.1mol/L盐酸溶液10mL溶解后，溶液应澄清无色；如显色，与黄色或黄绿色4号标准比色液（通则0901第一法）比较，不得更深。

（2）有关物质　取本品约25mg，精密称定，加7%磷酸溶液0.2mL溶解后，用流动相A定量稀释制成每1mL中约含0.5mg的溶液，作为供试品溶液；精密量取适量，用流动相A定量稀释制成每1mL中约含1μg的溶液，作为对照溶液。精密量取对照溶液适量，用流动相A定量稀释制成每1mL中约含0.1μg的溶液，作为灵敏度溶液。另精密称取杂质A对照品约15mg，置100mL量瓶中，加6mol/L氨溶液0.6mL与水适量溶解，用水稀释至刻度，摇匀，精密量取1mL，置100mL量瓶中，用流动相A稀释至刻度，摇匀，作为杂质A对照品溶液。

照高效液相色谱法（通则0512）测定，用十八烷基硅烷键合硅胶为填充剂；流动相A为0.025mol/L磷酸溶液-乙腈（87:13）（用三乙胺调节pH值至3.0±0.1），流动相B为乙腈，按下表进行线性梯度洗脱，流速为每分钟1.5mL。取氧氟沙星对照品、环丙沙星对照品和杂质I对照品各适量，加流动相A溶解并稀释制成每1mL中约含氧氟沙星5μg、环丙沙星0.5mg和杂质I 10μg的混合溶液，取20μL注入液相色谱仪，以278nm为检测波长，记录色谱图，环丙沙星的保留时间约为12min。氧氟沙星峰与环丙沙星峰和环丙沙星峰与杂质I峰间的分离度均应符合要求。取灵敏度溶液20μL注入液相色谱仪，以278nm为检测波长，记录色谱图，主成分峰高的信噪比应大于10。

精密量取供试品溶液、对照溶液和杂质A对照品溶液各20μL，分别注入液相色谱仪，以278nm和262nm为检测波长，记录色谱图，杂质E、杂质B、杂质C，杂质I和杂质D峰间的相对保留时间分别约为0.3，0.6，0.7，1.1和1.2。供试品溶液色谱图中如有杂质峰，杂质 A（262nm 检测）按外标法以峰面积计算，不得过 0.3%。杂质 B，C，D 和 E（278nm 检测）按校正后的峰面积计算（分别乘以校正因子 0.7，0.6，1.4 和 6.7），均不得大于对照溶液主峰面积（0.2%）；其他单个杂质（278nm 检测）峰面积不得大于对照溶液主峰面积（0.2%）；各杂质（278nm 检测）校正后峰面积的和不得大于对照溶液主峰面积的 2.5 倍（0.5%）；供试品溶液色谱图中小于灵敏度溶液主峰面积的峰忽略不计。

时间/min	流动相 A/%	流动相 B/%
0	100	0
16	100	0
53	40	60
54	100	0
65	100	0

（3）干燥失重　取本品，以五氧化二磷为干燥剂，照干燥失重测定法（通则 0831）测定，在 120℃真空干燥 6h，减失重量不得过 1.0%。

（4）炽灼残渣　取本品 1.0g 置铂坩埚中，依法检查（通则 0841），遗留残渣不得过 0.1%。

（5）重金属　取炽灼残渣项下遗留的残渣，依法检查（通则 0821），含重金属不得过百万分之二十。

3. 含量测定

（1）色谱条件与系统适用性试验　用十八烷基硅烷键合硅胶为填充剂；以 0.025mol/L 磷酸溶液-乙腈（87：13）（用三乙胺调节 pH 值至 3.0±0.1）为流动相；流速为每分钟 1.5mL，检测波长为 278nm。称取氧氟沙星对照品、环丙沙星对照品和杂质 I 对照品各适量，加流动相溶解并稀释制成每 1mL 中含氧氟沙星 5μg、环丙沙星 0.1mg 和杂质 I 10μg 的混合溶液，取 20μL 注入液相色谱仪，记录色谱图，环丙沙星的保留时间约为 12min。氧氟沙星峰与环丙沙星峰、环丙沙星峰与杂质 I 峰间的分离均应符合要求。

（2）测定方法　取本品约 25mg，精密称定，加 7%磷酸溶液 0.2mL 溶解后，用流动相定量稀释制成每 1mL 中约含 0.1mg 的溶液，作为供试品溶液，精密量取 20μL 注入液相色谱仪，记录色谱图，另取环丙沙星对照品，同法测定，按外标法以峰面积计算供试品中 $C_{17}H_{18}FN_3O_3$ 的含量。

思考题

1. 磺胺类药物的母体结构是什么？磺胺类药物怎样分类？
2. 以磺胺嘧啶为例，写出用重氮化-偶合反应进行化学鉴别的反应式。
3. 《中国药典》除用化学鉴别法外，还要用红外吸收光谱法来鉴别磺胺类药物，为什么？
4. 试述磺胺类药物红外吸收光谱中主要特征吸收的波数区域。

习　题

1. 取标示量为 0.5g 的磺胺甲·唑片 10 片，总重为 5.764g，研细，精密称出 0.5843g，照磺胺甲·唑项下的方法测定，消耗亚硝酸钠滴定溶液（0.1mol/L）19.37mL。每 1mL 亚硝酸钠滴定溶液（0.1mol/L）相当于 25.33mg 的 $C_{10}H_{11}N_3O_3S$，求该片剂按标示量表示的百分含量为多少？

2. 取标示量为 0.5g 的磺胺嘧啶片 6 片，按药典方法测定溶出度。溶剂体积为 1000mL，到规定时间取溶液 5mL 滤过，取滤液 1mL 稀释为 50mL。照紫外-可见分光光度法，在 254nm 波长处测定吸光度分别为 0.631，0.599，0.606，0.616，0.610 和 0.632。按 $C_{10}H_{10}N_4O_2S$ 的吸收系数（$E_{1cm}^{1\%}$）为 866，计算各片的溶出度、平均溶出度，并说明该片剂的溶出度是否符合规定？

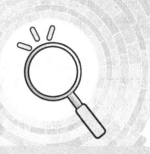

第七章
杂环类药物分析

学习指南

了解杂环类药物的分类及常用药物；了解药物的结构-性质关系；掌握杂环类药物的鉴别、检查和含量测定方法。通过实训掌握相关药物分析操作技术。

碳环中夹杂有非碳元素原子的环状有机化合物，称为杂环化合物，其中非碳元素原子称为杂原子，一般为氧、氮、硫等。自然界中存在的具有生理活性的化合物，有不少为杂环化合物，如某些生物碱、维生素、抗生素等；在化学合成药物中，杂环类化合物亦占有相当的数量，并已成为现代药物中应用最多、最广的一大类药物。

本章所要讨论的是化学合成的杂环类药物，一些天然的杂环类药物以及可以合并于生物碱、维生素、抗生素类的化学合成的杂环类药物，则分别在有关章节中论述。

杂环类药物按其所具有的杂原子种类、数目，以及环状（环的元数、环数多少、饱和与否、并合情况）的差异可分成许多不同大类，诸如：呋喃类、吡唑酮类、咪唑及四氮唑类、吡啶及哌啶类、嘧啶类、嘌呤及蝶呤类、哌嗪类、苯并噻嗪类、苯并二氮杂䓬类等。而各大类又可根据环上取代基的类型、数目、位置的不同衍生出数目众多的同系列药物。

本章仅就应用比较广泛的四类杂环化合物中若干典型药物予以重点叙述，即：吡啶类（以异烟肼为主）、苯并噻嗪类（以氯丙嗪为主）、苯并二氮杂䓬类（以氯氮草、地西泮为主）。

第一节　吡啶类药物的分析

一、几种常用的药物化学结构及理化性质

1. 化学结构

本类药物均含吡啶环结构，其中最常用且具有代表性的药物有异烟肼（isoniazid）、尼可刹米（nikethamide）、烟酰胺（nicotinamide）和托吡卡胺（tropicamide）。它们的结构如下。

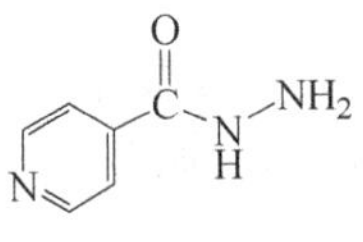

异烟肼 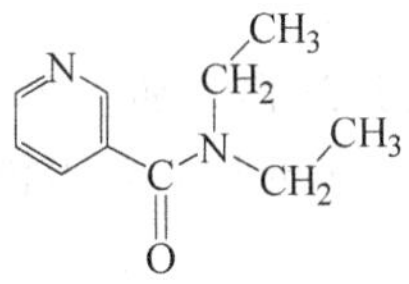　　　　尼可刹米 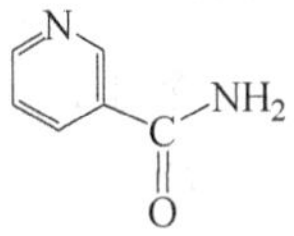　　　　烟酰胺 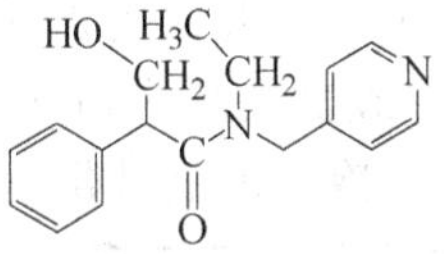　　　　托吡卡胺

2. 理化性质

① 上述药物除尼可刹米为无色或淡黄色的澄明油状液体外，其余为白色结晶性粉末。异烟肼与烟酰胺易溶于水；尼可刹米能与水、乙醇、三氯甲烷或乙醚任意混合。

② 本类药物吡啶环母核上的氮原子由于其电性环境具有"叔胺"（第三氮原子）性质，为一碱性氮原子，可以和一些沉淀试剂如重金属离子等发生沉淀反应；吡啶环可在一定条件下，发生开环反应，降解产物再与某些试剂缩合呈色；各药物具有不同的取代基，故具有不同的化学性质。

③ 异烟肼的分子结构中，吡啶环的 γ 位上被酰肼基取代，酰肼基还原性较强，可以和氨制硝酸银试液等氧化试剂反应；此外，酰肼基还可与某些含羰基的试剂发生缩合反应。

④ 尼可刹米和烟酰胺的分子结构中，吡啶环母核的 β 位上均被酰氨基取代。酰氨基化学性质不太活泼，但可在碱性条件下水解。

二、鉴别试验

1. 吡啶环的开环反应

本反应适用于吡啶环的 α, α' 位无取代基的尼可刹米。

（1）戊烯二醛反应　当溴化氰与芳伯胺作用于吡啶环，使环上氮原子由 3 价转变成 5 价，吡啶环发生水解反应生成戊烯二醛，再与芳伯胺缩合，生成有色的戊烯二醛衍生物。其颜色随所用芳胺的不同有所差异，如与苯胺缩合显黄色至黄棕色；与联苯胺则显粉红至红色。

《中国药典》用此法鉴别尼可刹米，所用芳伯胺为苯胺，方法如下。

取本品 1 滴，加水 50mL，摇匀，分取 2mL，加溴化氰试液 2mL 与 2.5% 苯胺溶液 3mL，摇匀，溶液渐显黄色。

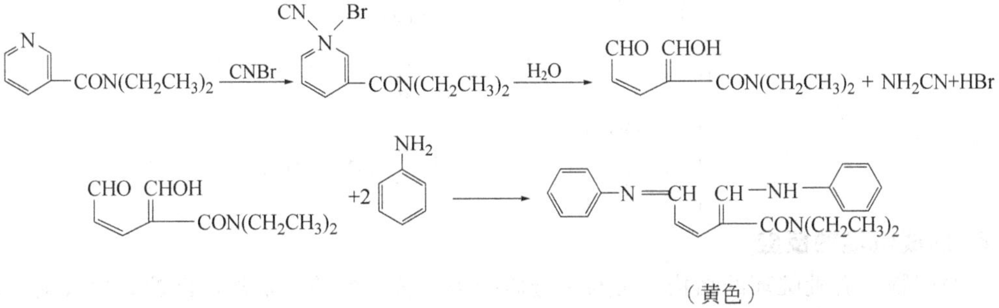

（黄色）

（2）与 2,4-二硝基氯苯反应　在无水条件下，将吡啶及其某些衍生物与 2,4-二硝基氯苯混合共热或使其热至熔融，冷却后，加醇制氢氧化钾溶液将残渣溶解，溶液呈红紫色。

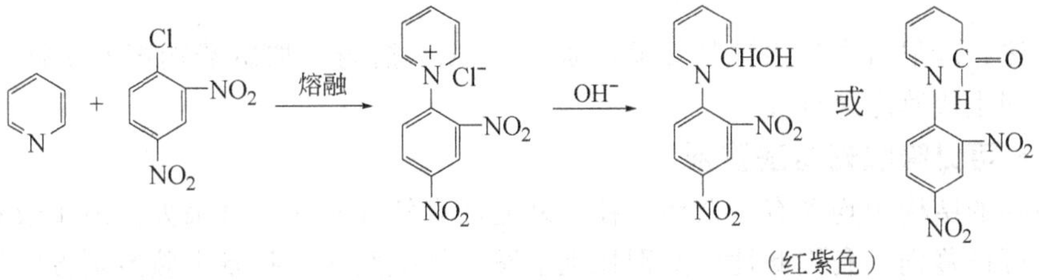

（红紫色）

《中国药典》用此法鉴别托吡卡胺，方法如下。

取托吡卡胺供试品约 5mg，加乙醇 1mL 使其溶解，加入 2,4-二硝基氯苯 0.1g 置水浴中加热 5min，放冷，加氢氧化钠乙醇溶液（1→100）1mL 后，溶液即显鲜明的红紫色。

2. 酰肼基团的还原反应

异烟肼与硝酸银反应，即生成可溶于稀硝酸的白色异烟酸沉淀，并生成氮气和金属银，在管壁上产生银镜。

$$\underset{NH_2}{\overset{NH_2}{|}} + 4AgNO_3 \longrightarrow 4Ag\downarrow + N_2\uparrow + 4HNO_3$$

《中国药典》使用氨制硝酸银试液，则生成可溶性的异烟酸铵盐，方法如下。

取异烟肼约 10mg，置试管中，加水 2mL 溶解后，加氨制硝酸银试液 1mL，即发生气泡与黑色浑浊，并在试管壁上生成银镜。

3. 酰胺基的分解反应

尼可刹米和烟酰胺的分子结构中，吡啶环 β 位上的取代基均为酰胺基结构，可遇碱水解，《中国药典》利用此性质对这两种药物进行鉴别。如尼可刹米 10 滴与氢氧化钠试液 3mL 加热，即产生二乙胺的臭气，能使湿润的红色石蕊试纸变蓝色。

烟酰胺的鉴别方法为：取本品 0.1g，加水 5mL 溶解后，加氢氧化钠试液 5mL，缓缓加热，即发生氨臭，产生的氨气使湿润的红色石蕊试纸变蓝。继续加热至氨臭除尽，放冷，加酚酞指示液 1～2 滴，用稀硫酸中和，再加硫酸铜试液 2mL，即缓缓析出烟酸铜的淡蓝色沉淀；滤过，取沉淀炽灼，即发生吡啶的臭气。

4. 形成沉淀的反应

本类药物具有吡啶环的结构，可与重金属盐类及苦味酸等试剂形成沉淀。尼可刹米可与硫酸铜及硫氰酸铵作用生成草绿色配位化合物沉淀。利用此性质可鉴别尼可刹米。

鉴别方法：取尼可刹米供试品 2 滴，加水 1mL，摇匀，加硫酸铜试液 2 滴与硫氰酸铵试液 3 滴，即生成草绿色沉淀。

5. 紫外-可见吸收光谱法鉴别

本类药物的结构中均含有芳杂环，在紫外光区有特征吸收，其最大、最小吸收波长及百分吸收系数可供鉴别。利用此性质鉴别托吡卡胺、烟酰胺等。托吡卡胺鉴别方法如下：取本品，加 0.1mol/L 硫酸溶液制成每 1mL 中含 $25\mu g$ 的溶液，照紫外-可见分光光度法测定，在波长 220～350nm 范围内，仅在 254nm 波长处有最大吸收。烟酰胺鉴别方法：取本品，加水溶解并稀释制成每 1mL 中约含 $20\mu g$ 的溶液，照紫外-可见分光光度法（通则 0401）测定，在 261nm 波长处有最大吸收，在 245nm 波长处有最小吸收，245nm 波长处吸光度与 261nm 波长处吸光度的比值应为 0.63～0.67。

6. 红外吸收光谱法鉴别

《中国药典》均采用红外吸收光谱法对上述典型药物进行鉴别。以烟酰胺为例，其红外吸收图谱见图 7-1，主要特征吸收峰的归属情况见表 7-1。

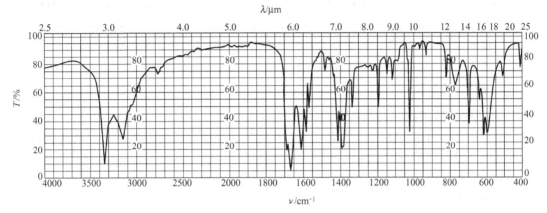

图 7-1 烟酰胺的红外吸收图谱

表 7-1 烟酰胺的红外吸收光谱中主要特征吸收峰的归属情况

ν/cm^{-1}	吸收峰的归属	ν/cm^{-1}	吸收峰的归属
3360,3155	酰胺 ν_{N-H}	1618,1590	吡啶 $\nu_{C=N}$ $\nu_{C=C}$
1678	酰胺 $\nu_{C=O}$	698	吡啶环 $\delta_{环}$

本品的红外吸收图谱应与对照的图谱（光谱集 421 图）一致。

三、有关物质的检查

1. 异烟肼中游离肼的检查

异烟肼是一种不甚稳定的药物，其中的游离肼是由制备时原料引入，或在贮藏过程中降解而产生。而肼又是一种诱变剂和致癌物质，因此，需对异烟肼及其制剂中游离肼进行限量检查。《中国药典》对异烟肼中游离肼的检查采用薄层色谱法。

测定方法：取本品，加丙酮-水（1∶1）溶解并稀释制成每 1mL 中约含 100mg 的溶液，作为供试品溶液；另取硫酸肼对照品，加丙酮-水（1∶1）溶解并稀释制成每 1mL 中约含 0.08mg（相当于游离肼 $20\mu g$）的溶液，作为对照品溶液；取异烟肼与硫酸肼各适量，加丙酮-水（1∶1）溶解并稀释制成每 1mL 中分别含异烟肼 100mg 及硫酸肼 0.08mg 的混合溶液，作为系统适用性溶液。照薄层色谱法（通则 0502）试验，吸取上述三种溶液各 $5\mu L$，分别点于同一硅胶 G 薄层板上，以异丙醇-丙酮（3∶2）为展开剂，展开，晾干，喷以乙醇制对二甲氨基苯甲醛试液，15min 后检视。系统适用性溶液所显游离肼与异烟肼的斑点应完全分离，游离肼的 R_f 值约为 0.75，异烟肼的 R_f 值约为 0.56。在供试品溶液主斑点前方与对照品溶液主斑点相应的位置上，不得显黄色斑点。

2. 烟酰胺中有关物质的检查

烟酰胺在生产和贮存过程中易引入有关物质，《中国药典》规定进行有关物质的检查。

检查方法：取本品，精密称定，加乙醇溶解并稀释制成每1mL中约含40mg的溶液，作为供试品溶液；精密量取适量，用乙醇分别稀释制成每1mL中约含0.2mg与0.1mg的溶液，作为对照溶液Ⅰ和Ⅱ；另取烟酸对照品，加乙醇溶解并定量稀释制成每1mL中约含0.2mg的溶液，作为对照品溶液；再取烟酸对照品与本品适量，加乙醇溶解并稀释制成每1mL中约含烟酸0.2mg和烟酰胺1mg的混合溶液，作为对照溶液Ⅲ。照薄层色谱法（通则0502）试验，吸取上述5种溶液各5μL，分别点于同一硅胶GF$_{254}$薄层板上，以三氯甲烷-无水乙醇-水（48：45：4）为展开剂，展开，晾干，置紫外光灯（254nm）下检视。对照溶液Ⅲ应显示两个清晰分离的斑点；对照溶液Ⅱ应显示一个清晰可见的斑点；供试品溶液如显与对照品溶液相应的杂质斑点，其颜色与对照品溶液的主斑点比较，不得更深（0.5%）；如显其他杂质斑点，与对照溶液Ⅰ的主斑点比较，不得更深。

四、含量测定

1. 异烟肼含量测定（高效液相色谱法）

（1）色谱条件与系统适用性试验　用十八烷基硅烷键合硅胶为填充剂；以0.02mol/L磷酸氢二钠溶液（用磷酸调pH值至6.0)-甲醇（85：15）为流动相；检测波长为262nm。理论板数按异烟肼峰计算不低于4000。

（2）测定方法　取本品，精密称定，加水溶解并定量稀释制成每1mL中约含0.1mg的溶液，作为供试品溶液，精密量取10μL注入液相色谱仪，记录色谱图；另取异烟肼对照品，同法测定。按外标法以峰面积计算含量。

异烟肼片、注射用异烟肼、托比卡胺滴眼液等亦用高效液相色谱法测定含量。

2. 尼可刹米与烟酰胺含量测定（非水溶液滴定法）

《中国药典》采用非水滴定法测定尼可刹米和烟酰胺含量。

（1）尼可刹米含量测定　取本品约0.15g，精密称定，加冰醋酸10mL与结晶紫指示液1滴，用高氯酸滴定液（0.1mol/L）滴定至溶液显蓝绿色，并将滴定结果用空白试验校正。每1mL高氯酸滴定液（0.1mol/L）相当于17.82mg $C_{10}H_{14}N_2O$，计算含量。

（2）烟酰胺含量测定　取本品约0.1g，精密称定，加冰醋酸20mL溶解后，加醋酐5mL与结晶紫指示液1滴，用高氯酸滴定液（0.1mol/L）滴定至溶液显蓝绿色，并将滴定结果用空白试验校正。每1mL高氯酸滴定液（0.1mol/L）相当于12.21mg $C_6H_6N_2O$，计算含量。

3. 尼可刹米注射液与烟酰胺片含量测定（紫外-可见分光光度法）

本类药物在紫外光区有较强的紫外吸收，可用来进行含量测定。《中国药典》采用紫外-可见分光光度法对尼可刹米注射液、烟酰胺片进行定量分析。

（1）尼可刹米注射液含量测定　用内容量移液管精密量取本品2mL，置100mL量瓶中，用0.5%硫酸溶液分次洗涤移液管内壁，洗液并入量瓶中，用0.5%硫酸溶液稀释至刻度，摇匀；精密量取适量，用0.5%硫酸溶液定量稀释制成每1mL中约含尼可刹米20μg的溶液，照紫外-可见分光光度法（通则0401），在263nm波长处测定吸光度，按 $C_{10}H_{14}N_2O$ 吸收系数（$E_{1cm}^{1\%}$）为292计算含量。

（2）烟酰胺片含量测定　取供试品20片，精密称定，研细，精密称取细粉适量（约相当于烟酰胺60mg），置100mL量瓶中，加盐酸溶液（9→1000）75mL，置水浴上加热

15min 并时时振摇，使烟酰胺溶解，放冷至室温，用同一溶剂稀释至刻度，摇匀，滤过，精密量取续滤液 5mL，置于 200mL 量瓶中，用同一溶剂稀释至刻度，摇匀，在 261nm 波长处测定吸光度，按 $C_6H_6N_2O$ 的吸收系数（$E_{1cm}^{1\%}$）为 430 计算，即得。

烟酰胺在水、乙醇和不同 pH（pH=6，7，8）的磷酸盐缓冲液中，最大吸收峰均约在 262nm，吸收系数（$E_{1cm}^{1\%}$）约为 238；但在盐酸溶液（9→1000）中，最大吸收峰的波长为 261.5nm，吸收系数（$E_{1cm}^{1\%}$）为 423.4，该条件明显优于以水、乙醇和不同 pH 的磷酸盐缓冲液为溶剂，因此选用盐酸溶液（9→1000）为溶剂，在 261nm 波长处测定其含量，吸收系数经试验校正为 430。

第二节　苯并噻嗪类药物的分析

本类药物在化学结构上属苯并噻嗪（phenothiazine，亦称吩噻嗪）类衍生物，具有共同的硫氮杂蒽母核。结构上的差异，主要表现在第 10 位氮上的 R 取代基和第 2 位上的 R′ 取代基的不同。

硫氮杂蒽母核

一、几种常用药物的化学结构及理化性质

常用苯并噻嗪类药物的化学结构见表 7-2。

表 7-2　常用的苯并噻嗪类药物的化学结构

药 品 名 称	R 基团	R′ 基团
盐酸异丙嗪（promethazine hydrochloride）	—CH₂CH(CH₃)N(CH₃)₂·HCl	—H
盐酸氯丙嗪（chlorpromazine hydrochloride）	—(CH₂)₃N(CH₃)₂·HCl	—Cl
奋乃静（羟哌氯丙嗪）（perphenazine）	—(CH₂)₃—N(哌嗪)N—CH₂CH₂OH	—Cl
盐酸氟奋乃静（羟哌氟丙嗪）（fluphenazine hydrochloride）	—(CH₂)₃—N(哌嗪)N—CH₂CH₂OH·2HCl	—CF₃
癸氟奋乃静（fluphenazine decanoate）	—(CH₂)₃—N(哌嗪)N—CH₂CH₂OCO(CH₂)₈CH₃	—CF₃
盐酸三氟拉嗪（甲哌氟丙嗪）（trifluoperazine hydrochloride）	—(CH₂)₃—N(哌嗪)N—CH₃·2HCl	—CF₃
马来酸乙酰丙嗪（acepromazine maleate）	—(CH₂)₃N—(CH₃)₂·(顺丁烯二酸)	—COCH₃
马来酸硫醇哌嗪（thiethylperazine maleate）	—(CH₂)₃—N(哌嗪)N—CH₃·2(顺丁烯二酸)	—SC₂H₅

本类药物的主要化学性质如下。

（1）碱性　上述药物的杂蒽母环氮原子上的取代基均具有碱性，临床上多使用其盐酸盐。

（2）与氧化剂氧化呈色　苯并噻嗪类药物中的杂蒽母环上硫原子具有还原性，遇硫酸、硝酸、过氧化氢及三氯化铁等氧化剂，药物可被氧化成自由基型产物和非离子型产物等，随着取代基的不同，而呈不同的颜色。

（3）与金属离子配位呈色　硫氮杂蒽母核中未被氧化的硫原子，可与金属离子如钯离子（Pd^{2+}）形成有色配合物，本法具有专属性，可排除氧化产物的干扰。

（4）紫外和红外吸收光谱特征　本类药物的母核为三环共轭的 π 系统，有较强的紫外吸收，其紫外及红外吸收光谱可用于鉴别与含量测定。

二、鉴别试验

1. 氧化显色反应

苯并噻嗪类药物遇不同氧化剂，如硫酸、溴水（加热至沸）、三氯化铁试液以及过氧化氢（在盐酸介质中加热至80℃）等，可呈现樱红至红色。随各药物的取代基不同，颜色有所差异。其反应过程与反应产物极其复杂。现将一些常用药物的显色情况列于表7-3。

表7-3　一些常用苯并噻嗪类药物与氧化剂的显色反应

药品名称	氧化剂				
	硫酸	硝酸	溴水	三氯化铁	过氧化氢
盐酸氯丙嗪	桃红色,放置色渐深	红色,渐变黄色	鲜绯红色	红色	深红色,放置渐退
盐酸异丙嗪	桃红色,放置色渐深	红色沉淀加热即溶解	暗樱红色(略浑)		
奋乃静	红色,加热变深				
盐酸氟奋乃静	淡红色,温热变红褐色				
盐酸三氟拉嗪		微带红色的白色沉淀,放置红色变深,加热变为黄色			

苯并噻嗪为一良好的电子给予体，当其遇不同的氧化剂时，由于相继失去电子及经历不同的氧化阶段，会形成一些自由基型产物和非离子型产物（砜、亚砜、3-羟基吩噻嗪）等。随着取代基的不同，各药物的氧化产物会呈不同的颜色，可用于药物的鉴别和含量测定。《中国药典》据此对上述药物进行鉴别。如盐酸异丙嗪的鉴别：①取本品约5mg，加硫酸5mL溶解后，溶液显樱桃红色；放置后，色渐变深。②取本品约0.1g，加水3mL溶解后，加硝酸1mL，即生成红色沉淀；加热，沉淀即溶解，溶液由红色变为橙黄色。

2. 紫外和红外吸收光谱鉴别

苯并噻嗪类药物具有三环共轭的 π 系统，有较强的紫外吸收。一般具有三个峰值，即在 204～209nm（205nm附近）、250～265nm（254nm附近）和300～325nm（300nm附近）。最强峰多在250～265nm。各药物取代基的不同对吸收光谱是有影响的，会引起最大吸收峰发生位移。一些苯并噻嗪类药物的紫外吸收特征见表7-4。

表7-4　一些苯并噻嗪类药物的紫外吸收特征

药品	溶剂	最大吸收峰/nm	$E_{1cm}^{1\%}$	其他吸收峰/nm
盐酸异丙嗪	盐酸液(0.01mol/L)	249±1	910	298±1
盐酸氯丙嗪	盐酸液(0.1mol/L)	254±1	915	306±1
盐酸氟奋乃静	盐酸液(0.1mol/L)	255±1	573	305±1
马来酸乙酰丙嗪	水	243±1		278±1

苯并噻嗪类药物取代基不同，会产生不同的红外吸收光谱。上述药物均可用红外吸收光谱进行鉴别。以奋乃静为例，其红外吸收光谱见图 7-2，主要特征吸收峰见表 7-5。

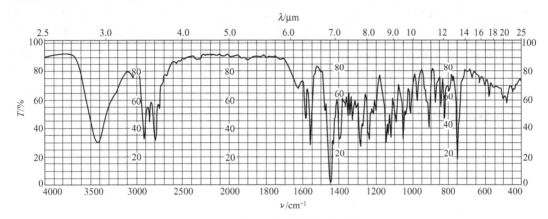

图 7-2　奋乃静的红外吸收光谱

表 7-5　奋乃静的红外吸收光谱中主要特征吸收峰

ν/cm^{-1}	吸收峰的归属	ν/cm^{-1}	吸收峰的归属
3420	羟基 ν_{O-H}	1585	苯环 $\nu_{C=C}$
3040	酰胺 ν_{C-H}	820,750	取代苯 δ_{C-H}

本品的红外吸收图谱应与对照的图谱（光谱集 243 图）一致。

三、检查试验

1. 盐酸氯丙嗪中有关物质的检查

盐酸氯丙嗪及其制剂在生产或贮藏过程中，可引入 2-氯-10-(3-甲氨基丙基)-吩噻嗪、2-氯-10-{3-[N-甲基-N-(3-二甲氨基丙基)]-氨基丙基}-吩噻嗪、2-氯吩噻嗪、2-氯-10-(3-二甲氨基丙基)-吩噻嗪-5-氧化物和 2-氯-10-(3-二甲氨基丙基)-吩噻嗪的氧化物等多种烷基化吩噻嗪杂质及分解产物。因此，《中国药典》对本品及其片剂、注射剂均规定了"有关物质"的检查，有关物质的限量为 1%。

原料药中有关物质的检查：避光操作。取本品 20mg，置 50mL 量瓶中，加流动相溶解并稀释至刻度，摇匀，作为供试品溶液；精密量取适量，用流动相定量稀释制成每 1mL 中含 2μg 的溶液，作为对照溶液。照高效液相色谱法（通则 0512）试验，用辛烷基硅烷键合硅胶为填充柱；以乙腈-0.5%三氟乙酸（用四甲基乙二胺调节 pH 值至 5.3）（50:50）为流动相；检测波长为 254nm。精密量取对照溶液与供试品溶液各 10μL，分别注入液相色谱仪，记录色谱图至主成分峰保留时间的 4 倍。供试品溶液的色谱图中如有杂质峰，单个杂质峰面积不得大于对照溶液主峰面积（0.5%），各杂质峰面积的和不得大于对照溶液主峰面积的 2 倍（1.0%）。

盐酸异丙嗪片、盐酸异丙嗪注射液中有关物质的检查均采用高效液相色谱法。

2. 奋乃静的检查

《中国药典》规定检查本品甲醇溶液的澄清度与颜色、有关物质、干燥失重和炽灼残渣，并检查奋乃静片的溶出度和含量均匀度。

（1）甲醇溶液的澄清度与颜色　取本品 0.20g，加甲醇 10mL 溶解后，溶液应澄清无色，如显色，与黄色 2 号标准比色液（通则 0901 第一法）比较，不得更深。

（2）有关物质　避光操作。取本品适量，加甲醇溶解并稀释制成每 1mL 中含 1mg 的溶液，作为供试品溶液；精密量取 1mL，置 100mL 量瓶中，用甲醇稀释至刻度，摇匀，作为对照溶液。照高效液相色谱法（通则 0512）试验，用十八烷基硅烷键合硅胶为填充剂；以甲醇为流动相 A，以 0.03mol/L 醋酸铵溶液为流动相 B，按下表进行梯度洗脱，检测波长为 254nm。取奋乃静对照品 25mg，置 25mL 量瓶中，加甲醇 15mL 溶解后，加入 30％过氧化氢溶液 2mL，摇匀，用甲醇稀释至刻度，摇匀，放置 1.5h，作为系统适用性溶液；取系统适用性溶液 20μL 注入液相色谱仪，使奋乃静峰保留时间约为 27min，与相对保留时间约为 0.73 的降解杂质峰的分离度应大于 7.0。

时间/min	流动相 A/％	流动相 B/％
0～40	67	33
40～50	90	10
50～60	100	0
60～75	67	33

精密量取对照溶液与供试品溶液各 20μL，分别注入液相色谱仪，记录色谱图。供试品溶液色谱图中如有杂质峰，单个杂质峰面积不得大于对照溶液主峰面积的 0.5 倍（0.5％），各杂质峰面积的和不得大于对照溶液主峰面积的 2 倍（2.0％）。供试品溶液色谱图中小于对照溶液主峰面积 0.01 倍的色谱峰忽略不计。

（3）干燥失重　取本品，置五氧化二磷干燥器中，减压干燥至恒重，减失重量不得过 0.5％（通则 0831）。

（4）炽灼残渣　不得过 0.1％（通则 0841）。

（5）片剂溶出度的检查　避光操作。取本品，照溶出度测定第二法，以 0.1mol/L 盐酸溶液 900mL 为溶出介质，转速为每分钟 75 转，依法操作，经 45min（糖衣片）或 30min（薄膜衣片）时，取溶液 10mL，滤膜滤过，续滤液作为供试品溶液；另取奋乃静对照品约 10mg，精密称定，置 100mL 量瓶中，加乙醇 1mL 溶解后，用溶出介质稀释至刻度，摇匀，精密量取适量，用溶出介质稀释制成每 1mL 中约含 2μg（2mg 规格）或 4μg（4mg 规格）的溶液，作为对照品溶液。取上述两种溶液，照紫外-可见分光光度法（通则 0401），在 254nm 波长处分别测定吸光度，计算每片的溶出度。限度为标示量的 75％，应符合规定。

（6）片剂含量均匀度的检查　取本品 1 片，除去糖衣后，置乳钵中，加水 5 滴，湿润后，研细，加盐酸-乙醇溶液适量，研磨均匀，用盐酸-乙醇溶液分次转移至 50mL 量瓶中，充分振摇使奋乃静溶解，用盐酸-乙醇溶液稀释至刻度，摇匀，滤过，弃去初滤液，精密量取续滤液，用盐酸-乙醇溶液定量稀释成每 1mL 中约含 4μg 的溶液作为供试品溶液；另取奋乃静对照品，精密称取适量，用盐酸-乙醇溶液溶解并定量稀释成每 1mL 中约含 4μg 的溶液，作为对照品溶液。取上述两种溶液，按紫外可见分光光度法，在 255nm 波长处测定吸光度，计算含量，判断含量均匀度，应符合规定。

四、含量测定

苯并噻嗪类药物含量测定方法有非水溶液滴定法、紫外分光光度法及高效液相色谱法等。

1. 非水溶液滴定法

苯并噻嗪类药物母核上的氮原子碱性极弱，不能进行滴定，但其 10 位取代基上的烃胺—NR₂ 或 —N◯N— 具有一定的碱性，可在非水介质中以高氯酸液滴定。非水滴定法在苯并噻嗪类原料药物的含量测定中，大多以冰醋酸为溶剂，以结晶紫为指示剂；也有采用丙酮为介质，甲基橙（丙酮饱和溶液）为指示剂或改用电位法指示终点。

现以《中国药典》测定盐酸氯丙嗪为例说明。

测定方法：取本品约 0.2g，精密称定，加冰醋酸 10mL 与醋酐 30mL，振摇溶解后，照电位滴定法（通则 0701）用高氯酸滴定溶液（0.1mol/L）滴定，并将滴定的结果用空白试液校正。每 1mL 高氯酸滴定溶液（0.1mol/L）相当于 35.53mg $C_{17}H_{19}ClN_2S \cdot HCl$。

2. 紫外分光光度法

苯并噻嗪类药物在紫外光谱区具有特征最大吸收，可在其最大吸收波长处测定吸收度，利用吸收系数（$E_{1cm}^{1\%}$）计算；或与标准对照溶液同时测定、计算含量。此法更多用于本类药物制剂的含量测定。

（1）盐酸氯丙嗪片含量测定　取本品 10 片，除去糖衣后，精密称定，研细，精密称取适量（约相当于盐酸氯丙嗪 10mg），置 100mL 量瓶中，加盐酸溶液（9→1000）70mL，振摇使盐酸氯丙嗪溶解，用同一溶剂稀释至刻度，摇匀，滤过，精密量取续滤液 5mL 置另一100mL 量瓶中，加同一溶剂稀释至刻度，摇匀，在 254nm 波长处测定吸光度，按 $C_{17}H_{19}ClN_2S \cdot HCl$ 的吸收系数（$E_{1cm}^{1\%}$）为 915 计算，即得。整个操作过程应注意避光，以防氯丙嗪的氧化。

（2）盐酸氯丙嗪注射液含量测定　精密量取本品适量（约相当于盐酸氯丙嗪 50mg），置 200mL 量瓶中，加盐酸溶液（9→1000）至刻度，摇匀；精密量取 2mL，置 100mL 量瓶中，加同一溶剂至刻度，摇匀，在 254nm 波长处测定吸光度，按 $C_{17}H_{19}ClN_2S \cdot HCl$ 的吸收系数（$E_{1cm}^{1\%}$）为 915 计算，即得。

3. 高效液相色谱法

盐酸异丙嗪片及盐酸异丙嗪注射液，盐酸氟奋乃静、盐酸氟奋乃静片及其注射液等含量测定均采用高效液相色谱法。

（1）盐酸异丙嗪片含量测定

① 色谱条件与系统适用性试验　用十八烷基硅烷键合硅胶为填充剂；以水（用冰醋酸调节 pH 值至 2.3)-甲醇（55：45）为流动相；检测波长为 254nm。理论板数按盐酸异丙嗪峰计算不低于 3000，盐酸异丙嗪峰与相对保留时间 1.1～1.2 的杂质峰分离度应大于 2.0。

② 测定方法　取本品 10 片，精密称定，研细，精密称取适量（约相当于盐酸异丙嗪20mg）置 100mL 量瓶中，加 0.1mol/L 盐酸溶液适量，振摇使盐酸异丙嗪溶解并用0.1mol/L 盐酸溶液稀释至刻度，摇匀，滤过，精密量取续滤液 5mL，置 50mL 量瓶中，用水稀释至刻度，摇匀，作为供试品溶液，精密量取 $20\mu L$ 注入液相色谱仪，记录色谱图；另取盐酸异丙嗪对照品，精密称定，加 0.1mol/L 盐酸溶液溶解并定量稀释制成每 1mL 中约含 0.02mg 的溶液，同法测定。按外标法以峰面积计算含量。

（2）盐酸氟奋乃静含量测定

① 色谱条件与系统适用性试验　用十八烷基硅烷键合硅胶为填充剂；以 0.01mol/L 磷酸二氢钾溶液（用磷酸调节 pH 值至 2.5)-甲醇-乙腈（52：28：20）为流动相 A；以甲醇-乙腈（58：42）为流动相 B，按下表进行梯度洗脱；检测波长为 259nm；理论板数按盐酸氟奋乃静峰计算不低于 3000。

时间/min	流动相 A/%	流动相 B/%
0	100	0
36	100	0
60	70	30

61	100	0
70	100	0

② 测定方法　取本品约 20mg，精密称定，置 50mL 量瓶中，加流动相 A 溶解并稀释至刻度，摇匀，精密量取 10mL，置 50mL 量瓶中，用流动相 A 稀释至刻度，摇匀，作为供试品溶液，精密量取 20μL 注入液相色谱仪，记录色谱图；另取盐酸氟奋乃静对照品，同法测定。按外标法以峰面积计算含量。

第三节　苯并二氮杂䓬类药物的分析

一、几种常用药物的化学结构及理化性质

苯并二氮杂䓬类药物是目前临床上应用最广泛的抗焦虑、抗惊厥药。这类药物中，以地西泮（diazepam）、阿普唑仑（alprazolam）、氯氮䓬（chlordiazepoxide）为代表，常用的药物结构为

地西泮　　　　　　　　阿普唑仑　　　　　　　　氯氮䓬

本类药物多为结晶性粉末；溶于氯仿等有机溶剂，在水中几乎不溶或微溶。如三唑仑为白色或类白色结晶性粉末；在冰醋酸或氯仿中易溶，在甲醇中略溶，在乙醇或丙酮中微溶，在水中几乎不溶。

本类药物中的二氮杂䓬环上的氮原子具有碱性，七元环可在强酸性溶液中水解，利用这些化学反应与药物的光谱特性，可进行鉴别试验。

二、鉴别试验

1. 化学鉴别法

（1）水解后呈芳伯胺反应　如氯氮䓬的鉴别：取本品约 10mg，加盐酸溶液（1→2）15mL，并缓缓煮沸 15min，放冷后，溶液显芳伯胺的鉴别反应。这是由于环上 1 位未被取代的氯氮䓬在酸性下煮沸，1,2-位双键水解断裂，形成具有芳伯氨基的 2-氨基-5-氯-二苯甲酮之故。

（2）硫酸-荧光反应　苯并二氮杂䓬类药物溶于浓硫酸后，在紫外光下（365nm），呈现不同颜色的荧光。如：地西泮的鉴别，取本品约 10mg，加硫酸 3mL，振摇使溶解，在紫外光灯（365nm）下检视，显黄绿色荧光。又如艾司唑仑的鉴别：取本品约 1mg，加稀硫酸 1～2 滴，置紫外光灯（365nm）下检视，显天蓝色荧光。

2. 紫外和红外吸收光谱鉴别

苯并二氮杂䓬类药物分子结构中有共轭体系，在紫外光区有特征吸收。《中国药典》利用这一特性鉴别本类药物。具体情况见表 7-6。

如氯氮䓬的鉴别：取本品，加盐酸溶液（9→1000）制成每 1mL 中含 7μg 的溶液，照紫外-可见分光光度法（通则 0401）测定，在 245nm 与 308nm 波长处有最大吸收。又如地西泮的鉴别：取本品，加 0.5%硫酸的甲醇溶液制成每 1mL 中含 5μg 的溶液，照紫外-可见分

光光度法（通则 0401）测定，在 242nm、284nm 与 366nm 波长处有最大吸收；在 242nm 波长处吸光度约为 0.51，在 284nm 波长处吸光度约为 0.23。

表 7-6 苯并二氮杂䓬类药物的紫外特征吸收与鉴别法

药物名称	溶剂	浓度/(μg/mL)	λ_{max}/nm	A
地西泮	0.5%硫酸甲醇溶液	5	242	约 0.51
			284	约 0.23
			366	
阿普唑仑	盐酸溶液(9→1000)	12	264	
氯氮䓬	盐酸溶液(9→1000)	7	245,308	
三唑仑	无水乙醇	5	221	
盐酸氟西泮	硫酸甲醇溶液(1→36)	10	239±2,284±2,363±2	239nm 与 284nm 处吸光度比值 1.95～2.50
氯硝西泮	0.5%硫酸乙醇溶液	10	252±2,307±2	
奥沙西泮	乙醇	10	229,315±2	

利用红外吸收光谱法鉴别地西泮、阿普唑仑、艾司唑仑、盐酸氟西泮、氯硝西泮和奥沙西泮等。以地西泮为例，其红外吸收光谱见图 7-3，主要特征吸收峰见表 7-7。

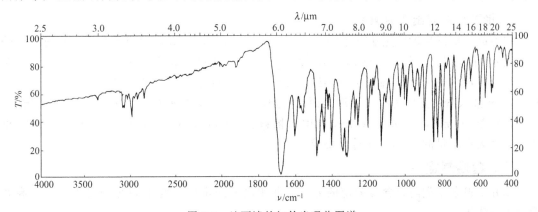

图 7-3 地西泮的红外光吸收图谱

表 7-7 地西泮红外吸收光谱中主要特征吸收峰

ν/cm^{-1}	吸收峰的归属	ν/cm^{-1}	吸收峰的归属
1688	酰基 $\nu_{C=O}$	840	苯环对位取代 ν_{C-H}
1650,1485	苯环 $\nu_{C=C}$	742,710	取代苯的 γ_{C-H}
1315	γ_{C-N}		

本品的红外光吸收图谱应与对照的图谱（光谱集 138 图）一致。

三、检查试验

1. 地西泮及其制剂中特殊杂质的检查

地西泮在合成过程中，N^1 甲基化不完全时，能引入 N-去甲基苯甲二氮䓬（Ⅰ）等杂质，在贮存过程中，亦可能因分解产生 2-甲氨基-5-氯二苯酮（Ⅱ）等杂质。

N-去甲基苯甲二氮䓬（Ⅰ）   2-甲氨基-5-氯二苯酮（Ⅱ）

为控制药物的纯度，需要检查以上杂质。

《中国药典》采用高效液相色谱法对地西泮及其片剂的有关物质进行检查。

（1）地西泮中有关物质的检查　取本品，加甲醇溶解并稀释制成每 1mL 中含 1mg 的溶液作为供试品溶液；精密量取 1mL，置 200mL 量瓶中，用甲醇稀释至刻度，摇匀，作为对照溶液。照高效液相色谱法（通则 0512）试验。用十八烷基硅烷键合硅胶为填充剂；以甲醇-水（70∶30）为流动相；检测波长为 254nm。理论板数按地西泮峰计算不低于 1500。精密量取对照溶液与供试品溶液各 10μL，分别注入液相色谱仪，记录色谱图至主成分峰保留时间的 4 倍。供试品溶液色谱图中如有杂质峰，各杂质峰面积的和不得大于对照液主峰面积的 0.6 倍（0.3%）。

（2）地西泮片中有关物质检查　取本品细粉适量（约相当于地西泮 10mg），加甲醇溶解并制成每 1mL 中含地西泮约 1mg 的溶液，摇匀，滤过，取续滤液作为供试品溶液；精密量取适量，用甲醇定量稀释制成每 1mL 中含地西泮 5μg 的溶液，作为对照溶液。照地西泮有关物质项下的方法测定。供试品溶液色谱图中如有杂质峰，各杂质峰面积的和不得大于对照溶液主峰面积（0.5%）。

2. 地西泮片溶出度的测定

取本品，照溶出度测定法（通则 0931 第二法），以水 500mL 为溶出介质，转速为每分钟 75 转，依法操作，经 60min 时，取溶液约 10mL，滤过，取续滤液（2.5mg 规格）或精密量取续滤液 5mL，用水稀释至 10mL（5mg 规格），照紫外-可见分光光度法（通则 0401），在 230nm 波长处测定吸光度。另取地西泮对照品约 10mg，精密称定，加甲醇 5mL 溶解后，用水稀释至 100mL，精密量取 5mL，用水稀释至 100mL，同法测定，计算出每片的溶出度。限度为标示量的 75%，应符合要求。

四、含量测定

苯并二氮杂䓬类药物含量测定的方法有非水溶液滴定法、紫外-可见分光光度法及高效液相色谱法等。

1. 非水溶液滴定法

本类药物为有机弱碱，在冰醋酸或醋酐溶液中碱性增强，《中国药典》采用高氯酸非水溶液滴定法测定该类原料药含量，指示剂大多采用结晶紫，也有采用电位滴定法指示终点。

（1）地西泮的测定　取本品约 0.2g，精密称定，加冰醋酸与醋酐各 10mL 使溶解，加结晶紫指示液 1 滴，用高氯酸滴定溶液（0.1mol/L）滴定至溶液显绿色。每 1mL 高氯酸滴定溶液（0.1mol/L）相当于 28.47μg $C_{16}H_{13}ClN_2O$，计算含量。

（2）氯氮䓬的测定　取本品约 0.3g，精密称定，加冰醋酸 20mL 溶解后，加结晶紫指示液 1 滴，用高氯酸滴定溶液（0.1mol/L）滴定至溶液显蓝色，并将滴定结果用空白试验校正。每 1mL 高氯酸滴定溶液（0.1mol/L）相当于 29.98mg $C_{16}H_{14}ClN_3O$，计算含量。

（3）奥沙西泮的测定　取本品约 0.25g，精密称定，加冰醋酸 5mL 和醋酸酐 45mL 使溶解后，照电位滴定法（通则 0701），用高氯酸滴定液（0.1mol/L）滴定，并将滴定结果用空白试验校正。每 1mL 高氯酸滴定液（0.1mol/L）相当于 28.67mg $C_{15}H_{11}ClN_2O_2$，计算含量。

2. 紫外-可见分光光度法

《中国药典》中奥沙西泮片剂、氯氮䓬片剂、硝西泮片剂等采用本法测定含量，均匀度与溶出度的测定亦采用此法。

以氯氮䓬片的测定为例说明：取本品 20 片，精密称定，研细，精密称取适量（约相当于氯氮䓬 30mg），置 100mL 量瓶中，加盐酸溶液（9→1000）70mL，充分振摇使氯氮䓬溶解，用盐酸溶液（9→1000）稀释至刻度，摇匀，用干滤纸滤过，精密量取续滤液 5mL，置另一 100mL 量瓶中，用盐酸溶液（9→1000）稀释至刻度，摇匀，在 308nm 波长处测定吸收度，另取氯氮䓬对照品，精密称定，加盐酸溶液（9→1000）溶解并稀释制成每 1mL 中约含 15μg 的溶液，同法测定，计算含量。

3. 高效液相色谱法

《中国药典》采用高效液相色谱法测定地西泮片及注射液含量，如地西泮注射液含量测定：

（1）色谱条件与系统适用性试验 用十八烷基硅烷键合硅胶为填充剂；以甲醇-水（70∶30）为流动相；检测波长为 254nm，理论板数按地西泮峰计算不低于 1500。

（2）测定方法 精密量取本品适量（约相当于地西泮 10mg），置 50mL 量瓶中，用甲醇稀释至刻度，摇匀，作为供试品溶液，精密量取 10μL 注入液相色谱仪，记录色谱图；另取地西泮对照品约 10mg，精密称定，同法测定。按外标法以峰面积计算含量。

思考题

1. 异烟肼常用的鉴别方法是什么？试述其反应原理与反应现象。

2. 尼可刹米常用的含量测定方法是什么？简述其测定原理。

3. 用什么方法区分地西泮和氯氮䓬？

习 题

1. 称取盐酸氯丙嗪供试品 0.2056g，按《中国药典》（2015 年版）规定的方法测定，用去高氯酸滴定溶液（0.1032mol/L）5.60mL，求该供试品的百分含量。

2. 取标示量为 25mg 的盐酸氯丙嗪片 20 片，精密称定，总质量为 2.4120g，研细，称片粉 0.2368g，置 500mL 量瓶中，加盐酸溶液稀释至刻度，摇匀，滤过，精密量取续滤液 5mL，置 100mL 量瓶中，加同一溶剂稀释至刻度，摇匀，在 254nm 波长处测得吸光度为 0.435，按吸收系数（$E_{1cm}^{1\%}$）为 915 计算，求其含量占标示量的百分率。

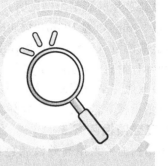

第八章
巴比妥类药物分析

学习指南

通过本章学习，了解巴比妥类药物结构、性质以及它们与分析方法的关系，掌握药物鉴别、检查及含量测定的原理、方法、计算和注意事项，掌握相关药物分析操作技术。

巴比妥类药物是一类常见的镇静、催眠药，有抑制中枢神经的作用。临床常用的有苯巴比妥（phenobarbital）、异戊巴比妥（amobarbital）、司可巴比妥（secobarbital）等以及它们的钠盐。本章主要讨论巴比妥类药物结构、性质以及分析方法。

第一节　化学结构及理化性质

一、巴比妥类药物的化学结构

巴比妥类药物基本结构如下式。

$$\begin{array}{c} R^1 \\ R^2 \end{array} C \underset{5}{\overset{4}{\underset{6}{}}} \begin{array}{c} C=O \\ N-H \\ 3 \quad 2 \\ N-H \end{array} C=O$$

本类药物分子结构是由母核和取代基两部分构成的。其母核为环状丙二酰脲，是巴比妥类药物的共同结构，决定了巴比妥类药物的特性；由于 5 位取代基 R^1 和 R^2 的不同，所以形成不同的巴比妥类药物，具有不同的化学特性。现将常用的巴比妥类药物列于表 8-1。

表 8-1　常用巴比妥类药物及其结构

名　称	R^1	R^2	备　注
苯巴比妥（phenobarbital）	$-C_2H_5$	$-C_6H_5$	
司可巴比妥（secobarbital）	$-CH_2CH=CH_2$	$-CH(CH_2)CH_3$ （上方 CH_3）	
异戊巴比妥（amobarbital）	$-C_2H_5$	$-CH_2CH_2CH$ （CH_3, CH_3）	

二、巴比妥类药物的特性

1. 弱酸性

巴比妥类药物分子结构中都具有 1,3-二酰亚胺基团 （—CONHCO—），能发生酮式-烯醇式互变异构，在水溶液中可以发生二级电离。

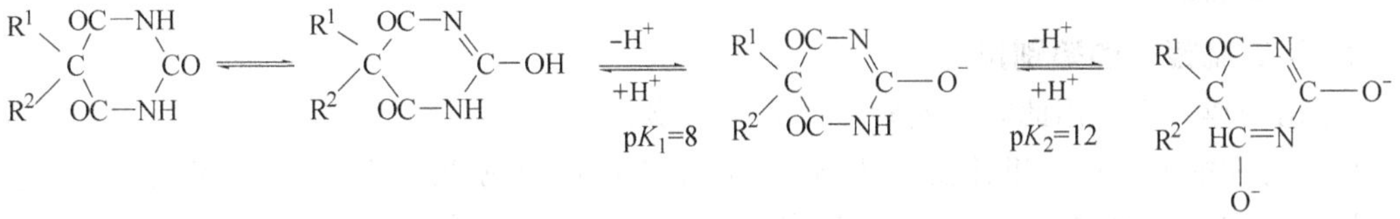

因此，本类药物的水溶液显弱酸性，可与强碱形成水溶性的盐类，常见为钠盐。

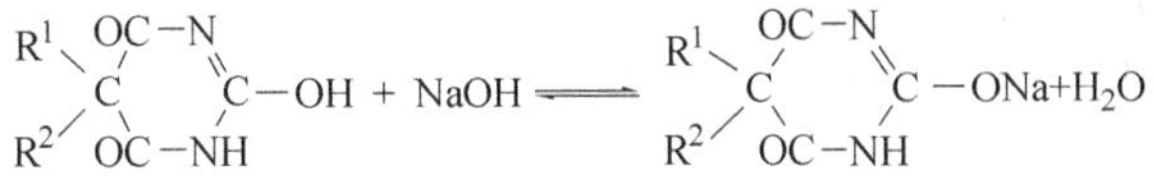

由于巴比妥类药物为弱酸性物质（一般 $pK_a = 7.3 \sim 8.4$），故其盐的水溶液显碱性，若加酸使其成酸性后，则析出游离的巴比妥类药物，可用有机溶剂将游离的巴比妥类药物提取出来。

2. 水解反应

本类药物分子结构中具有酰亚胺结构，与碱溶液共沸即水解产生氨气，可使红色石蕊试纸变蓝，反应式如下。

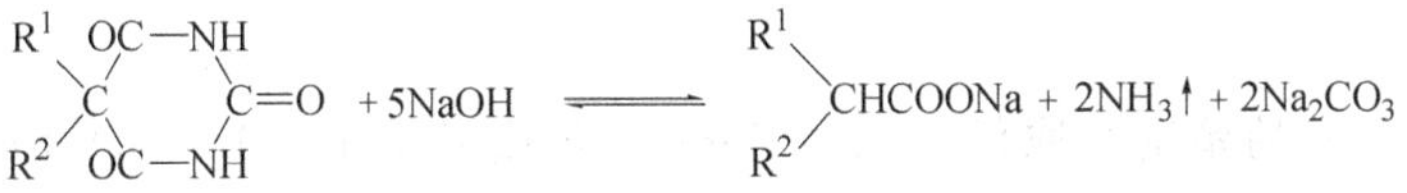

如异戊巴比妥的水解反应为：

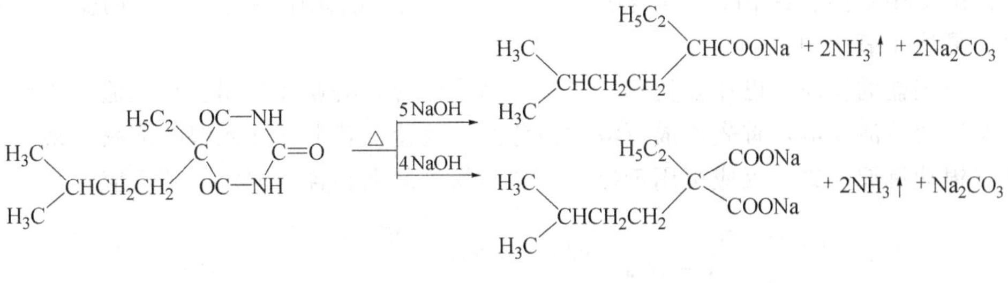

异戊巴比妥

在吸湿的情况下，本类药物的钠盐，也能水解成无效物质。一般情况，在室温和 pH=10 以下，水解较慢；pH=11 以上温度升高，水解加快。反应式如下：

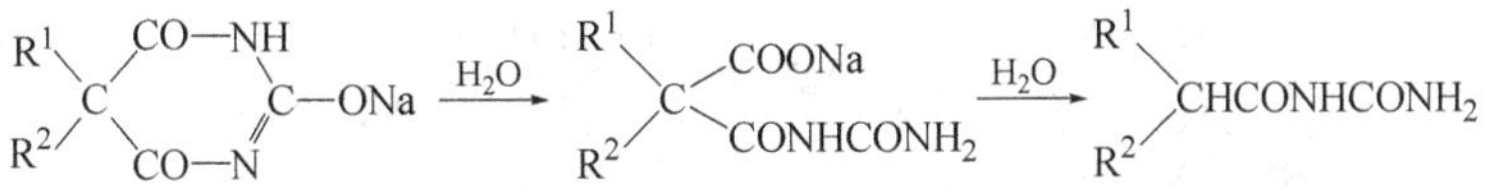

3. 与重金属离子的反应

巴比妥类药物是丙二酰脲的衍生物，具有丙二酰脲的性质，所以在适宜的 pH 溶液中，可与有些重金属离子进行反应，如银盐、铜盐等，生成有色或不溶性有色物质。以此性质，可对本类药物进行鉴别和含量测定。

第二节　鉴别试验与特殊杂质检查

一、鉴别试验

1. 丙二酰脲类的鉴别反应

《中国药典》中采用此方法鉴别巴比妥类药物。

（1）与铜盐的反应　巴比妥类药物于吡啶溶液中可与铜盐反应，生成紫堇色或难溶性紫色物质。因此，可用这一反应鉴别巴比妥类药物。其反应如下。

如司可巴比妥钠的鉴别：取供试品约 50mg，加吡啶溶液（1→10）5mL，溶解后，加铜吡啶试液 1mL，即显紫堇色。

在不同的 pH 溶液中，5,5-取代基不同的巴比妥类药物与铜盐生成的紫堇色物质，于氯仿中的溶解度则不同。在 pH 较高的溶液中，5,5-取代基的亲脂性越强，与铜盐生成的紫色物质越容易溶于氯仿中。

（2）与银盐的反应　巴比妥类药物的基本结构中含有酰亚胺基团，故在适宜的碱性溶液中，可与银盐溶液反应，首先生成可溶性白色的一银盐；若继续加入银盐溶液，则生成白色难溶性二银盐沉淀。这一反应可用于巴比妥类药物的鉴别和含量测定。其反应式为

如异戊巴比妥的鉴别：取供试品约 0.1g，加碳酸钠试液 1mL 与水 10mL，振摇 2min，滤过，滤液中逐滴加入硝酸银试液，即生成白色沉淀，振摇，沉淀即溶解；继续滴加过量的

硝酸银试液，沉淀不再溶解。

2. 呈色反应

（1）芳环的反应

① 与硫酸-亚硝酸钠的反应　含芳环取代基的巴比妥类药物，可与硫酸-亚硝酸钠作用，在苯环上发生亚硝基化反应，显橙黄色，随即变为橙红色。

如苯巴比妥的硫酸-亚硝酸钠鉴别反应：取本品约 10mg，加硫酸 2 滴与亚硝酸钠约 5mg，混合，即显橙黄色，随即转橙红色。

② 与甲醛-硫酸的反应　具有芳环取代基的巴比妥类药物，与甲醛-硫酸反应，生成玫瑰红色产物。无苯基取代的巴比妥类药物无此反应，可供区别。

如苯巴比妥的鉴别：取本品 50mg，置试管中，加甲醛试液 1mL，加热煮沸，冷却，沿管壁缓缓加硫酸 0.5mL，使成两液层，置水浴中加热，接界面显玫瑰红色。

（2）含不饱和取代基的反应　含有不饱和取代基的药物，如司可巴比妥分子中含有丙烯基可与碘（或溴）试液发生加成反应，使碘（或溴）的颜色消退。其反应式为

《中国药典》收载的司可巴比妥钠的鉴别方法：取本品 0.10g，加水 10mL 溶解后，加碘试液 2mL，所显棕黄色在 5min 内消失。

3. 红外吸收光谱法鉴别

《中国药典》对巴比妥类药物均采用红外吸收光谱法进行鉴别。要求供试品的红外吸收光谱应与相对照的红外吸收光谱一致。例如，异戊巴比妥的红外吸收光谱应与红外光谱集 163 图一致。

二、特殊杂质的检查

1. 苯巴比妥的特殊杂质检查

根据苯巴比妥的合成工艺，产品中的特殊杂质主要是合成中产生的中间体以及副反应产物，通过检查酸度及中性或碱性物质及有关物质来加以控制。

（1）酸度　酸度的检查主要是控制副产物苯基丙二酰脲。苯基丙二酰脲是由于中间体的乙基化反应不完全而产生的，其分子中 5 位碳原子上的氢受相邻两羧基的影响，酸性较苯巴比妥强，能使甲基橙指示剂显红色。检查方法为：取本品 0.20g，加水 10mL，煮沸搅拌 1min，放冷，滤过，取滤液 5mL，加甲基橙指示液 1 滴，不得显红色。

（2）中性或碱性物质　中性或碱性物质是由中间体形成的 2-苯基丁酰胺，2-苯基丁酰脲或分解产物等杂质，不溶于氢氧化钠试液但溶于乙醚；而苯巴比妥具有酸性，溶于氢氧化钠试液，所以采用提取质量法测定其含量。具体方法是：取本品 1.0g，置分液漏斗中，加氢氧化钠试液 10mL 溶解后，加水 5mL 与乙醚 25mL，振摇 1min，分取醚层，用水振摇洗涤三次，每次 5mL，取醚层经干燥滤纸滤过，滤液置 105℃恒重的蒸发皿中，蒸干，在 105℃ 干燥至恒重，遗留残渣不得过 3mg。

（3）有关物质　取本品，加流动相溶解并稀释制成每 1mL 中含 1mg 的溶液，作为供试品溶液；精密量取 1mL，置 200mL 量瓶中，用流动相稀释至刻度，摇匀，作为对照溶液。

照高效液相色谱法（通则 0512）试验，用辛烷基硅烷键合硅胶为填充剂；以乙腈-水（25：75）为流动相，检测波长为 220nm；理论板数按苯巴比妥峰计算不低于 2500，苯巴比妥峰与相邻杂质峰间的分离度应符合要求。

精密量取对照溶液与供试品溶液各 5μL，分别注入液相色谱仪，记录色谱图至主成分峰保留时间的 3 倍。供试品溶液色谱图中如有杂质峰，单个杂质峰面积不得大于对照溶液主峰面积（0.5%），各杂质峰面积的和不得大于对照溶液主峰面积的 2 倍（1.0%）。

2. 司可巴比妥钠的特殊杂质检查

（1）溶液的澄清度　司可巴比妥钠在水中极易溶解，水溶液应澄清，否则表明含有水不溶性杂质。因本品的水溶液易与空气中的二氧化碳作用，析出母体药物司可巴比妥，故进行该项目检查时，溶解样品的水应新沸放冷以消除水中二氧化碳的干扰。具体方法是：取本品1.0g，加新沸过的冷水 10mL 溶解后，溶液应澄清。

（2）中性或碱性物质　中性或碱性物质是合成过程中产生的中性或碱性副产物以及司可巴比妥钠的分解产物，如酰脲和酰胺类化合物。这些物质不溶于氢氧化钠试液而溶于乙醚，可于碱性条件下用乙醚提取后，称重，控制其限量。检查方法与苯巴比妥相同。

第三节　含量测定

巴比妥类药物的含量测定方法有银量法、溴量法及高效液相色谱法等。

一、银量法

将供试品溶于碳酸钠溶液中，保持温度在 15~20℃，用硝酸银滴定溶液直接滴定，在滴定过程中，首先形成可溶性一银盐，当被滴定的巴比妥类药物完全形成一银盐后，继续用硝酸银滴定溶液滴定，稍过量的银离子和巴比妥类药物形成难溶性的二银盐沉淀，使溶液变为浑浊，以此指示终点。

《中国药典》采用银量法测定苯巴比妥及其钠盐、异戊巴比妥及其钠盐以及它们的制剂含量。测定苯巴比妥的方法如下：取本品约 0.2g，精密称定，加甲醇 40mL 使溶解，再加新鲜配制的3%无水碳酸钠溶液 15mL，用电位滴定法（通则 0701），以硝酸银滴定溶液（0.1mol/L）滴定，即得。每 1mL 硝酸银滴定溶液（0.1mol/L）相当于 23.22mg $C_{12}H_{12}N_2O_3$。

含量测定结果的计算公式为

$$含量 = \frac{VTF \times 10^{-3}}{W} \times 100\%$$

式中　V——消耗硝酸银滴定溶液的体积，mL；

T——滴定度，mg/mL；

F——滴定溶液浓度校正因子，$F = c(AgNO_3)/0.1$；

W——待测药物的称样量，g。

例如，测定时称取异戊巴比妥钠供试品 0.2010g，按以上方法测定，消耗硝酸银滴定溶液的体积为 7.18mL，硝酸银滴定溶液的实际浓度为 0.1122mol/L，每 1mL 硝酸银滴定溶液（0.1mol/L）相当于 24.83mg 的 $C_{11}H_{17}N_2O_3Na$，则含量为

$$含量 = \frac{7.18 \times 24.83 \times \dfrac{0.1122}{0.1} \times 10^{-3}}{0.2010} \times 100\% = 99.5\%$$

二、溴量法

凡取代基中含有双键的巴比妥类药物，如司可巴比妥，其不饱和键可与溴定量地发生加成反应，故可采用溴量法进行测定。

《中国药典》中测定司可巴比妥钠的方法为：取本品约 0.1g，精密称量，置 250mL 碘量瓶中，加水 10mL，振摇使溶解，精密加溴滴定溶液（0.05mol/L）25mL，再加盐酸 5mL，立即密塞并振摇 1min，在暗处静置 15min 后，注意微开瓶塞，加碘化钾试液（碘化钾 16.5g，加水使溶解成 100mL）10mL，立即密塞，振摇均匀后，用硫代硫酸钠滴定溶液（0.1mol/L）滴定，至近终点时，加淀粉指示液，继续滴定至蓝色消失，并将滴定结果用空白试验校正，即得。每 1mL 溴滴定溶液（0.05mol/L）相当于 13.01mg $C_{12}H_{17}N_2NaO_3$（司可巴比妥钠分子量为 260.27）。

滴定反应式为

$$Br_2 + 2KI \longrightarrow 2KBr + I_2$$

（剩余）

$$I_2 + 2Na_2S_2O_3 \longrightarrow 2NaI + Na_2S_4O_6$$

含量测定结果的计算公式为

$$含量 = \frac{(V_0 - V) \times \dfrac{c}{0.1} \times 13.01 \times 10^{-3}}{W} \times 100\%$$

式中　V_0——空白试验消耗硫代硫酸钠滴定溶液的体积，mL；

V——回滴时所消耗硫代硫酸钠滴定溶液的体积，mL；

c——硫代硫酸钠滴定溶液的实际浓度，mol/L；

0.1——滴定度中规定的硫代硫酸钠滴定溶液的浓度，mol/L；

W——待测药物的称样量，g。

三、 高效液相色谱法

《中国药典》采用高效液相色谱法测定苯巴比妥片含量。

（1）色谱条件与系统适用性试验　用十八烷基硅烷键合硅胶为填充剂；以乙腈-水（30：70）为流动相；检测波长为 220nm。理论板数按苯巴比妥峰计算不低于 2000，苯巴比妥峰与相邻色谱峰间的分离度应符合要求。

（2）测定方法　取本品 20 片，精密称定，研细，精密量取适量（约相当于苯巴比妥 30mg）置 50mL 量瓶中，加流动相适量，超声处理 20min 使苯巴比妥溶解，放冷加流动相稀释至刻度，摇匀，滤过，精密量取续滤液 1mL，置 10mL 量瓶中，加流动相稀释至刻度，摇匀，作为供试品溶液，精密量取 10μL 注入液相色谱仪，记录色谱图；另取苯巴比妥对照品适量，精密称定，用流动相溶解并定量稀释成每 1mL 中约含苯巴比妥 60μg 的溶液，同法测定，按外标法以峰面积计算，即得。

思考题

1. 银量法测定巴比妥类药物的原理是什么?

2. 说明溴量法测定司可巴比妥含量的原理、滴定度和含量计算。

习 题

1. 司可巴比妥钠胶囊含量测定: 精密称取内容物 0.1385g, 置碘量瓶中, 加水 10mL, 振摇使溶解, 精密加溴滴定溶液 (0.1mol/L) 25mL, 再加盐酸 5mL, 立即密塞并振摇 1min, 暗处静置 15min 后, 加碘化钾试液 10mL, 立即密塞, 摇匀, 用硫代硫酸钠滴定溶液 (0.1mol/L, F = 0.992) 滴定, 至近终点时加淀粉指示液, 继续滴定至蓝色消失, 并将滴定结果用空白试验校正。已知: 样品消耗硫代硫酸钠滴定溶液 (0.1mol/L) 17.05mL, 空白试验消耗 25.22mL, 每 1mL 溴滴定溶液 (0.05mol/L) 相当于 13.01mg 的司可巴比妥钠。问:

(1) 溴滴定溶液是如何配制的? 在本方法中需要标定吗? 在滴定反应中, 加盐酸后溴滴定溶液起了怎样的化学反应?

(2) 空白试验在本方法中起什么作用?

(3) 为什么要待近终点时加入淀粉指示液?

(4) 计算本品相当于标示量的百分含量 (规格 0.1g, 20 粒胶囊内容物重 2.7506g)。

2. 异戊巴比妥钠的取样量为 0.2052g, 依法用硝酸银滴定溶液 (0.1010mol/L) 滴定, 消耗 8.10mL, 每 1mL 硝酸银滴定溶液 (0.1mol/L) 相当于 24.83mg 的异戊巴比妥钠, 试计算异戊巴比妥钠的含量。

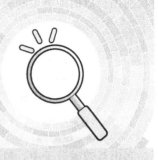

第九章
生物碱类药物分析

学习指南

通过本章学习，了解生物碱类药物结构特性和分析方法之间的关系；了解生物碱类药物的鉴别与检查；掌握生物碱类药物含量测定的原理、方法及相关药物分析操作技术。

生物碱（alkaloids）是一类存在于生物体内的含氮有机化合物，绝大多数存在于植物体内，大部分呈碱性。目前由植物中提取或通过人工合成得到的生物碱已有数千种，而其中近百种具有强烈的生物活性，已广泛应用于临床医疗。但生物碱大多有毒性，因此，一方面临床应用要十分慎重；另一方面，严格控制这类药品的质量十分重要。

第一节　生物碱类药物的分类、结构与性质

一、分类及化学结构

1. 生物碱类药物的分类

生物碱数目多、结构复杂，其基本母核多种多样。根据其母核结构大致可分为苯烃胺类、托烷类、喹啉类、异喹啉类、吲哚类、黄嘌呤类六大类。

2. 化学结构

（1）苯羟胺类　本类药物主要有麻黄碱、伪麻黄碱、秋水仙碱、益母草碱等。以下是盐酸麻黄碱和盐酸伪麻黄碱的结构。

$$\left[\begin{array}{c} \text{OHNHCH}_3 \\ \text{C}-\text{C}-\text{CH}_3 \\ \text{H H} \end{array}\right]\text{HCl} \qquad \left[\begin{array}{c} \text{H NHCH}_3 \\ \text{C}-\text{C}-\text{CH}_3 \\ \text{OHH} \end{array}\right]\text{HCl}$$

盐酸麻黄碱 　　　　　　　　　　　盐酸伪麻黄碱

（ephedrine hydrochloride） 　　（pseudoephedrine hydrochloride）

本类药物结构特征是具有苯羟胺结构，氮原子在侧链上，为脂肪胺，碱性较强，易与酸成盐。

（2）托烷类　这类药物主要有颠茄生物碱类和古柯生物碱类，是由莨菪烷衍生的氨基醇

和不同有机酸缩合成的酯类生物碱。以下是硫酸阿托品和氢溴酸山莨菪碱的结构。

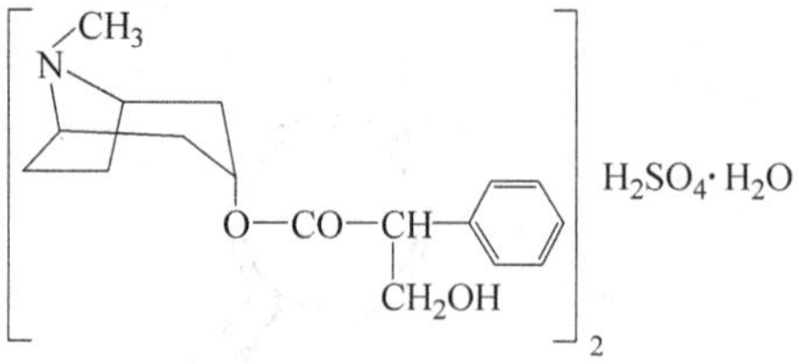

硫酸阿托品
(atropine sulfate)

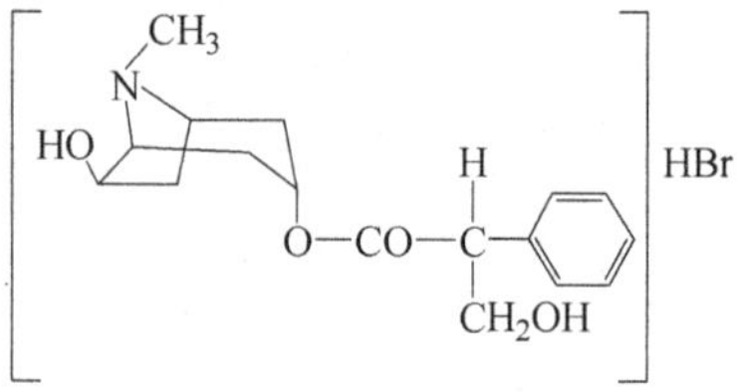

氢溴酸山莨菪碱
(anisodamine hydrobromide)

阿托品和山莨菪碱分子中，氮原子位于五元酯环上，故碱性较强，易与酸成盐。临床上使用它们的硫酸盐或氢溴酸盐。

（3）喹啉类　这类药物主要有奎宁、奎尼丁等，以硫酸奎宁和硫酸奎尼丁为代表，其结构如下。

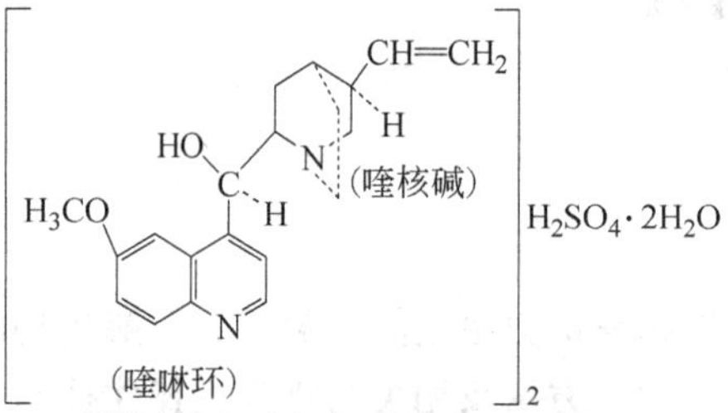

硫酸奎宁 (quinine sulfate)

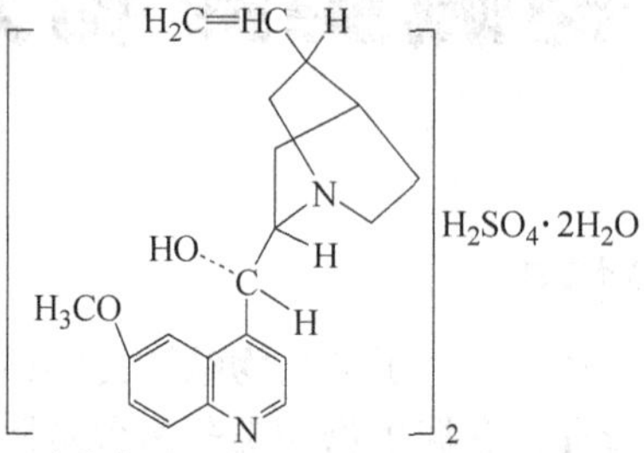

硫酸奎尼丁 (quinidine sulfate)

这类药物的结构包括喹啉环和喹核碱两部分，各含有一个氮原子，其中喹核碱为脂环氮，碱性强，可以与硫酸成盐；喹啉环上的氮为芳环氮，碱性较弱，不能与硫酸成盐。

（4）异喹啉类　这类药物主要有吗啡、可待因、罂粟碱和那可汀等。以盐酸吗啡和磷酸可待因为例，其结构如下。

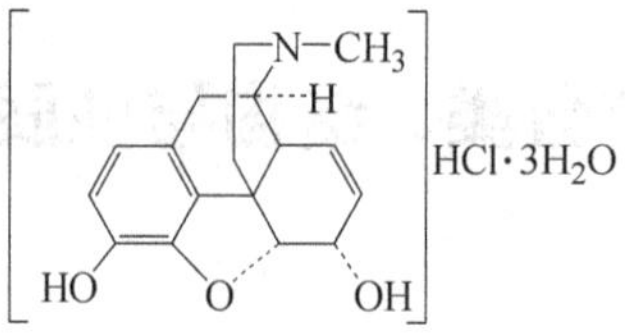

盐酸吗啡
(morphine hydrochloride)

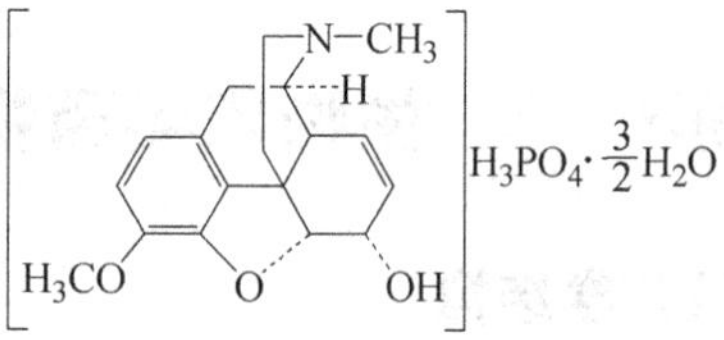

磷酸可待因
(codeine phospate)

吗啡分子中含有叔氨基和酚羟基，故属两性化合物，但碱性略强，$pK_b = 6.13$；可待因分子中无酚羟基，仅含有叔胺基团，碱性比吗啡稍强，$pK_b = 6.04$。

（5）吲哚类　这类药物主要有利血平、马来酸麦角新碱、硫酸长春碱、硫酸长春新碱等。以马来酸麦角新碱和利血平为例，其结构如下。

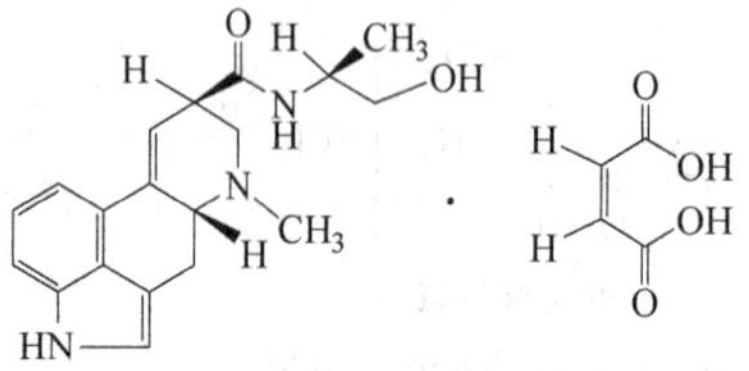

马来酸麦角新碱(ergometrine maleate)

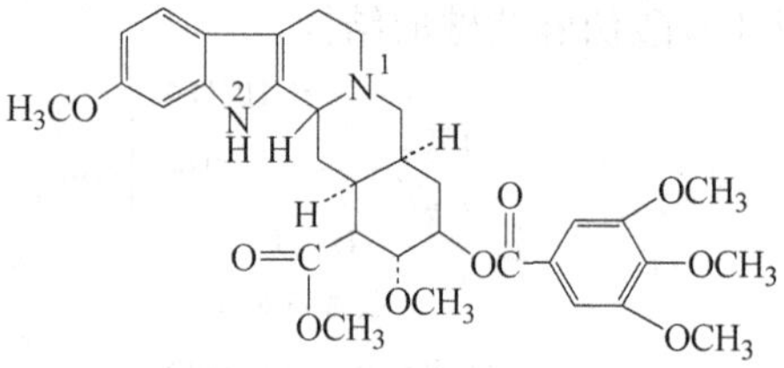

利血平 (reserpine)

利血平中含有两个碱性强弱不同的碳原子。N-2 因与双键发生共轭，氮上电子云密度小，几乎无碱性；N-1 位于脂肪碳链上，但由于受空间位阻的影响，不能与酸结合形成稳定的盐，临床上使用其游离碱。

（6）黄嘌呤类　这类药物最常用的为咖啡因和茶碱。其结构如下。

咖啡因（caffeine）　　　　茶碱（theophylline）

咖啡因和茶碱分子结构中虽含有 4 个 N 原子，但由于受邻位羰基的吸电子共轭影响，这些 N 原子的碱性很弱，不易与酸结合成盐，故临床上使用它们的游离碱。

二、各类生物碱药物的主要理化性质

1. 苯羟胺类

代表物为盐酸麻黄碱和盐酸伪麻黄碱，其主要性质如下。

（1）性状　白色结晶性粉末；无臭，味苦。

（2）溶解性　盐酸麻黄碱：易溶于水，能溶于乙醇，不溶于三氯甲烷或乙醚。盐酸伪麻黄碱：极易溶于水，易溶于乙醇，微溶于三氯甲烷。

（3）紫外吸收　由于含有芳环和不饱和双键结构，在紫外区有吸收，如盐酸伪麻黄碱的水溶液在 251nm、257nm、263nm 处有最大吸收。

（4）旋光性　这类生物碱侧链上含有不对称碳原子，具有手性特征，麻黄草中存在的麻黄碱为左旋体，盐酸麻黄碱的比旋度为 $-33.0° \sim -35.5°$；而麻黄草中存在的伪麻黄碱为右旋体，盐酸伪麻黄碱的比旋度为 $+61.0° \sim +62.5°$。

2. 托烷类

（1）性状　硫酸阿托品为无色结晶或白色结晶粉末。氢溴酸山莨菪碱为白色结晶或结晶性粉末。

（2）溶解性　硫酸阿托品和氢溴酸山莨菪碱都极易溶于水，易溶于乙醇。

（3）旋光性　硫酸阿托品结构中虽含有不对称碳原子，但为外消旋体，无旋光性；氢溴酸山莨菪碱为左旋体，比旋度为 $-9.0° \sim -11.5°$。

3. 喹啉类

硫酸奎宁和硫酸奎尼丁分子式相同，但喹核碱部分的立体结构不同，故碱性也不同，奎宁的碱性大于奎尼丁。

（1）性状　硫酸奎宁和硫酸奎尼丁均为白色细针状结晶，味极苦，遇光渐变色。

（2）溶解性　硫酸奎宁易溶于三氯甲烷-乙醇（2∶1）的混合液，微溶于水、乙醇、三氯甲烷或乙醚。硫酸奎尼丁易溶于沸水，能溶于三氯甲烷、乙醇，微溶于水，不溶于乙醚。

（3）旋光性　硫酸奎宁为左旋体，比旋度 $-237° \sim -244°$。硫酸奎尼丁为右旋体，比旋度 $+275° \sim +290°$。

4. 异喹啉类

（1）性状　盐酸吗啡为白色、有丝光的针状结晶性或结晶性粉末，无臭，遇光易变质。磷酸可待因为白色细微结晶性粉末，会风化。

（2）溶解性　盐酸吗啡和磷酸可待因均易溶于水，在三氯甲烷和乙醚中溶解度均较小。

（3）旋光性　盐酸吗啡比旋度为 $-110.0° \sim -115.0°$。

5. 吲哚类

（1）性状　马来酸麦角新碱为白色或类白色结晶性粉末；无臭；微有引湿性；遇光易变

质，在水中略溶，在乙醇中微溶，在三氯甲烷或乙醚中不溶。利血平为白色或淡褐色的结晶或结晶性粉末，易溶于三氯甲烷，在水、甲醇、乙醇或乙醚中几乎不溶。

（2）旋光性　马来酸麦角新碱比旋度为＋53°～＋56°。测定利血平的旋光性时应以三氯甲烷作溶剂，比旋度为－115°～－131°。

（3）水解性　由于含有酯基，利血平与碱或热水接触会发生水解。

6. 黄嘌呤类

（1）性状　咖啡因为白色或带极微黄绿色、有丝光的针状结晶，无臭，味苦。茶碱为白色结晶体性粉末，无臭，味苦。

（2）溶解性　咖啡因在热水或三氯甲烷中易溶；水、乙醇或丙酮中略溶；乙醚中极微溶解。茶碱在乙醇或三氯甲烷中微溶；水中极微溶解；乙醚中几乎不溶；易溶于氢氧化钾溶液或氨水。

茶碱分子中含有活泼氢，可与乙二胺结合，形成氨茶碱。

第二节　鉴别试验及特殊杂质检查

一、鉴别试验

1. 一般鉴别反应

（1）熔点测定　熔点是化合物的特征物理常数，一定程度上反映了物质的性质。《中国药典》中生物碱的鉴别项目之一即采用熔点法。如磷酸可待因熔点测定：取本品约 0.2g 加水 4mL 溶解后，在不断搅拌下滴加 20％氢氧化钠溶液至出现白色沉淀，用玻璃棒摩擦器壁使沉淀完全，过滤；沉淀用水洗净，在 105℃ 干燥 1h，依法测定（通则 0612），熔点为 154～158℃。

（2）显色反应　大多数生物碱可与生物碱显色试剂反应，呈现不同的颜色。常用的显色剂有浓硫酸、浓硝酸、钼硫酸、钒硫酸、硒硫酸和甲醛硫酸等。显色反应的机理可能由于脱水、氧化、缩合等化学反应。《中国药典》对磷酸可待因鉴别为：取本品 1mg，置白瓷板上，加含亚硒酸 2.5mg 的硫酸 0.5mL，立即显绿色，渐变蓝色。盐酸吗啡鉴别为：取本品 1mg，加钼硫酸试液 0.5mL，即显紫色，渐变为蓝色。

（3）沉淀反应　生物碱类药物常可与重金属盐类（碘化铋钾、碘化汞钾、铁氰化钾、二氯化汞等）和大分子酸类（磷钼酸、硅钨酸等）沉淀剂反应生成难溶的沉淀。《中国药典》对盐酸罂粟碱的鉴别为：取本品约 10mg，加水 10mL 溶解，加稀盐酸 3 滴和铁氰化钾试液 5 滴，即生成浅黄色沉淀。此反应可与其他阿片生物碱相区别。

（4）紫外-可见分光光度法鉴别　生物碱类药物大多含有芳环或共轭双键结构，因此在紫外区常有一个或几个特征吸收峰，可作为鉴别的依据。如《中国药典》对秋水仙碱的鉴别：取含本品 10μg/mL 的水溶液，照紫外-可见分光光度法在 243nm 与 350nm 波长处测定吸光度，243nm 波长处的吸光度与 350nm 波长处的吸光度比值应为 1.7～1.9。

（5）红外吸收光谱法鉴别　《中国药典》中利用红外吸收光谱法进行鉴别的生物碱有茶碱、盐酸吗啡、磷酸可待因、氢溴酸莨菪碱、硫酸长春碱、硫酸阿托品和秋水仙碱等十几个品种。

2. 特殊鉴别反应

（1）双缩脲反应　为芳环侧链具有氨基醇结构生物碱类药物的特征反应。如《中国药典》中盐酸麻黄碱的鉴别方法为：取本品 10mg，加水 1mL 溶解，加硫酸铜试液 2 滴和 20％氢氧化钠溶液 1mL，即显蓝紫色，加乙醚 1mL 振摇，放置，乙醚层即显紫红色，水层显蓝色。

反应机理为 Cu^{2+} 与仲氨基形成紫堇色配合物，无水配合物及含 2 个结晶水的配合物均易溶于乙醚显紫红色，具有 4 个结晶水的配合物溶于水层呈蓝色。

（2）Vitaili 反应 此反应为托烷类生物碱的特征反应。阿托品、东莨菪碱、山莨菪碱等托烷类生物碱均具有莨菪酸结构，因而可发生 Vitaili 反应。将供试品与发烟硝酸共热，得到黄色三硝基衍生物，遇醇制氢氧化钾即显深紫色。具体方法是：取供试品约 10mg，加发烟硝酸 5 滴，置水浴上蒸干，得黄色的残渣，放冷，加乙醇 2～3 滴湿润，加固体氢氧化钾 1 小粒，即显深紫色。

（3）绿奎宁（Thakkeioquin）反应 绿奎宁反应为含氧喹啉衍生物的特征反应。硫酸奎宁和硫酸奎尼丁在弱酸性溶液中，可被微过量的溴水氧化，生成 6 位含氧喹啉衍生物，该衍生物遇过量的氨水，即显翠绿色。

如硫酸奎宁的鉴别：取本品约 20mg，加水 20mL 溶解后，取溶液 5mL，加溴试液 3 滴与氨试液 1mL，即显翠绿色。

（4）甲醛-硫酸（Marquis）反应 为含酚羟基异喹啉生物碱的特征反应。吗啡、乙基吗啡、可待因遇甲醛-硫酸可形成醌式结构的有色配合物。《中国药典》对盐酸吗啡的鉴别为：取供试样品 1mg，加甲醛-硫酸试液 1 滴，即显紫堇色。

（5）紫脲酸铵反应　为黄嘌呤类生物碱的特征反应。咖啡因、茶碱等黄嘌呤类生物碱加盐酸和氯酸钾，在水浴上加热蒸干，残渣遇氨气呈紫色，再滴加氢氧化钠溶液时紫色消失。《中国药典》对咖啡因的鉴别：取本品约 10mg，加盐酸 1mL 和氯酸钾 0.1g，置水浴上蒸干，残渣遇氨气即显紫色，再滴加氢氧化钠溶液数滴，紫色即消失。

二、特殊杂质检查

生物碱类药物大多是从植物中提取，部分也有人工合成。由于其结构复杂，生产工艺长，在生产或贮藏过程中易引入结构相近的其他生物碱，而生物碱一般均有毒性和活性，为保证用药安全、有效，对各种生物碱中存在的特殊杂质应严格控制。

1. 利用物理性质差异

利用药物和杂质在颜色、溶解行为、旋光性质及对光选择性吸收的差异，检查杂质是否符合限量规定。

（1）溶解行为　硫酸奎宁在制备过程中易引入无机盐。利用这些物质不溶于有机溶剂的特点，《中国药典》在检查项目中采用"三氯甲烷-乙醇中不溶物"检查来限制这些物质的含量。方法是：取本品 2.0g，加三氯甲烷-无水乙醇（2∶1）的混合液 15mL，在 50℃加热 10min 后，用称定重量的垂熔坩埚滤过，滤渣用上述混合液分 5 次洗涤，每次 10mL，在 105℃干燥至恒重，遗留残渣不得过 2mg。

（2）旋光性质的差异　硫酸阿托品为消旋体，其杂质莨菪碱具有旋光性。《中国药典》对硫酸阿托品中莨菪碱杂质的检查方法是：取本品按干燥品计算加水制成 50mg/L 水溶液，按旋光度测定方法进行测定，旋光度不得超过 −0.4°。

2. 利用化学性质差异

利用生物碱类药物与杂质在化学性质上的差异，通过显色反应进行检查。

① 盐酸吗啡中阿扑吗啡的检查　吗啡在酸性溶液中加热，可以脱水，经分子重排，生成阿扑吗啡，其水溶液在碳酸氢钠碱性条件下经碘试液氧化，生成水溶性绿色化合物，此产物可溶于乙醚并显深宝石红色，水层仍显绿色。《中国药典》检查方法为：取本品 50mg，用水 4mL 溶解，加碳酸氢钠 0.1g 和 0.1mol/L 碘溶液 1 滴，加乙醚 5mL，振摇提取，静置分层后，乙醚层不得显红色，水层不得显绿色。

② 盐酸吗啡中罂粟酸的检查　阿片中含有罂粟酸，在提取吗啡时可能引入。罂粟酸在微酸性溶液中遇三氯化铁生成红色的罂粟酸铁。《中国药典》检查方法为：取本品 0.15g，用 5mL 水溶解，加稀盐酸 5mL 和三氯化铁试液 2 滴，不得显红色。

3. 利用色谱差异

如磷酸可待因中有关物质吗啡的检查，方法如下：

取本品，精密称定，加流动相溶解并稀释制成每 1mL 中含 10mg 的溶液作为供试品溶液；另取吗啡对照品，精密称定，加流动相溶解并稀释制成每 1mL 中含 1mg 的溶液作为对照品溶液；精密量取供试品溶液 0.2mL 与对照品溶液 1mL，置同一 100mL 量瓶中，用流动相稀释至刻度，摇匀，作为对照溶液。

照高效液相色谱法（通则 0512）试验，用十八烷基硅烷键合硅胶为填充剂；以 0.03mol/L 醋酸钠溶液（用冰醋酸调节 pH 值至 3.5）-甲醇（60∶10）为流动相；检测波长为 230nm；取对照溶液 10μL 注入液相色谱仪，理论板数按磷酸可待因峰计算不低于 2000，吗啡峰与磷酸可待因峰的分离度应符合要求。

精密量取对照溶液与供试品溶液各 10μL，分别注入液相色谱仪，记录色谱图至主成分峰保留时间的 3 倍。供试品溶液色谱图中如有与吗啡峰保留时间一致的色谱峰，按外标法以峰面积计算，不得过 0.1%；其他单个杂质的峰面积不得大于对照溶液中磷酸可待因峰面积的 2.5 倍（0.5%），各杂质峰面积的和不得大于对照溶液中磷酸可待因峰面积的 5 倍（1.0%）。

第三节　含 量 测 定

生物碱类药物品种多，含量测定方法也各异，但主要是利用分子中含有的 N 原子而呈碱性。常用的方法有非水溶液滴定法、提取酸碱滴定法、酸性染料比色法、紫外-可见分光光度法和高效液相色谱法等。现就生物碱类药物常用的几种含量测定方法和应用作些讨论。

一、非水溶液滴定法

生物碱类药物通常具有碱性，但在水溶液中显示的碱性一般较弱，用酸滴定时突跃不明显。而在非水酸性介质中，只要在水溶液中的 K_b 值大于 10^{-10}，都能被醋酸均化，碱强度显著增强。滴定即可顺利进行。

1. 基本原理

生物碱类药物大多以盐的形式存在，生物碱盐的滴定过程，实际上是一个置换反应，即强酸滴定溶液置换出与生物碱结合的较弱的酸。反应式为

$$BH^+ \cdot A^- + HClO_4 \longrightarrow BH^+ \cdot ClO_4^- + HA$$

式中，$BH^+ \cdot A^-$ 表示生物碱的盐；HA 表示被置换出的弱酸。由于被置换出的 HA 的酸性强弱不同，对滴定反应的影响也不同。当 HA 酸性较强时，反应不能定量完成，此时需除去或降低滴定反应产生的 HA，使反应顺利进行。

2. 一般方法

通常是取经适当方法干燥的供试品适量，加冰醋酸 10～30mL 溶解。若供试品为氢卤酸盐，应再加 5% 醋酸汞的冰醋酸溶液 3～5mL，用 0.1mol/L 的高氯酸滴定溶液滴定至终点，并做空白试验。

3. 测定条件的选择

（1）适用范围　本方法主要用于 $K_b < 10^{-8}$ 的生物碱或生物碱盐含量测定。一般来说，当 K_b 为 $10^{-8} \sim 10^{-10}$ 时，宜选用冰醋酸作溶剂；K_b 为 $10^{-10} \sim 10^{-12}$ 时，宜用冰醋酸和醋酐混合溶剂；$K_b < 10^{-12}$ 时，应用醋酐作溶剂。

（2）酸根的影响　在生物碱盐的滴定过程中，被置换出的无机酸在醋酸中的酸性由强到弱的顺序为

$$HClO_4 > HBr > H_2SO_4 > HCl > HSO_4^- > HNO_3 > H_3PO_4$$

氢卤酸在醋酸中的酸性略弱于高氯酸，但酸性仍较强。为保证滴定反应的顺利进行，在滴定生物碱的氢卤酸盐时，一般加入醋酸汞的冰醋酸溶液，使其生成难离解的卤化汞，这样进行滴定反应时，醋酸实际上就是滴定反应的产物，因而反应进行得很完全。

$$2BH^+ \cdot X^- + Hg(Ac)_2 \longrightarrow 2BH^+ \cdot Ac^- + HgX_2$$

$$BH^+ \cdot Ac^- + HClO_4 \longrightarrow BH^+ \cdot ClO_4^- + HAc$$

加入的醋酸汞量不足时，将影响滴定终点的判断，而使测定结果偏低；过量的醋酸汞（理论量的 1～3 倍）不影响测定结果。

（3）指示终点方法　常用的指示终点方法是指示剂法和电位法。《中国药典》中生物碱

类药物测定大多采用结晶紫作指示剂。如是硝酸盐类生物碱，由于滴定产物为硝酸，具有氧化性，会将指示剂氧化，因此测定时采用电位法指示终点，如硝酸毛果芸香碱的测定。

在非水介质中，指示剂的颜色变化随酸度的改变较复杂。当用冰醋酸作溶剂时，若采用结晶紫为指示剂，则其酸式为黄色，碱式为紫色，从碱性区域到酸性区域颜色变化为紫、蓝、蓝绿、绿、黄绿、黄色。因此，不同强度的碱滴定，终点颜色不同。滴定较强生物碱应以蓝色为终点，如硫酸阿托品等。碱性次之以蓝绿色或绿色为终点，如二盐酸奎宁、马来酸麦角新碱。滴定较弱的生物碱，以黄绿色或黄色为终点，如咖啡因。

4. 应用示例

（1）有机弱碱的测定　有机弱碱如咖啡因等，碱性极弱（$K_b = 4.0 \times 10^{-14}$），不能与酸成盐，在冰醋酸中没有明显的滴定突跃，故必须在醋酸中加入醋酐作为溶剂，增加滴定突跃。《中国药典》中咖啡因测定为：取本品 0.15g，精密称定，加醋酐-冰醋酸（5:1）的混合液 25mL，微热溶解，放冷，加结晶紫指示剂 1 滴，用高氯酸滴定溶液（0.1mol/L）滴定至溶液呈黄色，并将滴定结果用空白试验校正。每 1mL 高氯酸滴定溶液（0.1mol/L）相当于 19.42mg $C_8H_{10}N_4O_2$。含量计算公式为

$$含量 = \frac{(V - V_0) \times 19.42 \times F}{W} \times 100\%$$

式中　V, V_0——测定样品和空白试验消耗滴定溶液的体积；

　　　　F——滴定溶液的浓度校正因子；

　　　　W——样品重量。

（2）生物碱盐的测定　临床使用的生物碱类药物大多为生物碱盐类，由于盐类不同，置换出的酸也不同，需根据不同的酸，采用不同的测定条件。

① 氢卤酸盐　生物碱的氢卤酸盐大多为盐酸盐和氢溴酸盐，如盐酸吗啡、盐酸罂粟碱等。用高氯酸滴定生物碱的盐酸盐时，置换出氢卤酸。由于氢卤酸在醋酸中酸性较强，反应不能定量完成，需加入醋酸汞，使氢卤酸生成难溶的卤化汞沉淀，反应可定量完成。《中国药典》对盐酸吗啡的含量测定为：取本品约 0.2g，精密称定，加冰醋酸 10mL 与醋酸汞试液 4mL，溶解后加结晶紫指示液 1 滴，用高氯酸滴定溶液（0.1mol/L）滴定，至溶液呈绿色，并做空白试验进行校正。每 1mL 高氯酸滴定溶液相当于 32.18mg $C_{17}H_{19}NO_3 \cdot HCl$。

② 硫酸盐　硫酸为二元酸，但在非水介质中只显示一元酸，所以生物碱的硫酸盐在冰醋酸中只能滴定至硫酸氢盐。

一些生物碱常含有两个或两个以上氮原子，这些氮原子在水溶液中常仅有一个氮原子能与质子结合。但当介质为非水介质时，一些氮原子的碱性大为增强，原来不能与质子结合的氮原子也要消耗质子。因此，含多个氮原子的生物碱在非水溶液中滴定时要注意与滴定剂反应的物质的量之比。

例如，阿托品为一元碱，硫酸阿托品用高氯酸滴定时滴定反应为

$$(BH^+)_2 \cdot SO_4^{2-} + HClO_4 \longrightarrow BH^+ \cdot ClO_4^- + BH^+ \cdot HSO_4^-$$

1mol 硫酸阿托品消耗 1mol 高氯酸。《中国药典》对硫酸阿托品含量测定为：精密称取供试品 0.5g，加冰醋酸与醋酐各 10mL 溶解后，加结晶紫指示剂 1~2 滴，用高氯酸滴定溶液（0.1mol/L）滴定至溶液显纯蓝色，并做空白试验进行校正。每 1mL 高氯酸滴定溶液相当于 67.68mg $(C_{17}H_{23}NO_3)_2 \cdot H_2SO_4$。

又如，奎宁分子中有两个氮原子，在水溶液中，奎宁结构中仅喹核碱的碱性较强，可与

硫酸成盐，两分子奎宁与一分子硫酸成盐，化学式可表示为 $(BH)_2SO_4$。但在冰醋酸中奎宁碱性发生了变化，喹啉环氮原子也显示较强的碱性，也可与质子结合，1mol 奎宁可与 2mol 质子结合，因此，滴定时 1mol 硫酸奎宁消耗了 4mol 质子。其中 1mol 质子是硫酸提供的，其余 3mol 质子是由滴定剂高氯酸提供，反应式为

$$(C_{20}H_{24}N_2O_2 \cdot H^+)_2 \cdot SO_4^{2-} + 3HClO_4 \longrightarrow$$

$$(C_{20}H_{24}N_2O_2 \cdot 2H^+) \cdot 2ClO_4^- + (C_{20}H_{24}N_2O_2 \cdot 2H^+) \cdot HSO_4^- \cdot ClO_4^-$$

《中国药典》对硫酸奎宁含量测定方法为：精密称取供试品约 0.2g，加冰醋酸 10mL 溶解后，加醋酐 5mL 与结晶紫指示液 1～2 滴，用高氯酸（0.1mol/L）滴定至溶液呈蓝绿色，并作空白校正。每 1mL 高氯酸滴定溶液（0.1mol/L）相当于 24.90mg 的 $(C_{20}H_{24}N_2O_2)_2 \cdot H_2SO_4$。

③ 硝酸盐　硝酸在冰醋酸中酸性不强，滴定反应完全可以进行。但是硝酸具有氧化性可将指示剂氧化变色，所以在非水溶液中测定生物碱的硝酸盐时，一般不用指示剂法而用电位法指示终点。《中国药典》中硝酸毛果芸香碱的测定方法为：精密称取供试品 0.2g，加冰醋酸 30mL 溶解，照电位滴定法，用高氯酸滴定溶液（0.1mol/L）滴定，并作空白校正。每 1mL 高氯酸滴定溶液（0.1mol/L）相当于 27.13mg $C_{11}H_{16}N_2O_2 \cdot HNO_3$。

非水滴定法主要用于生物碱原料药的测定。

二、提取酸碱滴定法

生物碱的制剂、含生物碱的中药及其制剂，由于样品中其他组分对测定有干扰，一般需碱化、有机溶剂提取后，再用酸碱滴定法进行含量分析。提取酸碱滴定法适合于碱性较强（$pK_b = 6～9$）生物碱类药物的分析。

1. 基本原理和方法

利用生物碱盐类可溶于水，而生物碱不溶于水、可溶于有机溶剂的性质，将生物碱的盐碱化、提取后滴定，称为提取酸碱滴定法。其方法是将供试品溶于水或稀矿酸中，加入适当的碱性试剂使生物碱游离出来，再用合适的有机溶剂振摇后提取，使游离的生物碱溶于有机溶剂中；用水洗涤有机层，除去混存的碱性试剂和水溶性杂质，再用无水硫酸钠或西黄蓍胶脱水，过滤后，用以下三种方法之一进行含量测定。

（1）直接滴定法　将有机溶剂蒸干，向残渣中加入适量的中性乙醇，使生物碱溶解，用酸滴定溶液直接滴定。

（2）返滴定法　将有机溶剂蒸干，向残渣中加入过量的酸使其溶解，再用碱滴定剩余的酸。

（3）返提取法　不蒸去有机溶剂，直接加入过量的酸，振摇，将生物碱定量地返提取进入酸性溶液中；分出酸溶液层置于一锥形瓶中，有机层再用水进行分次振摇，合并酸和水提取液，再用碱滴定溶液回滴。

需要注意的是：有些生物碱（如可待因、奎宁等）的盐酸盐可溶于三氯甲烷，因此，如用三氯甲烷提取时，酸滴定溶液不宜用盐酸，而应用硫酸。如用盐酸作滴定溶液，则可用其他溶剂作提取液。

2. 测定条件的选择

（1）碱化试剂　常用的碱化试剂有氨水、碳酸钠、碳酸氢钠、氢氧化钠、氢氧化钙和氧化镁等。但强碱可使某些生物碱分解而影响测定，因此强碱一般不适用于下列生物碱类的药物。

① 含酯结构的药物 如阿托品、利血平等，与强碱接触易发生水解。

② 含酚结构的药物 如吗啡等，可与强碱反应生成酚盐而溶于水，难以被有机溶剂提取。

③ 含脂肪性共存药物 碱化后易发生乳化，使提取不完全。

氨水是最常用的碱化试剂，这是因为一般的生物碱的 $pK_b=6\sim9$，而氨的 $pK_b=4.67$，氨的碱性足以使大部分的生物碱从其盐中游离出来，但又不会因为碱性过强造成被测物的分解和溶液的乳化。同时氨又具有挥发性，易于在滴定前的处理过程中随蒸发溶剂时除去，消除了对测定的干扰。

（2）提取溶剂 选择合适的有机溶剂是提取酸碱滴定法的关键之一，根据上述测定原理与方法，对选择的溶剂应符合下列要求。

应选择对生物碱具很大的溶解度又与水不相混溶，而对其他物质不溶或几乎不溶的易挥发的有机溶剂。有时单一溶剂达不到要求时可用混合溶剂。

所选择的有机溶剂对生物碱和碱化试剂应具有化学惰性。如碱化试剂与三氯甲烷长时间接触或加热，可使三氯甲烷分解而生成盐酸。因此提取强生物碱时不宜用三氯甲烷作溶剂。即使用了三氯甲烷，也应注意蒸发溶剂时不能将溶剂蒸干，以防三氯甲烷分解后与生物碱生成盐，影响测定结果。又如小檗碱可与苯、丙酮、三氯甲烷生成几乎不溶于水的分子加合物，在提取小檗碱时不宜采用这些溶剂。

根据以上原则，除少数不溶于三氯甲烷的生物碱如吗啡及强碱性生物碱外，最常用的溶剂为三氯甲烷。为防止三氯甲烷分解，一般是将三氯甲烷提取液蒸发至少量或近干，加入滴定溶液，然后加热赶尽三氯甲烷。在使用三氯甲烷作为提取溶剂时常易产生难易分离的乳化现象，特别在有脂肪性物质共存或一些生药浸出制剂时更易发生，使三氯甲烷的应用受到一定限制。

乙醚也是常用溶剂，但其沸点低、易挥发、着火，且在水中溶解度较大，而溶于乙醚的生物碱较少，故应用不如三氯甲烷广泛。如用乙醚作溶剂，则应注意：加入中性盐如氯化钠，使其在水层饱和，以使乙醚与水层充分分离从而保证提取完全；为防止乙醚氧化为过氧化物，引起爆炸，蒸发乙醚时，应先通风或吹入空气，使乙醚尽量挥发，然后再进行干燥。

三氯甲烷与乙醚或醇类的混合溶剂、二氯甲烷、二氯乙烷等也是常用的溶剂。

溶剂的用量和提取次数参考如下：一般提取 4 次，第一次用量至少为液体体积的一半，以后几次所用溶剂量应为第一次的一半，如水溶液量很少，第一次提取溶剂用量应与水溶液体积相等。

（3）指示剂的选择 由于生物碱的碱性均不太强，用强酸滴定时，产物为强酸弱碱盐，终点呈酸性，故应选择变色在酸性范围的酸碱指示剂。水溶液中生物碱的 $pK_b=6\sim7$ 时，可用甲基红作指示剂；$pK_b=7\sim8$ 时，可用溴酚蓝作指示剂。

（4）乳化的预防和消除 用三氯甲烷和乙醚等有机溶剂提取生物碱时，由于需长时间振摇，有时会发生乳化现象。为避免乳化现象，常采用的方法有：采用碱性弱的碱化试剂；选用不易产生乳化现象的有机溶剂；在保证完全提取的前提下，尽量避免剧烈振摇。

当已发生乳化时，消除乳化的方法有：再加一些有机相或水相；加数滴乙醇，并轻轻转动分液漏斗；如是轻度乳化则可旋转分液漏斗，帮助分层，并将已分出的液层分出以加快分层速度；碱性水液加少量酸液，反之，酸性水液加少量碱液；用少量的脱脂棉过滤；用热毛巾在分液漏斗外热敷；以盐析破坏乳化。

3. 应用示例

磷酸可待因糖浆含量测定：用内容量移液管精密量取本品 10mL，以水洗出移液管内的附着液，置分液漏斗中，加氨试液使呈碱性，用三氯甲烷振摇提取至少 4 次，第一次 25mL，以后每次各 15mL，至可待因提尽为止，每次得到的三氯甲烷液均用同一份水 10mL 洗涤，洗液用三氯甲烷 5mL 振摇提取，合并三氯甲烷液，置水浴上蒸干，精密加硫酸滴定溶液（0.01mol/L）25mL，加热使溶解，放冷，加甲基红指示液 2 滴，用氢氧化钠滴定溶液（0.02mol/L）滴定。每 1mL 硫酸滴定溶液（0.01mol/L）相当于 8.488mg $C_{18}H_{21}NO_3 \cdot H_3PO_4 \cdot \frac{3}{2}H_2O$。

三、酸性染料比色法

生物碱类药物与一些酸性染料如磺酸酞类指示剂，在一定 pH 条件下可定量结合显色。然后用比色法测定生物碱类药物的含量，该法具有一定的专属性和准确度，灵敏度高，需要样品量少，适用于少量供试品，小剂量药品及制剂，以及生物体内生物碱类药物的定量分析。

1. 基本原理

在适当 pH 的水溶液中，生物碱类药物（B）可与氢离子结合成盐（BH^+），而一些酸性染料如溴酚蓝、溴百里酚蓝、溴甲酚绿等可离解成阴离子（In^-），阳离子和阴离子可定量地结合成电中性的离子对化合物，这一化合物可被有机溶剂提取：

$$BH^+ + In^- \longrightarrow (BH^+ \cdot In^-)_{水相} \longrightarrow (BH^+ \cdot In^-)_{有机相}$$

在一定波长处测得该有色离子对的吸光度，即可计算出生物碱的含量。

2. 测定条件的选择

从酸性染料比色法的原理可以看出：生物碱能否定量生成盐，酸性染料能否离解产生足够的阴离子，以及能否定量地结合成离子对化合物并完全被有机溶剂提取，是该方法能否用于生物碱含量分析的关键。其主要影响因素有介质的 pH、酸性染料的性质和有机溶剂的性质等。而其中以介质的 pH 最为重要。

（1）水相的最佳 pH　水相的 pH 在酸性染料比色法中极为重要。只有在适当的 pH 下生物碱才能形成阳离子（BH^+），而这一条件下酸性染料必须产生足够的阴离子（In^-），阴阳离子才能定量生成离子对，并完全溶于有机溶剂中，而过量的染料完全保留在水相中，从而保证定量测定。体系中存在下列两个离解平衡。

$$B + H^+ \rightleftharpoons BH^+$$
$$HIn \rightleftharpoons H^+ + In^-$$

从上式平衡可知，如果 pH 过低，抑制了酸性染料的离解，使 In^- 浓度过低，影响离子对的形成；如果 pH 过高，生物碱将成游离状态，同样不能形成离子对。因此，选择一个最佳 pH 应使生物碱和染料全部以 BH^+ 和 In^- 存在，是该方法至关重要的实验条件。其选择方法一般根据生物碱和染料的 pK 值而定，但准确的 pH 条件还是要根据测定对象的试验结果来确定。

（2）酸性染料　对所选染料的要求是：不但能与生物碱定量结合，而且生成的离子对在有机相中的溶解度大，在最大吸收波长处有较大的吸光度。符合要求的酸性染料较多，常用的有甲基橙、溴麝香草酚蓝和溴甲酚绿等。

（3）有机溶剂　应选择对有机碱和染料的离子对提取率高，离子对溶液的吸光度高，不与或极少与水混溶，能与离子对形成氢键的有机溶剂作溶剂。常用的溶剂有三氯甲烷、二氯甲烷、二氯乙烷、苯、甲苯和四氯化碳等。其中以三氯甲烷最为常用，它能与离子对形成氢键，提取率高、选择性好、水中溶解度小，且混溶的微量水分易除去。

（4）水分的影响　用有机溶剂提取有色离子对时，应严防水分的混入。微量水分会使有机溶剂发生浑浊，影响比色，而且由水分带入的染料会使测定结果偏高。因此提取后的有机溶剂应加入脱水剂（如无水硫酸钠），以除去微量水分。

（5）染料中有色杂质　染料中的有色杂质混入提取的有机相中将影响测定结果。可以在加入供试品前，将缓冲液与酸性染料的混合液先用有机溶剂提取，弃去该提取液，再加入供试品溶液依法测定。

3. 应用示例

《中国药典》对硫酸阿托品片、硫酸阿托品注射液、氢溴酸山莨菪碱片等采用酸性染料比色法。硫酸阿托品片剂的分析方法如下。

（1）对照品溶液的制备　精密称取在120℃干燥至恒重的硫酸阿托品对照品25mg，置25mL量瓶中，加水溶解并稀释至刻度，摇匀，精密量取5mL，置100mL量瓶中，加水稀释至刻度，摇匀。

（2）供试品溶液的制备　取本品20片，精密称定，研细，精密称取适量（约相当于硫酸阿托品2.5mg），置50mL量瓶中，加水振摇使硫酸阿托品溶解并稀释至刻度，用干燥滤纸过滤，收集续滤液。

（3）测定方法　精密量取对照品溶液和供试品溶液各2mL，分别置预先精密加入10mL三氯甲烷的分液漏斗中，各加溴甲酚绿溶液（取溴甲酚绿50mg与邻苯二甲酸氢钾1.021g，加0.2mol/L氢氧化钠溶液6.0mL使溶解，再用水稀释至100mL，摇匀，必要时滤过）2.0mL，振摇提取2min后，静置使分层，分取澄清的三氯甲烷液，按照紫外-可见分光光度法（通则0401），在420nm波长处分别测定吸光度，计算，并将结果与1.027相乘，即得供试品中含有硫酸阿托品（$C_{17}H_{23}NO_3$）$_2 \cdot H_2SO_4 \cdot H_2O$的重量。

含量（占标示量的百分率）计算公式为

$$含量 = \frac{\dfrac{A_x}{A_r} \times c_r \times 50 \times 1.027 \times \overline{W}}{W \times 标示量} \times 100\%$$

式中　A_x，A_r——供试品和对照品的吸光度；

c_r——对照品浓度，mg/mL；

W、$\overline{W}$——样品重量和每片平均重量；

1.027——（$C_{17}H_{23}NO_3$）$_2 \cdot H_2SO_4 \cdot H_2O$ 与 （$C_{17}H_{23}NO_3$）$_2 \cdot H_2SO_4$ 质量换算系数。

四、紫外-可见分光光度法

大多数生物碱及有关合成物，在分子结构中都含有不同数量的不饱和双键或芳香环，因此可在紫外光区产生吸收。采用对照品比较法或吸收系数法可以对生物碱的制剂进行含量测定。

1. 对照品比较法实例

《中国药典》采用本法对盐酸吗啡片含量进行测定：取本品20片，精密称量，研细，精密称取适量（约相当于盐酸吗啡10mg），置100mL量瓶中，加水50mL，振摇使盐酸吗啡溶解，再加水至刻度，摇匀，滤过，精密量取该滤液 15mL，置 50mL 量瓶中，加 0.2mol/L 氢氧化钠溶液 25mL，用水稀释至刻度，摇匀，作为供试品溶液；另精密称取在 105℃ 干燥 1h 的吗啡对照品适量，用 0.1mol/L 氢氧化钠溶液配制每 1mL 约 20μg 的溶液，作为对照品溶液。取上述两种溶液，在 250nm 波长处测定吸光度，计算出供试品中无水吗啡的含量，乘以 1.317，即得供试品中含有 $C_{17}H_{19}NO_3 \cdot HCl \cdot 3H_2O$ 的重量。

2. 吸收系数法实例

《中国药典》采用本法对硫酸长春碱含量进行测定：取本品约 5mg，精密称定，置 50mL 量瓶中，精密加水 5mL 溶解后，随振摇随加无水乙醇至刻度，摇匀，精密量取 10mL，置另一 50mL 量瓶中，再加无水乙醇稀释至刻度，摇匀，照紫外-可见分光光度法（通则 0401），在 264nm 波长处测定吸光度，按 $C_{46}H_{58}N_4O_9 \cdot H_2SO_4$ 的吸收系数（$E_{1cm}^{1\%}$）为 179，计算含量。

五、荧光分析法

某些物质受紫外光或可见光照射激发后能发射出比激发光波长较长的荧光。当激发光强度、波长、所用溶剂及温度等条件固定时，物质在一定范围内其发射荧光强度与溶液中该物质的浓度成正比，可以用作定量分析。利血平易被氧化，其氧化产物具有荧光，《中国药典》中对利血平片剂采用荧光分析法测定其含量，方法如下。

（1）对照品溶液制备 精密称取利血平对照品 10mg，置 100mL 棕色量瓶中，加三氯甲烷 10mL 溶解后，再用乙醇稀释至刻度，摇匀，精密量取 2mL，置 100mL 棕色量瓶中，用乙醇稀释至刻度，摇匀，作为对照品溶液。

（2）供试品溶液制备 取本品 20 片，如为糖衣片应除去糖衣，精密称定，研细，精密称取适量（约相当于利血平 0.5mg），置于 100mL 棕色量瓶中，加热水 10mL，摇匀后，加三氯甲烷 10mL，振摇，用乙醇稀释至刻度，摇匀，滤过，精密量取续滤液，用乙醇定量稀释成每 1mL 约含利血平 2μg 的溶液，作为供试品溶液。

（3）测定方法 精密量取供试品溶液和对照品溶液各 5mL，分别置具塞试管中，加五氧化二钒试液 2.0mL，激烈振摇后，在 30℃ 放置 1h 后取出，于室温时，按照荧光分析法（通则 0405），在激发光波长 400nm、发射光波长 500nm 处测定荧光强度，计算，即得。

浓度计算公式为

$$c_i = \frac{R_i - R_{ib}}{R_r - R_{rb}} \times c_r$$

式中 c_i，c_r——供试品和对照品溶液浓度；

R_i，R_r——供试品和对照品溶液的荧光强度；

R_{ib}，R_{rb}——供试品和对照品溶液的试剂空白荧光强度。

荧光分析法与紫外-可见分光光度法相比，灵敏度高、选择性好。但干扰因素多，浓度线性范围较窄，$(R_i - R_{ib})/(R_r - R_{rb})$ 应为 0.50～2.0，如有超过，应在调节溶液浓度后再测。

六、高效液相色谱法

1. 磷酸可待因片含量测定

（1）色谱条件与系统适用性试验 用十八烷基硅烷键合硅胶为填充剂，以 0.03mol/L 醋酸钠溶液（用冰醋酸调节 pH 值至 3.5）-甲醇（25：10）为流动相；检测波长为 280nm；理论板数按磷酸可待因峰计算不低于 2000，磷酸可待因峰与相邻杂质峰的分离度应符合要求。

（2）测定方法　取本品 20 片，精密称定，研细，精密称取适量（约相当于磷酸可待因 30mg），置 100mL 量瓶中，加水溶解并稀释至刻度，摇匀，滤过，取续滤液作为供试品溶液，精密量取 $10\mu L$ 注入液相色谱仪，记录色谱图；另取磷酸可待因对照品适量，精密称定，加水溶解并定量稀释成每 1mL 中含 0.3mg 的溶液，同法测定。按外标法以峰面积计算含量，并将结果乘以 1.068，即得。

2. 盐酸吗啡缓释片含量测定

（1）色谱条件和系统适应性试验　用十八烷基硅烷键合硅胶为填充剂，以 0.05mol/L 磷酸二氢钾溶液-甲醇（4∶1）为流动相，检测波长为 280nm。理论板数按吗啡峰计算不应低于 1000。

（2）测定方法　取本品 10 片，精密称定，研细，精密称取适量（约相当于盐酸吗啡 35mg），置 250mL 量瓶中，加水适量，充分振摇使盐酸吗啡溶解，加水至刻度，摇匀，用 $0.45\mu m$ 滤膜过滤，精密量取续滤液 $20\mu L$ 注入液相色谱，记录色谱图。另精密称取经 80℃ 干燥至恒重的吗啡对照品适量，加流动相制成每 1mL 中含 0.1mg 的溶液，同法测定。按外标法以峰面积计算，结果乘以 1.317，即得供试品中 $C_{17}H_{19}NO_3 \cdot HCl \cdot 3H_2O$ 的含量。

 思考题

1. 生物碱类药物有哪些类型？
2. 用化学方法鉴别盐酸麻黄碱与咖啡因、硫酸阿托品与硫酸奎宁。
3. 硫酸奎宁结构中不同位置 N 原子的碱性有何不同？
4. 非水滴定法测定生物碱的含量时，选择溶剂的依据是什么？
5. 试述生物碱氢卤酸根对非水滴定法的影响及排除方法。
6. 在冰醋酸中，用高氯酸溶液滴定硝酸毛果芸香碱时，为何用电位法指示终点？
7. 试述提取酸碱滴定法的基本原理和方法。如何避免和消除乳化现象？

习　题

1. 在冰醋酸中，用 0.1mol/L 的高氯酸滴定溶液测定硫酸阿托品或硫酸奎宁时，如何计算滴定度？

2. 《中国药典》用高氯酸滴定枸橼酸乙胺嗪片：取供试品 10 片，精密称定得 2.000g，精密称取 0.5000g，依法滴定，消耗 0.1010mol/L 高氯酸滴定溶液 6.34mL，每 1mL 高氯酸滴定溶液（0.1mol/L）相当于 39.14mg 枸橼酸乙胺嗪，该供试品含量相当标示量是多少？

3. 取盐酸麻黄碱 0.1532g，精密称定，加冰醋酸 10mL 溶解后，加醋酸汞试液 4mL 和结晶紫指示液 1 滴，用高氯酸滴定至绿色，消耗 0.1022mol/L 高氯酸滴定溶液 7.50mL，空白试验消耗高氯酸滴定溶液 0.08mL，已知每 1mL 高氯酸滴定溶液（0.1mol/L）相当于 20.17mg 的 $C_{10}H_{15}ON \cdot HCl$，试计算盐酸麻黄碱的百分含量。

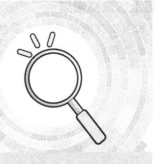

第十章
甾体激素类药物分析

学习指南

通过本章学习，了解本类药物的分类、化学结构特征差异与分析方法的关系，了解"其他甾体"、特殊杂质检查基本原理及方法。掌握本类药物的鉴别及常用含量测定原理和方法，掌握相关实验操作技术。

甾体类药物（steroid hormone drugs）是指分子结构中含有甾体母核的激素类药物，是临床上非常重要的一类药物。

第一节 甾体类药物的分类、结构与性质

一、基本结构

甾体激素类药物，一些为天然药物，另一些为人工合成。它们具有环戊烷并多氢母核。其基本结构为

主要特点：A 环多数为脂环，且 C-4 与 C-5 间有双键，并与 C-3 的酮基共轭，形成 α,β-不饱和酮，标记为 Δ^4-3-酮，少数 A 环为苯环；C-3 可能有酮基或羟基；C-17 可能有羟基、酮基、甲酮基、α-醇酮基、甲基、乙炔基等。

二、分类、结构与性质

甾体类激素主要包括肾上腺皮质激素和性激素两大类。性激素又分为雄性激素、蛋白同化激素、孕激素和雌激素等。

1. 肾上腺皮质激素

天然和人工合成的各种皮质激素均可视为皮质酮（corticosterone）的衍生物，如可的松、泼尼松和地塞米松等。

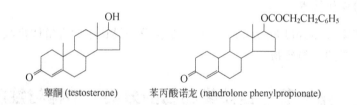

皮质酮

这类药物大多为 C-21 上羟基所形成的酯类，最常见的为醋酸、磷酸、戊酸、己酸等形成的酯，肌注时延长作用时间。

本类药物可供分析的主要结构特点是：含有 Δ^4-3-酮基的 α,β-不饱和羰基结构；C-17 上具有 α-醇酮基并多数有 α-羟基。

Δ^4-3-酮基可与 2,4-二硝酸苯肼、硫酸苯肼等发生呈色反应；C-17-α-醇酮基可与四氮唑发生呈色反应，与斐林试剂、银氨溶液发生沉淀反应；具有紫外吸收。

2. 雄性激素及蛋白同化激素

临床上常用的雄性激素为睾酮的衍生物，如甲睾酮、丙酸睾酮、十一酸睾酮等；蛋白同化激素有苯丙酸诺龙。

睾酮 (testosterone)　　　　　苯丙酸诺龙 (nandrolone phenylpropionate)

本类药物的主要结构特点为：A 环的 Δ^4-3-酮结构。

具有紫外吸收，并可发生酮基呈色反应。

3. 雌激素

雌激素又称卵泡激素。《中国药典》收载有雌二醇、苯甲酸雌二醇、戊酸雌二醇、炔雌醇原料及制剂等。典型药物为雌二醇、炔雌醇。

雌二醇 (estradiol)　　　　　炔雌醇 (ethinylestradiol)

本类药物分子结构的主要特征为：A 环为苯环，并具有 C-3-酚羟基；D 环的 C-17 上具有 α-乙炔基。

均可与硫酸乙醇共热呈色；炔雌醇可与硝酸银发生沉淀反应；具有紫外吸收。

4. 孕激素

孕激素也称黄体激素或孕酮。《中国药典》收载的孕激素有黄体酮、醋酸甲羟孕酮、己酸羟孕酮、醋酸甲地孕酮等。典型药物为黄体酮。

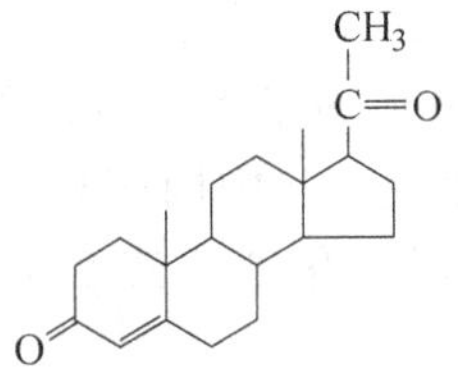

黄体酮 (progesterone)

本类药物主要结构特征为：A 环具有 Δ^4-3-酮结构；D 环的 C-17 上有甲酮基侧链。可发生酮基呈色反应；与盐酸羟胺生成肟。

第二节　鉴别试验与特殊杂质检查

甾体激素类药物的鉴别试验，主要是根据其母核结构和各官能团的反应进行的。常用的方法有呈色反应、沉淀反应、制备衍生物测定其熔点、水解产物的反应、紫外-可见分光光度法、红外吸收光谱法以及薄层色谱法等。

一、鉴别试验

1. 呈色反应

（1）与强酸的呈色反应　许多甾体激素类药物与硫酸、磷酸、高氯酸、盐酸等呈色，其中以与硫酸的呈色反应应用较广。表 10-1 列出了某些甾体激素类药物与硫酸呈色反应和荧光现象以及加水稀释后的变化情况。

表 10-1　甾体激素类药物与硫酸呈色反应和荧光现象以及加水稀释后现象

药品名称	溶液颜色	溶液荧光	加水稀释后现象
醋酸可的松	黄色或微带橙色	无	颜色消失，溶液澄清
氢化可的松	棕黄色至红色	绿色	黄色至橙黄色，微带绿色荧光，有少量絮状沉淀
醋酸氢化可的松	黄色至棕黄色	绿色	
泼尼松	橙色	无	黄色，渐变蓝绿色
醋酸泼尼松	橙色	无	黄色，渐变蓝绿色
地塞米松	淡红棕色	无	颜色消失
地塞米松磷酸钠	黄色或红棕色	无	黄色絮状沉淀
炔雌醇	橙红色	黄绿色	玫瑰红色絮状沉淀
炔雌醚	橙红色	黄绿色	红色沉淀
雌二醇	无	黄绿色	红色
苯甲酸雌二醇	黄绿色	蓝色	淡橙色

甾体激素与硫酸的呈色反应具有操作简便的优点，并且由于形成的颜色或荧光不同而能互相区别。虽然操作中对取样量和试剂用量要求较为严格，但反应较为灵敏。以雌二醇为例，《中国药典》中鉴别方法为：取本品约 2mg，加硫酸 2mL 溶解，呈黄绿色荧光，加三氯化铁试液 2 滴，呈草绿色，再加水稀释，则变为红色。

（2）官能团的呈色反应

① 酮基的呈色反应　甾体激素分子结构中含有酮基，如 C-3-酮基和 C-20-酮基，均能与2,4-二硝基苯肼、异烟肼、硫酸苯肼等羰基试剂呈色。例如，氢化可的松、醋酸可的松等。《中国药典》中醋酸可的松的鉴别为：取本品约 0.1mg，加甲醇 1mL 溶解后，加新制的硫酸

苯肼试液 8mL，在 70℃加热 15min，即显黄色。

② C-17-α-醇酮基的呈色反应　皮质激素类药物分子结构中 C-17 位上的 α-醇酮基具有还原性，能与氧化剂四氮唑盐反应而呈色。《中国药典》中醋酸泼尼松的鉴别为：取本品约 1mg，加乙醇 2mL 溶解后，加 10%氢氧化钠溶液 2 滴与氯化三苯四氮唑试液 1mL，即显红色。

③ 甲基酮的呈色反应　甾体激素分子结构中含有甲酮基以及活泼亚甲基时，能与亚硝基铁氰化钠、芳香醛类反应呈色。亚硝基铁氰化钠反应被认为是黄体酮的灵敏、专属的鉴别方法。《中国药典》中黄体酮鉴别方法为：取本品约 5mg，置小试管中，加甲醇 0.2mL 溶解后，加亚硝基铁氰化钠的细粉约 3mg、碳酸钠及醋酸铵各约 50mg，摇匀，放置 10～30min，应为蓝紫色。

④ 有机氟的呈色反应　一些含氟的甾体激素药物如醋酸氟轻松、醋酸地塞米松等，经氧瓶燃烧后生成无机氟化物，在 12%醋酸钠的稀醋酸溶液中与茜素氟蓝及硝酸亚铈反应，显蓝紫色。如醋酸氟轻松的鉴别：取本品约 7mg，照氧瓶燃烧法（通则 0703）进行有机破坏，用水 20mL 与 0.01mol/L 氢氧化钠溶液 6.5mL 为吸收液，燃烧完毕后，充分振摇；取吸收液 2mL，加茜素氟蓝试液 0.5mL，再加 12%醋酸钠的稀醋酸溶液 0.2mL，用水稀释至 4mL，加硝酸亚铈试液 0.5mL，即显蓝紫色。

2. 沉淀反应

（1）与斐林试剂的沉淀反应　皮质激素的 C-17-α-醇酮基具有强还原性，如醋酸泼尼松龙、丁酸氢化可的松等，与斐林试剂反应生成橙红色氧化亚铜沉淀。如醋酸泼尼松龙鉴别方法为：取本品约 20mg，加甲醇 1mL，微温溶解后，加热的碱性酒石酸铜试液 1mL，即生成橙红色沉淀。

（2）与氨制硝酸银的沉淀反应　皮质激素的 C-17-α-醇酮基具有强还原性，与氨制硝酸银反应，生成金属银。如炔孕酮鉴别方法为：取本品约 2mg，置洁净试管中，加乙醇 2mL，加氨制硝酸银 1mL，置水浴中加热，即有游离的银产生并附于试管内壁。

（3）与硝酸银的沉淀反应　含炔基的甾体激素，如炔雌醇、炔诺酮，遇硝酸银试液，即生成白色的炔雌醇银盐沉淀。如炔雌醇的鉴别：取本品 10mg，加乙醇 1mL 溶解后，加硝酸银试液 5～6 滴，即生成白色沉淀。

$$R—C≡CH + AgNO_3 \longrightarrow R—C≡CAg\downarrow + HNO_3$$

3. 紫外-可见分光光度法鉴别

一些甾体激素类药物分子中有 C＝C—C＝O 和 C＝C—C＝C 共轭体系，在紫外光区有特征吸收。可用规定吸收波长、百分吸收系数法、吸光度比值法进行鉴别。如丙酸倍氯米松的鉴别：取本品精密称定，加乙醇溶解并定量稀释成每 1mL 中含 20μg 的溶液，在 239nm 波长处有最大吸收，吸光度为 0.57～0.60；在乙醇溶液 239nm 与 263nm 波长处的吸光度比值应为 2.25～2.45。

又如氢化可的松鉴别：配成 10μg/mL 的乙醇溶液，在 242nm 波长处测定吸光度，吸收系数 $E_{1cm}^{1\%}=422～448$。

4. 红外吸收光谱法鉴别

甾体激素类药物结构复杂，红外吸收光谱法是鉴别该类药物的有效而可靠的方法。《中国药典》收载的甾体激素类药物，都采用红外吸收光谱作为鉴别方法之一。表 10-2 归纳了甾体激素类药物分子中某些基团的特征吸收频率。

以炔雌醇为例，其结构为

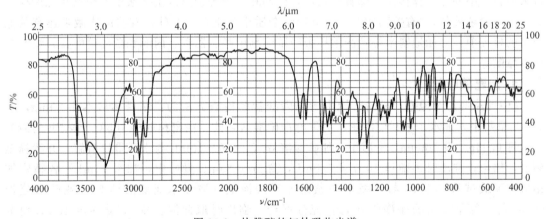

该药物分子中有苯环、酚羟基、醇羟基和炔基，图 10-1 为其红外吸收光谱图。在其红外光谱图有以下特征峰：

（1）$\nu_{C=C}$ 1615cm^{-1}、1590cm^{-1}、1505cm^{-1}，苯环的骨架振动；

（2）$\nu_{\equiv C-H}$ 3300cm^{-1}，炔基的特征峰；

（3）ν_{-OH} 3610cm^{-1}，酚羟基的伸缩振动；

表 10-2 甾体激素某些基团的红外特征吸收频率

振动类型	基 团	吸收频率/cm^{-1}
ν_{-OH}	—OH	3600~3200
ν_{C-H}	CH,CH$_2$,CH$_3$	2970~2850
	$\equiv C-H$	约3300
	$=C-H$	3030~3010
$\nu_{C=O}$	六元环（饱和酮）	1720~1705
	五元环（饱和酮）	1749~1742
	C-20	1710~1706
	—OCOCH$_3$	1742~1735
	—C=C—C=O	1684~1620
$\nu_{C=C}$	—C=C—	1660~1600
ν_{C-O}	—C—OH（醇）	1150~1050
	—C—OH（酚）	1300~1200
ν_{C-O-C}	—OCOR	1200~1000
δ_{C-H}	$=C-H$	1000~650

图 10-1 炔雌醇的红外吸收光谱

（4）ν_{-OH} 3505cm^{-1}，C-17-醇羟基的伸缩振动。

本品的红外光吸收图谱应与对照的图谱（光谱集259图）一致。

5. 薄层色谱法鉴别

薄层色谱法是鉴别甾体激素类药物的常用方法，《中国药典》中收载的丙酸睾酮注射液、醋酸泼尼松片、苯丙酸诺龙注射液等十多种甾体激素类药物采用薄层色谱标准品对照法进行鉴别。现以醋酸泼尼松片为例介绍该法鉴别过程。

(1) 制备供试品溶液 取本品的细粉适量（约相当于醋酸泼尼松 0.1g），加三氯甲烷 50mL 搅拌，使醋酸泼尼松溶解，滤过，滤液待用。

(2) 制备对照品溶液 另取醋酸泼尼松对照品，加三氯甲烷制成每 1mL 中含 2mg 对照品溶液。

(3) 薄层色谱试验 吸取上述两种溶液各 5μL，分别点于同一硅胶 G 薄层板上，以二氯甲烷-乙醚-甲醇-水（385：60：15：2）为展开剂，展开后晾干，在 105℃ 干燥 10min，放冷，喷以碱性四氮唑蓝试液，立即检视。供试品溶液所示主斑点颜色和位置应与对照品的主斑点相同。

6. 高效液相色谱法鉴别

《中国药典》中采用 HPLC 法鉴别的甾体激素类药物有醋酸可的松、醋酸泼尼松龙、醋酸泼尼松、苯丙酸诺龙、戊酸雌二醇、炔诺孕酮、醋酸氟轻松、醋酸氟氢可的松、地塞米松磷酸钠、地塞米松、哈西奈德乳膏等。如醋酸可的松的鉴别：色谱条件与系统适用性试验。用十八烷基硅烷键合硅胶为填充剂；以乙腈-水（36：64）为流动相；检测波长为 254nm。取醋酸可的松与醋酸氢化可的松，加乙腈溶解并稀释制成每 1mL 中各约含 10μg 的溶液，取 20μL 注入液相色谱仪，记录色谱图，理论板数按醋酸可的松峰计算不低于 3500，醋酸可的松峰与醋酸氢化可的松峰的分离度应大于 4.0。

取本品，精密称定，加乙腈溶解并定量稀释制成每 1mL 中约含 0.1mg 的溶液，作为供试品溶液，另取醋酸可的松对照品，同法配制成对照品溶液。精密量取上述两种溶液各 20μL 分别注入液相色谱仪，记录色谱图，供试品溶液主峰的保留时间应与对照品溶液主峰的保留时间一致。

二、特殊杂质检查

甾体激素类药物多由其他甾体化合物或结构类似的甾体激素经结构改造而来，因此可能带来原料、中间体、异构体、降解产物以及试剂和溶剂等杂质。甾体激素类药物在纯度检查时，除一般杂质外，"有关物质"这一类特殊杂质十分重要。此外，有些甾体激素还有其他规定的检查项目。如地塞米松磷酸钠检查残留溶剂甲醇、乙醇、丙酮和游离磷酸盐，炔雌醇检查雌酮等。

1. 游离磷酸盐

《中国药典》对地塞米松磷酸钠中游离磷酸盐的检查方法为：精密称取本品 20mg，置 25mL 量瓶中，加水 15mL 使溶解；另取标准磷酸盐溶液 [精密称取经 105℃ 干燥 2h 的磷酸二氢钾 0.35g，置 1000mL 量瓶中，加硫酸溶液（3→10）10mL 与水适量使溶解，并稀释至刻度，摇匀；临用时再稀释 10 倍] 4.0mL，置另一 25mL 量瓶中，加水 11mL；各精密加钼酸铵硫酸试液 2.5mL 与 1-氨基-2-萘酚-4-磺酸溶液（取无水亚硫酸钠 5g、亚硫酸氢钠 94.3g 与 1-氨基-2-萘酚-4-磺酸 0.7g，充分混合，临用时取此混合物 1.5g 加水 10mL 使溶解，必要时滤过）1mL，加水至刻度，摇匀，在 20℃ 放置 30～50min。照紫外-可见分光光度法（通则 0401），在 740nm 波长处测定吸光度。供试品溶液的吸光度不得大于对照品溶液的吸光度。

2. 残留溶剂

《中国药典》对地塞米松磷酸钠中残留溶剂甲醇、乙醇和丙酮的检查方法为：取本品约 1.0g，精密称定，置 10mL 量瓶中，加内标溶液 [取正丙醇，用水稀释制成 0.02%

（mL/mL）的溶液〕溶解并稀释至刻度，摇匀，精密量取 5mL，置顶空瓶中，密封，作为供试品溶液；另取甲醇约 0.3g、乙醇约 0.5g 与丙酮约 0.5g，精密称定，置 100mL 量瓶中，用上述内标溶液稀释至刻度，摇匀，精密量取 1mL，置 10mL 量瓶中，用上述内标溶液稀释至刻度，摇匀，精密量取 5mL，置顶空瓶中，密封，作为对照品溶液。

照残留溶剂测定法（通则 0861 第一法）试验，用 6％氰丙基苯基-94％二甲基聚硅氧烷毛细管色谱柱，起始温度为 40℃，以每分钟 5℃的速率升温至 120℃，维持 1min，顶空瓶平衡温度为 90℃，平衡时间为 60min，理论板数按正丙醇峰计算不低于 10000，各成分峰间的分离度均应符合要求。

分别量取供试品溶液与对照品溶液顶空瓶上层气体 1mL，注入气相色谱仪，记录色谱图。按内标法以峰面积计算，甲醇、乙醇与丙酮的残留量均应符合规定。

3. 硒

硒来源于生产工艺中使用二氧化硒，二氧化硒对人体剧毒。因此需对其残留进行限量检查。《中国药典》规定醋酸地塞米松、醋酸氟轻松等要进行硒检查。其检查方法如下。

（1）标准硒溶液的配制　取已知含量的亚硒酸钠适量，精密称定，加硝酸溶液（1→30）制成每 1mL 中含硒 1.00mg 的溶液；精密量取 5mL 置 250mL 量瓶中，加水稀释至刻度，摇匀后，再精密量取 5mL，置 100mL 量瓶中，加水稀释至刻度（每 1mL 相当于 1μg 的硒），摇匀，备用。

（2）硒对照溶液的制备　精密量取标准硒溶液 5mL，置 100mL 烧杯中，加硝酸溶液（1→30）25mL 和水 10mL，摇匀，备用。

（3）供试品溶液的制备　取各药品项下规定量供试品（醋酸地塞米松为 0.1g），利用氧瓶燃烧法，用 1000mL 燃烧瓶，以硝酸溶液（1→30）25mL 为吸收液，进行有机破坏后，将吸收液移至 100mL 烧杯中，用水 15mL 分次冲洗燃烧瓶和铂丝，并入吸收液中备用。

（4）检查方法　将上述硒对照溶液和供试品溶液分别用氨试液调节 pH=2.0±0.2 后，转移至分液漏斗中，用水少量分次洗涤烧杯，洗涤液并入分液漏斗中，使成 60mL，各加盐酸羟胺溶液（1→2）1mL，摇匀后，立即精密加二氨基萘试液 5mL，摇匀，在室温下放置 100min，精密加环己烷 5mL，强烈振摇 2min，静置分层，弃去水层，环己烷层用无水硫酸钠脱水后，照紫外-可见分光光度法，在 378nm 波长处分别测定吸光度。供试品溶液的吸光度不得大于硒对照溶液的吸光度。

4. 有关物质

有关物质是甾体激素类药物中的主要特殊杂质，其限度检查为其纯度检查的一个很重要的项目。其检查方法主要为薄层色谱和高效液相色谱法。

（1）薄层色谱法

如《中国药典》中炔孕酮的检查：取本品适量，加三氯甲烷-甲醇（3：1）制成每 1mL中约含 10mg 的溶液，作为供试品溶液；精密量取 1mL，置 200mL 量瓶中，加三氯甲烷-甲醇（3：1）稀释至刻度，作为对照溶液。照薄层色谱法吸取上述两种溶液各 10μL，分别点于同一硅胶 G 薄层板上，以三氯甲烷-甲醇（95：5）为展开剂，展开后，晾干，喷以硫酸-乙醇（2：8），在 120℃加热 5min，置紫外灯下（365nm）下检视。供试品溶液如显杂质斑点，与对照溶液的主斑点比较，不得更深。

（2）高效液相色谱法

如《中国药典》中黄体酮中有关物质的检查：色谱条件与系统适用性试验。用辛烷基硅烷键合硅胶为填充剂；以甲醇-乙腈-水（25：35：40）为流动相；检测波长为 241nm。取本品 25mg，置 25mL 量瓶中，加 0.1mol/L 氢氧化钠甲醇溶液 10mL 使溶解，置 60℃水浴中保温 4h，放冷，用 1mol/L 盐酸溶液调节至中性，用甲醇稀释至刻度，摇匀，取 10μL 注入液相色谱仪，调节流速使黄体酮峰的保留时间约为 12min，黄体酮峰与相对保留时间约为 1.1 的降解产物峰的分离度应大于 4.0。

取黄体酮供试品，加甲醇溶解并稀释制成每 1mL 中约含 1mg 的溶液，作为供试品溶液；精密量取 1mL 置 100mL 量瓶中，用甲醇稀释至刻度，摇匀，作为对照溶液。精密量取供试品溶液与对照溶液各 10μL，分别注入液相色谱仪，记录色谱图至主成分峰保留时间的 2 倍，供试品溶液色谱图中如有杂质峰，单个杂质峰面积不得大于对照溶液主峰面积的 0.5 倍（0.5%），各杂质峰面积的和不得大于对照溶液主峰面积（1.0%）。供试品溶液色谱图中小于对照溶液主峰面积 0.05 倍的色谱峰忽略不计。

第三节 含量测定

甾体激素类药物的含量测定方法很多，可根据官能团和整个分子特征，采用容量法、比色法、紫外-可见分光光度法、高效液相色谱法等进行含量测定。下面介绍药典常用的四氮唑比色法、紫外-可见分光光度法和高效液相色谱法。

一、四氮唑比色法

1. 原理

皮质激素类药物分子结构中 C-17 位上的 α-醇酮基具有还原性，在强碱性溶液中能将四氮唑盐定量地还原为有色甲腊。生成的颜色随所用试剂和条件不同而定，多为红色或蓝色。该有色化合物在可见光区有最大吸收。

2. 测定方法

现以《中国药典》测定醋酸泼尼松眼膏为例介绍本方法。

（1）对照品溶液的制备 精密称取醋酸泼尼松对照品约 25mg，置 100mL 量瓶中，加无水乙醇使溶解并稀释至刻度，摇匀，即得。

（2）供试品溶液的制备 精密称取本品 5g（相当于醋酸泼尼松 25mg），置烧杯中，加无水乙醇约 30mL，置水浴上加热，充分搅拌使醋酸泼尼松溶解，再置冰浴中放冷后，滤入 100mL 容量瓶中，同时提取 3 次，滤液并入量瓶中，加无水乙醇稀释至刻度，摇匀，即得。

（3）测定方法 精密量取对照品溶液与供试品溶液各 1mL，分置具塞试管中，各精密加无水乙醇 9mL 与氯化三苯四氮唑试液 2mL，摇匀，再精密加氢氧化四甲基铵试液 2mL，摇匀，置 25℃暗处 40min，在 485nm 波长处分别测定吸光度，计算，即得。

3. 影响因素及选择

本法广泛用于皮质激素的测定，但测定时受各种因素如皮质激素的结构、溶剂、显色温度和时间、水分、碱的浓度、空气中的氧等，对形成甲腊的反应速率、呈色强度、稳定性都有影响。

（1）基团影响 一般认为 C-11-酮基的反应速率要快于 C-11-羟基甾体；C-21-羟基酯化后较其母体羟基的反应速率慢，酯化的酰基结构越复杂则反应速率越慢。

（2）溶剂和水分的影响 含水量大时会使呈色速度减慢，但含水量不超过 5% 时对结果没有影响，因此可用 95% 的乙醇。但为了减少整个反应中的水分含量，一般采用无水乙醇。由于醛具有一定还原性，会使吸光度增大，因此乙醇中不应含醛。

（3）碱的影响　在各类碱中，氢氧化四甲基铵最为理想，能得到满意结果，故最为常用。

（4）空气中氧及光线的影响　反应及其产物对光敏感，因此必须用避光容器并置于暗处显色，同时达到最大显色时间后，立即测定吸光度。

（5）温度和时间的影响　一般来说，呈色速度随温度升高而加快。但在室温或30℃恒温条件下显色，易得重现性较好的结果。《中国药典》多数在25℃暗处反应40～45min。

二、紫外-可见分光光度法

甾体激素分子中存在 Δ^4-3-酮（C＝C—C＝O）和苯环（C＝C—C＝C）共轭体系，因而在紫外光区有特征吸收。具有 Δ^4-3-酮基结构的皮质激素、雄性激素、孕激素及许多口服避孕药，在240nm附近有最大吸收。具有苯环的雌激素在280nm附近有最大吸收。这些特征吸收都可用于定量分析。

紫外-可见分光光度法被用于甾体激素的原料、片剂、注射剂等的含量测定。

以醋酸可的松片含量测定为例，《中国药典》中方法为：取本品20片，精密称定，研细，精密称取适量（约相当于醋酸可的松20mg），置100mL量瓶中，加无水乙醇75mL，振摇约1h使醋酸可的松溶解，用无水乙醇稀释至刻度，摇匀，滤过，精密量取续滤液5mL，置另一100mL量瓶中，加无水乙醇稀释至刻度，摇匀，照紫外-可见分光光度法（通则0401），在238nm波长处测定吸光度，按 $C_{23}H_{30}O_6$ 的吸收系数（$E_{1cm}^{1\%}$）为390计算，即得。

三、高效液相色谱法

《中国药典》中用HPLC分析甾体激素类药物含量。色谱柱填料常用十八烷基硅烷键合硅胶；流动相通常用甲醇（或乙腈）-水混合液，为提高分离效果，少数药物在流动相中加入醋酸缓冲液或磷酸缓冲液，以调节溶液pH；采用紫外检测器，因为甾体激素类药物结构中具有 Δ^4-3-酮或苯环，具有较强的紫外吸收。

以《中国药典》收载的醋酸氢化可的松含量测定为例，方法如下。

（1）色谱条件和与系统适应性试验　用十八烷基硅烷键合硅胶为填充剂；乙腈-水（36∶64）为流动相；检测波长254nm。取醋酸氢化可的松与醋酸可的松对照品适量，精密称定，用流动相溶解并制成每1mL中各含5μg的混合液，取20μL注入液相色谱仪。调节流速，使醋酸氢化可的松峰的保留时间约为16min，醋酸氢化可的松峰和醋酸可的松峰的分离度应大于5.5。

（2）测定方法　取本品适量，精密称定，加甲醇溶解并定量稀释制成每1mL中含0.25mg的溶液，精密量取5mL，置25mL量瓶中，加流动相稀释至刻度，摇匀，精密量取20μL注入液相色谱仪，记录色谱图；另取醋酸氢化可的松对照品，同法测定。按外标法以峰面积计算，即得。

思考题

1. 甾体激素类药物分为哪几类？各类与分析有关的主要结构特征和理化性质如何？
2. 甾体激素类药物中"有关物质"对含量测定有何干扰？如何检查？
3. 甾体激素类药物紫外-可见分光光度法测定，主要是利用分子中哪些基团的性质？
4. 甾体激素类药物常用的含量测定方法有哪些？

5. 四氮唑比色法的原理是依据哪类甾体激素的哪个官能团的什么性质？操作中应注意哪些问题？

6. 高效液相色谱法测定甾体激素类药物含量时，应该选择何种类型检测器？为什么？

习 题

1. 根据特殊杂质检查项内容，在醋酸地塞米松检查中，硒的限量是多少？

2. 根据本章第三节地塞米松磷酸钠中游离磷酸盐的测定方法，地塞米松磷酸钠中游离磷酸盐的限度是多少？

3. 醋酸可的松片含量测定方法如下：取本品（规格 5mg） 20 片精密称重为 1.1563g，研细，精密称取细粉 0.2297g，置于 100mL 量瓶中，加无水乙醇 75mL，时时振摇 1h，使醋酸可的松溶解，加无水乙醇稀释至刻度，摇匀，滤过，精密量取续滤液 5mL，置另一 100mL 量瓶中，加无水乙醇稀释至刻度，摇匀，在 238nm 波长处测定吸光度为 0.388。已知 $C_{23}H_{30}O_6$ 的吸收系数 $E_{1cm}^{1\%}$ 为 390。试计算含量为标示量的百分率。

4. 醋酸泼尼松眼膏测定方法为：精密称取醋酸泼尼松对照品 25.26mg，置 100mL 量瓶中，加无水乙醇使溶解并稀释至刻度，摇匀，即得。另精密称取本品 5.145g（规格 0.5%），置烧杯中，加无水乙醇约 30mL，置水浴上加热，充分搅拌使醋酸泼尼松溶解，再置冰浴中放冷后，滤入 100mL 容量瓶中，同时提取 3 次，滤液并入量瓶中，加无水乙醇稀释至刻度，摇匀，作为供试品。精密量取对照品溶液与供试品溶液各 1mL，分置具塞试管中，各精密加无水乙醇 9mL 与氯化三苯四氮唑试液 2mL，摇匀，再精密加氢氧化四甲基铵试液 2mL，摇匀，置 25℃的暗处 40min，在 485nm 波长处分别测定得吸光度分别为 0.465 和 0.446，计算含量为标示量的百分率。

5. 用薄层色谱法检查丙酸倍氯米松中的有关物质，取供试品制成 3.0mg/mL 的供试品溶液，另取供试品溶液配制 0.06mg/mL 对照品溶液，各取 5μL 分别点于同一薄层板上，经展开显色后观察，供试品所显示杂质斑点不深于对照液所显斑点，有关物质的含量限度是多少？

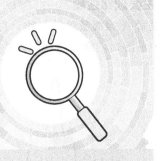

第十一章

维生素类药物分析

学习指南

通过本章学习，了解维生素 A、维生素 B_1、维生素 C、维生素 D、维生素 E 结构、性质与鉴别、检查、含量测定方法的关系；掌握鉴别、检查、含量测定的原理、方法、注意事项及相关实验操作技术。

维生素（vitamin）是维持人体正常代谢功能所必需的生物活性物质，人体内不能自行合成，需通过食物补充。从结构上看，维生素类不属于同一类化合物，涉及醇类、酯类、酸类、胺类、酚类等，由于它们各自具有不同的化学结构和理化性质，因而分析方法各不相同。《中国药典》收载的维生素原料和制剂有 35 种，本章仅对维生素 A、维生素 B_1、维生素 C、维生素 D 和维生素 E 的结构、性质及分析方法进行讨论。

第一节　维生素 A 的分析

维生素 A（vitamin A），通常是指维生素 A_1，在自然界中主要来自鱼肝油，目前多用人工合成方法制取。

一、化学结构与主要理化性质

1. 化学结构

在鱼肝油中维生素 A 多以各种酯类混合物的形式存在。主要为醋酸酯和棕榈酸酯。《中国药典》中收载的为醋酸酯。结构为

R＝H，维生素A醇；R＝COCH₃，维生素A醋酸酯

维生素 A 的结构为具有一个共轭多烯侧链的环己烯，因而具有许多立体异构体。天然维生素 A 主要是全反式维生素 A，还有多种其他异构体，它们具有相似的化学性质，但各具有不同的光谱特性，所以在测定其含量时需考虑这方面因素。

2. 主要理化性质

维生素 A 为淡黄色油状物，可以任意比例溶于三氯甲烷、乙醚、环己烷和石油醚，在异丙醇中易溶，乙醇中微溶，水中不溶。

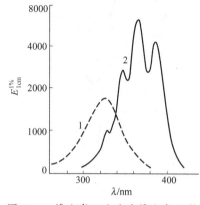

图 11-1　维生素 A 和去水维生素 A 的
紫外吸收光谱

1—维生素 A；2—去水维生素 A

维生素 A 中含有多个不饱和键，性质不稳定，可被空气中氧或氧化剂氧化，也能被紫外光分解，特别是在加热和金属离子存在时，更易氧化变质，生成无生物活性的环氧化物、维生素 A 醛或维生素 A 酸等。因此，维生素 A 及其制剂需要密封在阴凉暗处保存。

维生素 A 具有共轭多烯侧链结构，对紫外光有吸收，最大吸收位于 325～328nm 波长处。其无水乙醇溶液在波长 326nm 处有最大吸收峰。当在盐酸催化下加热时，维生素 A 还将脱水生成去水维生素 A。去水维生素 A 比维生素 A 多了一个共轭双键，故其最大吸收波长向长波方向移动，同时在 350～390nm 波长范围内出现 3 个最大吸收峰，见图 11-1。

维生素 A 在三氯甲烷中能与三氯化锑试剂作用，产生不稳定蓝色。

二、鉴别试验

维生素 A 在无水三氯化锑的无醇三氯甲烷溶液中，形成蓝色，渐变成紫红色。《中国药典》中鉴别方法为：取本品 1 滴，加三氯甲烷 10mL 振摇使溶解；取出 2 滴，加三氯甲烷 2mL 与 25％三氯化锑的三氯甲烷溶液 0.5mL，即显蓝色，渐变成紫红色。

三、检查试验

1. 酸值

取乙醇与乙醚各 15mL，置锥形瓶中，加酚酞指示液 5 滴，滴加氢氧化钠滴定溶液（0.1mol/L）至微显粉红色，再加本品 2.0g，振摇使完全溶解，用氢氧化钠滴定溶液（0.1mol/L）滴定，酸值不得超过 2.0。

2. 过氧化值

取本品 1.0g，加冰醋酸-三氯甲烷（6：4）30mL，振摇使溶解，加碘化钾饱和溶液 1mL，振摇 1min，加水 100mL 与淀粉指示液 1mL，用硫代硫酸钠滴定溶液（0.01mol/L）滴定至紫蓝色消失，并将滴定结果用空白试验校正。消耗硫代硫酸钠滴定溶液（0.01mol/L）不得超过 1.5mL。

四、含量测定

维生素 A 的含量测定，《中国药典》采用第一法紫外-可见分光光度法和第二法高效液相色谱法。

1. 第一法（紫外-可见分光光度法）

维生素 A 在 325～328nm 波长之间有最大吸收峰，可用来进行含量测定。其最大吸收峰的位置随溶剂不同而异，表 11-1 为不同溶剂中维生素 A 的最大吸收波长、吸收系数和换算因数。

表 11-1　维生素 A 在不同溶剂中的紫外吸收数据

溶　剂	维生素 A 醋酸酯			维生素 A 醇		
	λ_{max}/nm	$E_{1cm}^{1\%}$	换算因数(F)	λ_{max}/nm	$E_{1cm}^{1\%}$	换算因数(F)
环己烷	327.5	1530	1900	326.5	1755	1900
异丙醇	325	1600	1830	325	1820	1830

本法准确、快速，测定结果能较正确地反映出维生素 A 的效价。由于维生素 A 及其制剂中常含有异构体、合成中间体、副产物、氧化产物等有关物质，以及稀释用油，在 325～328nm 波长之间也有吸收，对维生素 A 的测定有干扰。《中国药典》视供试品的纯度，采用不同的测定方法和数据处理对维生素 A 的原料及其制剂的生物效价进行测定。

（1）生物效价和换算因数　维生素 A 的含量仍沿用生物效价（国际单位，IU）表示，维生素 A 的国际单位规定如下。

1 个维生素 A 的单位＝0.300μg 全反式维生素 A 醇

＝0.344μg 全反式维生素 A 醋酸酯

在含量结果计算时要将计算得到的样品吸收系数 $E_{1cm}^{1\%}$ 乘以换算因数 F，以求得其生物效价。现举例说明如下。

已知 0.344μg 维生素 A 醋酸酯相当于 1 个维生素 A 的单位，则 1g 维生素 A 醋酸酯所相当的维生素 A 单位数 $=\dfrac{1000000}{0.344}=2907000$（IU/g）。

环己烷中 328nm 处维生素 A 醋酸酯吸收系数 $E_{1cm}^{1\%}$ 为 1530，则

$$\frac{(E_{1cm}^{1\%})_{样品}}{(E_{1cm}^{1\%})_{纯品}}=\frac{(IU/g)_{样品}}{(IU/g)_{纯品}}$$

$$(IU/g)_{样品}=(E_{1cm}^{1\%})_{样品}\times\frac{(IU/g)_{纯品}}{(E_{1cm}^{1\%})_{纯品}}=(E_{1cm}^{1\%})_{样品}\times\frac{2907000}{1530}=(E_{1cm}^{1\%})_{样品}\times1900$$

即：　　　　换算因数 $F=\dfrac{效价}{吸收系数}=\dfrac{(IU/g)_{样品}}{(E_{1cm}^{1\%})_{样品}}=1900$

同样方法可算得维生素 A 醇的换算因数 F 为 1830。

（2）方法原理　本法是在三个波长（其中第一点为维生素 A 的最大吸收波长，第二点、第三点位于其左右各十几纳米处）处测得吸光度后，根据校正公式计算吸光度 $A_{校正}$ 值，再计算含量，因此本法也称为"三点校正法"。其主要原理基于以下两点。

① 物质对光的吸收具有加和性。即在某一样品的吸收曲线中，各波长处的吸光度是维生素 A 与杂质吸光度的代数和，因而吸收曲线也是它们的叠加。

② 杂质的吸收在 310～340nm 波长范围内呈一直线，且随波长的增大吸光度变小。

校正公式正是依据上述原理并以实验研究结果为前提而建立的。

（3）测定方法　取供试品适量，精密称定，加环己烷溶解并定量稀释制成每 1mL 中含 9～15 单位的溶液，照紫外-可见分光光度法，测定其最大吸收波长，并在表 11-2 所列各波长处测定吸光度。计算各吸光度与波长 328nm 处吸光度的比值和波长 328nm 处的 $E_{1cm}^{1\%}$ 值。

表 11-2　测定波长处吸光度与 328nm 处吸光度比值理论值

λ/nm	吸光度比值(A_i/A_{328nm})	λ/nm	吸光度比值(A_i/A_{328nm})
300	0.555	340	0.811
316	0.907	360	0.299
328	1.000		

如果最大吸收波长在 326～329nm 之间，且所测得各波长处吸光度比值不超过表 11-2 中规定的 ±0.02，按 $E_{1cm}^{1\%} = \dfrac{A_{328nm(实测)}}{cL}$ 计算供试品的百分吸收系数（$E_{1cm}^{1\%}$）后，可用下式计算含量。

$$每 1g 供试品中含有的维生素 A 单位(IU)数 = E_{1cm(328nm)}^{1\%} \times 1900 \qquad (1)$$

式中，$E_{1cm}^{1\%}$ 为供试品的百分吸收系数，即当供试品溶液浓度为 1g/100mL，光路长度（L）为 1cm 时，供试品溶液的吸光度；1900 为维生素 A 醋酸酯在环己烷溶液中测定时的效价换算因数。

制剂含量通常以相当于标示量的百分率表示，计算式为

$$含量 = \frac{E_{1cm}^{1\%} \times 1900 \times \overline{W}}{标示量} \times 100\% = \frac{A_{328nm(实测)} \times D \times 1900 \times \overline{W}}{W \times 100 \times L \times 标示量} \times 100\% \qquad (2)$$

式中　$A_{328nm(实测)}$——供试品溶液实际测得的吸光度；

　　　　D——供试品溶液的稀释体积，$D = \dfrac{各步稀释后体积的乘积}{各步稀释时所取溶液体积的乘积}$；

　　　　$\overline{W}$——单位制剂中用于测定部分的平均质量（当测定维生素 AD 胶丸时，为胶丸内容物的平均质量）；

　　　　W——供试品称取的质量；

　　　　L——光路（吸收池）长度；

　　　　100——供试品溶液浓度转换因数，将 1mL 溶液中含有的维生素 A 的质量换算为每 100mL 溶液中含有维生素 A 的质量（g/100mL）；

　　　标示量——制剂规格（瓶签上注明的每粒胶丸含有的维生素 A 醋酸酯的国际单位数）。

如果最大吸收波长在 326～329nm 之间，但所测得各波长处吸光度比值超过表 11-2 中规定的 ±0.02，应按下式求出 325nm 波长处校正后的吸光度。

$$A_{328(校正)} = 3.52(2A_{328} - A_{316} - A_{340})$$

并按下式计算校正吸光度与实测吸光度的差值对实测吸光度的百分率（d）。

$$d = \frac{A_{328(校正)} - A_{328(实测)}}{A_{328(实测)}} \times 100\%$$

再根据下述不同情况选用实测或校正吸光度计算供试品溶液的百分吸收系数（$E_{1cm}^{1\%}$）后，按上述式（1）或式（2）计算含量。

a. 若 d 不超过 ±3.0%，则不用校正吸光度，仍以 $A_{328(实测)}$ 计算含量；

b. 若 d 在 −15%～−3% 之间，则以 $A_{328(校正)}$ 计算含量；

c. 若 d 超出 −15% 或 −3%，或者吸收峰波长不在 326～329nm 之间，则应采用下述方法测定。

精密称取供试品适量（约相当于维生素 A 总量 500 单位以上，质量不多于 2g），置皂化瓶中，加乙醇 30mL 与 50%（质量分数）氢氧化钾溶液 3mL，置水浴中煮沸回流 30min，冷却后，自冷凝管顶端加水 10mL 冲洗冷凝管内部管壁，将皂化液移至分液漏斗中（分液漏斗活塞涂以甘油淀粉润滑剂）。皂化瓶用水 60～100mL 分数次洗涤，洗液并入分液漏斗中，用不含过氧化物的乙醚振摇提取 4 次，每次振摇约 5min，第一次 60mL，以后各次 40mL，合并乙醚液，用水洗涤数次，每次约 100mL，洗涤应缓缓旋动，避免乳化，直至水层遇酚酞指示液不再显红色，乙醚液用铺有脱脂棉与无水硫酸钠的滤器过滤，滤器用乙醚洗涤，洗

液与乙醚液合并，置 250mL 量瓶中，用乙醚稀释至刻度，摇匀；精密量取适量，置蒸发皿内，微温挥去乙醚，迅速加异丙醇溶解并定量稀释成每 1mL 中含维生素 A 9～15 单位，在 300nm、310nm、325nm 和 334nm 波长处测定吸光度，并确定其最大吸光波长。最大吸光波长应在 323～327nm 之间，且 300nm 处的吸光度与 325nm 处吸光度的比值应不超过 0.73，按下式计算校正吸光度及维生素 A 含量。

$$A_{325(校正)} = 6.815A_{325} - 2.555A_{310} - 4.260A_{334}$$

每 1g 供试品中含有维生素 A 单位数 $= E^{1\%}_{1cm(325,校正)} \times 1830$

如果校正吸光度与未校正吸光度之偏差在未校正吸光度的 ±3% 以内，即：

$$\frac{A_{325(校正)} - A_{325(实测)}}{A_{325(实测)}} \leqslant 3\%$$

则仍以未校正吸光度计算含量。

如果最大吸收波长不在 323～327nm 之间或 A_{300}/A_{325} 的比值大于 0.73 时，表示供试品中杂质含量过高，则应自上述皂化后的乙醚提取液 250mL 中，另精密量取适量（相当于维生素 A 300～400 单位），微温挥去乙醚至约剩 5mL，再在氮气流下吹干，立即精密加入甲醇 3mL，溶解后，采用维生素 D 测定法（通则 0722）第二法项下净化用色谱系统，精密量取溶解后溶液 500μL，注入液相色谱仪，分离并准确收集含有维生素 A 的流出液，在氮气流下吹干，照上述方法自"迅速加异丙醇溶解"起，依法操作并计算含量。在应用三点法校正时，除其中一点在最大吸收波长处测定，其余两点均选在最大吸收波长两侧上升和下降陡坡波长处进行测定，如仪器不够准确时，就会带来较大误差，必要时应对仪器的波长读数进行校正。另外测定应在半暗室中快速完成，以避免维生素 A 在测定过程中氧化破坏。

（4）应用示例 维生素 AD 胶丸中维生素 A 含量的测定。

① 测定方法 精密称取本品（标示量为每丸含维生素 A 10000 单位）装量差异项下的内容物重 0.1287g（每丸内容物的平均装样量为 0.07985g），置 10mL 烧杯中，加环己烷溶解并定量转移至 50mL 量瓶中，用环己烷稀释至刻度，摇匀。精密量取 2mL，置另一 50mL 量瓶中，用环己烷稀释至刻度，摇匀。以环己烷为空白，测得最大吸收波长为 328nm，并分别于 300nm、316nm、328nm、340nm 与 360nm 波长处测得吸光度如下，试计算胶丸中维生素 A 标示量的百分数。

λ/nm	300	316	328	340	360
吸光度	0.374	0.592	0.663	0.553	0.228

② 计算步骤

a. 第一步：计算各波长处吸光度与 328nm 处吸光度比值，并与规定值比较，列于下表。

λ/nm	300	316	328	340	360
吸光度比值(A_i/A_{328})	0.564	0.893	1.000	0.834	0.344
规定比值	0.555	0.907	1.000	0.811	0.299
比值之差	+0.009	-0.014	0	+0.023	+0.045

由于 A_{360}/A_{328} 与规定比值（0.299）之差为 +0.045，超过了规定限度（±0.02），故需计算校正吸光度。

b. 第二步：计算校正吸光度，并与实测值比较。

$$A_{328(校正)} = 3.52 \times (2A_{328} - A_{316} - A_{340}) = 3.52 \times (2 \times 0.663 - 0.592 - 0.553) = 0.637$$

$$\frac{A_{328(校正)} - A_{328(实测)}}{A_{328(实测)}} \times 100\% = \frac{0.637 - 0.663}{0.663} \times 100\% = -3.92\%$$

校正吸光度与实测值之差已超过实测值的−3%，故应以 $A_{328(校正)}$ 计算含量。

c. 第三步：计算供试品溶液的稀释体积（D）和百分吸收系数 $\left[E_{1cm(328nm)}^{1\%}\right]$ 值。

$$D = 50 \times 50 / 2 = 1250$$

$$E_{1cm(328nm)}^{1\%} = \frac{A_{328(校正)}}{100m_s/D} = \frac{0.637}{100 \times 0.1287/1250} = 61.87$$

d. 第四步：计算供试品中维生素 A 效价（IU/g）及标示量百分率。

供试品中维生素 A 效价 $= E_{1cm(328nm)}^{1\%} \times 1900 = 61.87 \times 1900 = 117553\text{IU/g}$

$$每丸标示量百分率 = \frac{[维生素 A 效价/(IU/g)] \times [每丸内容物平均装量/(g/丸)]}{[标示量/(IU/丸)]} \times 100\%$$

$$= \frac{117553 \times 0.07985}{10000} \times 100\% = 93.87\%$$

2. 第二法（高效液相色谱法）

本法适用于维生素 A 醋酸酯原料及其制剂中维生素 A 含量测定。

（1）色谱条件与系统适用性试验　用硅胶为填充剂；以正己烷-异丙醇（997∶3）为流动相；检测波长为 325nm。取系统适用性试验溶液 $10\mu L$，注入液相色谱仪，调整色谱系统，维生素 A 醋酸酯峰与其顺式异构体峰的分离度应大于 3.0。精密量取对照品溶液 $10\mu L$，注入液相色谱仪，连续进样 5 次，主成分峰面积的相对标准偏差不得过 3.0%。

（2）系统适用性试验溶液的制备　取维生素 A 对照品适量（约相当于维生素 A 醋酸酯 300mg），置烧杯中，加入碘试液 0.2mL，混匀，放置约 10min，定量转移至 200mL 量瓶中，用正己烷稀释至刻度，摇匀，精密量取 1mL，置 100mL 量瓶中，用正己烷稀释至刻度，摇匀。

（3）测定方法　精密称取供试品适量（约相当于 15mg 维生素 A 醋酸酯），置 100mL 量瓶中，用正己烷稀释至刻度，摇匀，精密量取 5mL，置 50mL 量瓶中，用正己烷稀释至刻度，摇匀，作为供试品溶液。另精密称取维生素 A 对照品适量，同法制成对照品溶液。精密量取供试品溶液与对照品溶液各 $10\mu L$，分别注入液相色谱仪，记录色谱图，按外标法以峰面积计算含量。

第二节　维生素 B₁ 的分析

维生素 B₁（vitamin B₁），又称盐酸硫胺（thiamine hydrochloride），是由氨基嘧啶环和噻唑环通过亚甲基连接而成的季铵化合物的盐酸盐。

一、化学结构及主要理化性质

1. 化学结构

维生素 B₁ 结构如下。

相对分子质量：$C_{12}H_{17}ClN_4OS \cdot HCl = 337.27$

2. 主要理化性质

维生素 B₁ 为白色结晶或结晶性粉末，干燥品在空气中可迅速吸收 4% 的水分。易溶于水、乙醇中微溶、乙醚中不溶，水溶液显酸性，在酸性溶液中较稳定。

分子中有碱性 N 原子，可与生物碱沉淀剂反应。

嘧啶环为一芳香环具有紫外吸收，本品 $12.5\mu g/mL$ 的盐酸溶液（9→1000），在 246nm 波长处有最大吸收，吸收系数（$E_{1cm}^{1\%}$）为 406～436。

噻唑环在碱性介质中遇氧化剂，如铁氰化钾，可氧化为具有荧光的硫色素，后者溶于正丁醇中呈蓝色荧光。

二、鉴别试验

1. 硫色素反应

取本品约 5mg，加氢氧化钠试液 2.5mL 溶解后，加铁氰化钾试液 0.5mL 与正丁醇 5mL，强力振摇 2min，放置使分层，上面醇层显强烈的蓝色荧光；加酸使呈酸性，荧光即消失；再加碱使呈碱性，荧光又显出。

2. 红外吸收光谱鉴别

取本品适量，加水溶解，水浴蒸干，在 105℃ 干燥 2h 测定。本品的红外光吸收图谱应与对照的图谱（光谱集 1205 图）一致。

3. 氯化物鉴别

本品水溶液显氯化物鉴别（1）的反应（通则 0301）。

三、检查试验

1. 酸度

取本品 0.50g，加水 20mL 溶解后，测定其 pH 应为 2.8～3.3。

2. 溶液澄清度及颜色

取本品 1.0g，加水 10mL 溶解后，溶液应澄清无色；如显色，与对照液（取比色用重铬酸钾液 0.1mL，加水适量使成 10mL）比较，不得更深。

3. 干燥失重

取本品，在 105℃ 干燥至恒重，减失质量不得超过 5.0%。

4. 铁盐

取本品 1.0g，加水 25mL 溶解后，依法用硫氰酸铵显色，与标准铁溶液 2.0mL 制成的对照溶液比较，不得更深（0.002%）。

5. 有关物质

取本品，精密称定，用流动相溶解并稀释制成每 1mL 中约含 1mg 的溶液，作为供试品溶液；精密量取 1mL，置 100mL 量瓶中，用流动相稀释至刻度，摇匀，作为对照溶液。

照高效液相色谱法（通则 0512）试验，用十八烷基硅烷键合硅胶为填充剂，以甲醇-乙腈-0.02mol/L 庚烷磺酸钠溶液（含 1% 三乙胺，用磷酸调节 pH 值至 5.5）（9：9：82）为流动相，检测波长为 254nm，理论板数按维生素 B₁ 峰计算不低于 2000，维生素 B₁ 峰与相邻峰的分离度均应符合要求。

精密量取供试品溶液与对照溶液各 $20\mu L$，分别注入液相色谱仪，记录色谱图至主峰保留时间的 3 倍。供试品溶液色谱图中如有杂质峰，各杂质峰面积的和不得大于对照溶液主峰面积的 0.5 倍（0.5%）。

此外，《中国药典》中还检查维生素 B₁ 中硫酸盐、硝酸盐、炽灼残渣、重金属、总氯量等。

四、含量测定

维生素 B₁ 及其制剂常用的含量测定方法有非水溶液滴定法、紫外-可见分光光度法。《中国药典》中原料药采用非水溶液滴定法，片剂及注射液采用紫外-可见分光光度法。

1. 维生素 B₁ 原料药含量测定（非水溶液滴定法）

（1）方法原理　维生素 B₁ 分子中含有碱性的已成盐的伯胺（嘧啶环）和季铵（噻唑环）基团，在非水溶液中，均可与高氯酸作用。根据高氯酸消耗量即可计算出维生素 B₁ 的含量。

（2）测定方法　取本品约 0.12g，精密称定，置 100mL 具塞锥形瓶中，加冰醋酸 20mL，微热溶解后，密塞，冷至室温，加醋酐 30mL，照电位滴定法（通则 0701），用高氯酸滴定溶液（0.1mol/L）滴定并作空白校正。每 1mL 高氯酸滴定溶液相当于 16.86mg $C_{12}H_{17}ClN_4OS \cdot HCl$。

（3）说明

① 维生素 B₁ 中有两个碱性基团，与高氯酸反应的物质的量之比为 1∶2。

② 本法具有简便、快速、准确的特点。

2. 维生素 B₁ 片含量测定（紫外-可见分光光度法）

（1）方法原理　维生素 B₁ 分子中有共轭双键结构，具有紫外吸收，可在其最大吸收波长测定吸光度进行定量。

（2）测定方法　取本品 20 片精密称定，研细，精密称取适量（约相当于维生素 B₁ 25mg），置 100mL 量瓶中，加盐酸溶液（9→1000）约 70mL，振摇 15min，使维生素 B₁ 溶解，加盐酸溶液（9→1000）稀释至刻度，摇匀，用干燥滤纸过滤，精密量取续滤液 5mL，置另一 100mL 量瓶中，再加盐酸溶液（9→1000）稀释至刻度，摇匀，在 246nm 波长处测定吸光度，按 $C_{12}H_{17}ClN_4OS \cdot HCl$ 的吸收系数（$E_{1cm}^{1\%}$）为 421 计算，即得。

$$含量（标示量百分率）= \frac{A \times D \times \overline{W}}{E_{1cm}^{1\%} \times 100 \times W \times 标示量} \times 100\%$$

例如，若维生素 B₁ 片的规格（标示量）为 5mg；20 片重为 1.5790g；取样量为 0.4028g；测得吸光度为 0.522。计算维生素 B₁ 片标示量的百分率：

$$平均片重 \overline{W} = 1.5790g/20 = 0.07895(g/片)$$

$$稀释体积 D = 100 \times 100/5 = 2000(mL)$$

$$含量（标示量的百分率）= \frac{A \times D \times \overline{W}}{E_{1cm}^{1\%} \times 100 \times W \times 标示量} \times 100\%$$

$$= \frac{0.522 \times 2000 \times 0.07895}{421 \times 100 \times 0.4028 \times 0.00500} \times 100\% = 97.2\%$$

第三节　维生素 C 的分析

维生素 C（vitamin C），也称抗坏血酸（L-ascorbic acid），有四种光学异构体，其中以 L-型右旋异构体的生物活性最强，《中国药典》收载的为 L-抗坏血酸。

一、化学结构与主要理化性质

1. 化学结构

相对分子质量：$C_6H_8O_6$=176.13

维生素 C 分子结构中具有二烯醇结构和内酯环，并有二个手性碳原子（C-4、C-5），因此不仅使抗坏血酸性质很活泼，而且具有旋光性，本品 0.1g/mL 水溶液的比旋度为＋20.5°～＋21.5°。

2. 主要理化性质

维生素 C 为白色结晶或结晶性粉末，无臭，味酸，久置色渐变黄，易溶于水，水溶液呈酸性，维生素 C 微溶于乙醇，难溶于三氯甲烷或乙醚。

维生素 C 分子结构中的二烯醇基，尤其是 C-3 的—OH 上的 H，由于受共轭效应的影响，性质很活泼，C-3 的—OH 酸性较强（pK_1=4.17），而 C-2 的—OH 酸性极弱（pK_2=11.57），故维生素 C 一般表现为一元酸。

二烯醇基不仅使维生素 C 具有较强的酸性，同时使其有较强的还原性，易被氧化为二酮基而成为去氢维生素 C，加氢又可还原为维生素 C。同时，去氢维生素 C 在碱性或强酸性溶液中又可进一步水解为二酮古罗糖酸而失去活性，此反应为不可逆。

L- 抗坏血酸　　　　　　L- 去氢抗坏血酸　　　　　　L- 二酮古罗糖酸
（有生物活性）　　　　　（有生物活性）　　　　　　（无生物活性）

维生素 C 能与碳酸氢钠或碳酸钠作用生成钠盐，但在强碱性溶液中，内酯环可发生水解，生成酮酸盐。

维生素 C 含有共轭双键，在稀盐酸溶液中，在 243nm 波长处有最大吸收；若在中性或碱性条件下则红移至 265nm 处。

二、鉴别试验

1. 与硝酸银反应

（1）方法原理　维生素 C 因含烯醇基，可被硝酸银氧化为去氢维生素 C，Ag^+ 被还原为黑色的银（原子集合体）沉淀。反应如下。

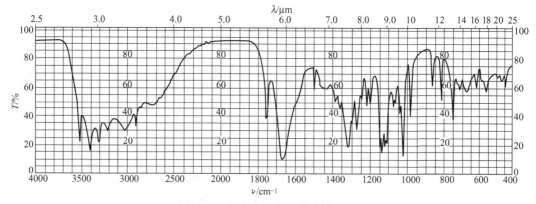

（2）试验方法　《中国药典》方法如下：取本品 0.2g，加水 10mL 溶解后，取该溶液 5mL，加硝酸银试液 0.5mL，即生成黑色沉淀。

2. 与 2,6-二氯靛酚钠反应

（1）方法原理　2,6-二氯靛酚钠为一具有氧化性的染料，其氧化型在酸性介质中为玫瑰红色，碱性介质中为蓝色。与维生素 C 作用后被还原为无色的酚亚胺（还原型）。反应式如下。

（2）试验方法　《中国药典》方法如下：取本品 0.2g，加水 10mL 溶解后，取该溶液 5mL，加 2,6-二氯靛酚钠试液 1～2 滴，试液颜色消失。

3. 红外吸收光谱法鉴别

《中国药典》采用红外吸收光谱法鉴别维生素 C，其红外吸收光谱如图 11-2 所示。本品的红外吸收谱图应与光谱集 450 对照图谱一致。

图 11-2　维生素 C 的红外吸收光谱

$3650～3500cm^{-1}$ 为羟基特征吸收峰；$1675cm^{-1}$ 为共轭羰基的特征吸收峰；$1050～1200cm^{-1}$ 为 C—O 键的特征吸收峰。

三、检查试验

维生素 C 具有内酯结构，性质不稳定，久置颜色逐渐变黄。尤其在水溶液中更易变质。当有微量铁、铜离子存在时，可加速其颜色变化。《中国药典》中维生素 C 检查项目如下。

1. 溶液澄清度及颜色的检查

取本品 3.0g，加水 15mL，振荡使其溶解，溶液应澄清无色；如有颜色，将溶液经 4 号玻璃砂芯漏斗过滤，取滤液，照紫外-可见分光光度法，以水为参比，在波长 420nm 处测定吸光度，吸光度值不得超过 0.03。

2. 铁离子检查

采用原子吸收光谱仪测定。方法是取本品 5.0g 两份，分别置于 25mL 量瓶中，一份加入 0.1mol/L 硝酸溶液溶解并稀释至刻度，摇匀，作为供试品溶液（B）；另一份中加标准铁溶液（准确称取硫酸铁铵 863mg，置于 1000mL 量瓶中，加 1mol/L 硫酸溶液 25mL，加水稀释至刻度，摇匀，准确吸取 10mL 置于 100mL 量瓶中，加水稀释至刻度，摇匀）1.0mL，加 0.1mol/L 硝酸溶液溶解并稀释至刻度，摇匀，作为对照溶液（A）。照原子吸收光谱法（通则 0406），在 248.3nm 波长处分别测定。供试溶液（B）测得的吸光度读数为 b，供试溶液（A）测得的吸光度读数为 a，则 $(a-b)$ 为所加标准铁的吸收。当供试量样品中铁的吸收小于标准铁吸收时，即 $b<(a-b)$ 时，符合规定（限度为每克样品不超过 $2\mu gFe$）。

3. 铜离子的检查

铜离子的检查与铁离子检查方法相似。取本品 2.0g 两份，分别置 25mL 量瓶中，一份中加 0.1mol/L 硝酸溶液溶解并稀释至刻度，摇匀，作为供试品溶液（B）；另一份中加标准铜溶液（精确称取硫酸铜 393mg，置 1000mL 量瓶中，加水溶解并稀释至刻度，摇匀，精密量取 10mL，置 100mL 量瓶中，用水稀释至刻度，摇匀）1.0mL，加 0.1mol/L 硝酸溶液溶解并稀释至刻度，摇匀，作为对照溶液（A）。照原子吸收光谱法（通则 0406），在 324.8nm 波长处分别测定，应符合规定，即当 $b<(a-b)$ 时符合规定。

4. 草酸的检查

取本品 0.25g，加水 4.5mL，振摇使维生素 C 溶解，加氢氧化钠试液 0.5mL、稀醋酸 1mL 与氯化钙试液 0.5mL，摇匀，放置 1h，作为供试品溶液；另精密称取草酸 75mg，置 500mL 量瓶中，加水溶解并稀释至刻度，摇匀，精密量取 5mL，加稀醋酸 1mL 与氯化钙试液 0.5mL，摇匀，放置 1h，作为对照溶液。供试品溶液产生的浑浊不得浓于对照溶液（0.3%）。

此外维生素 C 还检查炽灼残渣、重金属及细菌内毒素等。

四、含量测定

《中国药典》采用碘量法测定维生素 C 及其制剂含量。

（1）方法原理 维生素 C 在酸性溶液中，可被碘定量地氧化。根据消耗碘滴定溶液的体积，可计算维生素 C 的含量。其反应如下。

（2）测定方法 取本品约 0.2g，精密称定，加新煮沸过的 100mL 冷水和 10mL 稀醋酸，使其溶解，加淀粉指示剂 1mL，立即用碘滴定溶液（0.05mol/L）滴定，至溶液呈蓝色并在 30s 内不褪色为终点。每 1mL 碘滴定溶液（0.05mol/L）相当于 8.806mg $C_6H_8O_6$。

由上述滴定反应可知，1mol 维生素 C 与 1mol 碘分子反应，因此碘滴定溶液的滴定度为

$$T=1\times0.05\times176.13=8.806(\text{mg/mL})$$

（3）注意事项

① 操作中加入稀醋酸使滴定在酸性溶液中进行。在酸性介质中维生素 C 受空气中氧的氧化速度减慢，但样品溶于酸后仍需立即滴定。

② 用新煮沸过的冷水是为了减少水中的溶解氧，尽量避免氧气对测定的影响。

③ 本法适用于维生素 C 原料、维生素 C 片、维生素 C 泡腾片、维生素 C 颗粒及维生素 C 注射液等制剂的测定。为了消除制剂中一些辅料对测定的影响，滴定前应作必要的处理。如片剂溶解后应进行干过滤，取滤液测定；注射液测定时，应加入 2mL 丙酮，丙酮可与注射液中的抗氧剂焦亚硫酸钠（或亚硫酸氢钠）发生加成反应，生成无还原性的 α-羟基磺酸钠，以消除对测定的干扰。

$$Na_2S_2O_5 + H_2O \longrightarrow 2NaHSO_3$$

第四节　维生素 D 的分析

维生素 D（vitamin D）是一类抗佝偻病维生素的总称，其主要作用是维持血浆中正常钙及磷酸盐的浓度，增加小肠对钙和磷的吸收。维生素 D 类都是甾醇的衍生物，《中国药典》收载有维生素 D_2、维生素 D_3 原料药，维生素 D_2 软胶囊、注射液和维生素 D_3 注射液。

一、化学结构和主要理化性质

1. 化学结构

维生素 D_2 又名骨化醇或麦角骨化醇，维生素 D_3 又名胆骨化醇。它们的结构如下。

维生素 D_2　　　　　　　　　　　　　　维生素 D_3

它们的结构相似，不同处是在侧链上维生素 D_2 比维生素 D_3 多了一个双键和一个甲基，性质基本相似。

2. 主要理化性质

（1）性状　维生素 D_2、维生素 D_3 均为无色针状结晶或白色结晶性粉末；无臭无味；遇光或空气均易变质。

（2）溶解性　维生素 D_2 极易溶于三氯甲烷，易溶于乙醇、丙酮和乙醚；维生素 D_3 极易溶于三氯甲烷、乙醇、丙酮和乙醚；二者均略溶于植物油，不溶于水。

（3）旋光性　维生素 D_2、维生素 D_3 中均含有手性 C 原子，所以二者均具有旋光性。

（4）不稳定性　维生素 D_2、维生素 D_3 中由于均含有多个烯键，所以极不稳定，遇光或空气及其他氧化剂均发生氧化而变质。

（5）显色反应　与其他甾体化合物一样，也会与酸发生显色反应。本品的三氯甲烷溶液，加醋酐与硫酸，初见黄色，渐变红色，最后变为绿色。

（6）前维生素 D 的光照产物　维生素 D 类都是甾醇的衍生物，只是侧链有所不同。维生素 D_2、维生素 D_3 分别从各自的5,7-二烯甾醇前体麦角甾醇和 7-脱氢胆甾醇光照而来。前维生素 D 的光照产物如图 11-3。

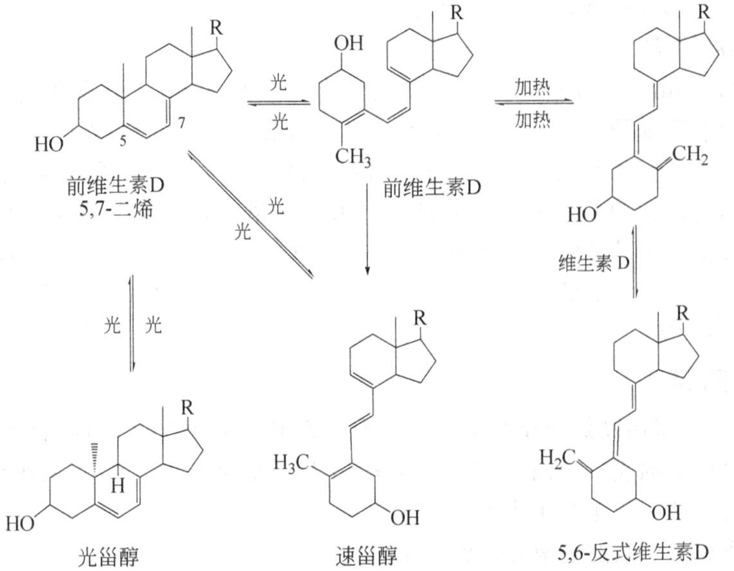

图 11-3　前维生素 D 的光照产物 （$\lambda=280\sim320nm$）

二、鉴别试验

1. 与醋酐-硫酸显色反应

取维生素 D_2 或维生素 D_3 约 0.5mg，加三氯甲烷 5mL 溶解后，加醋酐 0.3mL 与硫酸 0.1mL 振摇。维生素 D_2 初显黄色，渐变红色，迅即变为紫色，最后成为绿色。维生素 D_3 初显黄色，渐变红色，迅即变为紫色、蓝绿色，最后成为绿色。

2. 比旋度鉴别

（1）维生素 D_2　取本品，精密称定，加无水乙醇溶液并定量稀释制成每 1mL 中含 40mg 的溶液，依法测定（通则 0621），比旋度为 $+102.5°\sim+107.5°$（应于容器开启后 30min 内取样，并在溶液配制后 30min 内测定）。

（2）维生素 D_3　取本品，精密称定，加无水乙醇溶液并定量稀释制成每 1mL 中含 5mg 的溶液，依法测定（通则 0621），比旋度为 $+105°\sim+112°$（应于容器开启后 30min 内取样，并在溶液配制后 30min 内测定）。

3. 红外吸收光谱法鉴别

《中国药典》采用红外吸收光谱法鉴别维生素 D_2 和维生素 D_3，要求供试品维生素 D_2 和维生素 D_3 分别与对照红外吸收光谱集 452、453 相一致。

4. 高效液相色谱法鉴别

在含量测定项下记录的色谱图中，供试品溶液主峰的保留时间应与对照品溶液主峰的保留时间一致。

三、杂质检查

1. 麦角甾醇的检查

维生素 D_2 必须检查麦角甾醇，而维生素 D_3 不作要求。检查方法是：取本品 10mg，加 90％乙醇 2mL 溶解后，加洋地黄皂苷溶液（取洋地黄皂苷 20mg，加 90％乙醇 2mL，加热溶解制成）2mL，混合，放置 18h，不得发生浑浊或沉淀。

2. 有关物质检查

取供试品约 25mg，置 100mL 棕色量瓶中，加异辛烷 80mL，避免加热，超声使完全溶解，放冷，用异辛烷稀释至刻度，摇匀，作为供试品溶液；精密量取 1mL，置 100mL 棕色量瓶中，用异辛烷稀释至刻度，摇匀，作为对照溶液。照含量测定项下的色谱条件，精密量取供试品溶液与对照溶液各 100μL，分别注入液相色谱仪，记录色谱图至维生素 D_2（D_3）峰保留时间的 2 倍。供试品溶液的色谱图中如有杂质峰，除前维生素 D_2（D_3）峰外，单个杂质峰面积不得大于对照溶液主峰面积的 0.5 倍（0.5％），各杂质峰面积的和不得大于对照溶液主峰面积（1.0％）。

四、含量测定

《中国药典》中采用高效液相色谱法测定维生素 D（包括维生素 D_2 和维生素 D_3）及其制剂、维生素 AD 制剂或鱼肝油中所含维生素 D 及前维生素 D 经折算成维生素 D 的总量，以单位表示，每单位相当于维生素 D 0.025μg。

测定应在半暗室中及避免氧化的情况下进行。

《中国药典》用液相色谱法测定维生素 D，分为三种方法，即第一法、第二法和第三法。无维生素 A 醇及其他杂质干扰的供试品可用第一法测定，否则应按第二法处理后测定；如果按第二法处理后，前维生素 D 峰仍受杂质干扰，仅有维生素 D 峰可以分离时，则应按第三法测定。

1. 第一法

（1）对照品贮备溶液的制备　根据各制剂中所含维生素 D 的成分，精密称取相应的维生素 D_2 或维生素 D_3 对照品 25mg，置 100mL 棕色量瓶中，加异辛烷 80mL，避免加热，用超声处理助溶 1min 使完全溶解，加异辛烷至刻度，摇匀，作贮备溶液（1）；精密量取 5mL，置 50mL 棕色量瓶中，用异辛烷稀释至刻度，摇匀，充氮密塞，避光，0℃ 以下保存作为贮备液（2）。

测维生素 D_2 时，应另取维生素 D_3 对照品 25mg，同法制成维生素 D_3 对照品贮备液，供系统适应性试验用。

（2）色谱条件及系统适应性试验　用硅胶为填充剂，正己烷-正戊醇（997：3）为流动相，检测波长为 254nm。量取维生素 D_3 对照品贮备液（1）5mL，置具塞玻璃容器中，通氮后密塞，置 90℃ 水浴中加热 1h，取出迅速冷却，加正己烷 5mL，摇匀，置 1cm 具塞石英吸收池中，在 2 支 8W 主波长分别为 254nm 和 365nm 的紫外光灯下，将石英吸收池斜放成 45°，并距灯管 5～6cm，照射 5min，使溶液中含有前维生素 D_3、反式维生素 D_3、维生素 D_3 和速甾醇 D_3；取此溶液注入液相色谱仪，测定维生素 D_3 的峰面积，先后进样 5 次，相对标准偏差应不大于 2.0％；前维生素 D_3（与维生素 D_3 的相对保留时间约为 0.5）与反式维生素 D_3（与维生素 D_3 的相对保留时间约为 0.6）以及维生素 D_3 与速甾醇 D_3（与维生素 D_3 的相对保留时间约为 1.1）的峰分离度均应大于 1.0。

（3）校正因子测定　精密量取对照品贮备液（2）5mL，置 50mL 量瓶中，加正己烷至

刻度，摇匀；取 $10\mu L$ 注入液相色谱仪，计算维生素 D 的校正因子 f_1，

$$f_1 = c_1/A_1$$

式中，c_1 为维生素 D 对照品溶液的浓度，$\mu g/mL$；A_1 为对照品溶液色谱图中维生素 D 峰的峰面积。

另精密量取对照品贮备液（2）5mL 置 50mL 量瓶中，加入 2,6-二叔丁基对甲酚结晶 1 粒，通氮排除空气后，密塞，置 90℃水浴中加热 1.5h，取出迅速冷却至室温，加正己烷至刻度，摇匀作为混合对照品溶液；取 $10\mu L$ 注入液相色谱仪，计算前维生素 D 折算成维生素 D 的校正因子 f_2。

$$f_2 = (c_2 - f_1 A_1)/A_2$$

式中，c_2 为 f_2 测定项下维生素 D 对照品溶液的浓度，$\mu g/mL$；f_1 为维生素 D 的校正因子；A_1 为混合对照品溶液色谱图中维生素 D 的峰面积；A_2 为混合对照品溶液色谱图中前维生素 D 的峰面积。

（4）含量测定　取各该制剂项下制备的供试品溶液进行测定，按下列公式计算维生素 D 及前维生素 D 折算成维生素 D 的总量（m_i）。

$$m_i = f_1 A_{i1} + f_2 A_{i2}$$

式中，A_{i1} 为维生素 D 峰的峰面积；A_{i2} 为前维生素 D 峰的峰面积。

2. 第二法

（1）供试品溶液 A 的制备　精密称取供试品适量（相当于维生素 D 总量 600 单位以上，质量不超过 2.0g），置皂化瓶中，加乙醇 30mL、抗坏血酸 0.2g 与 50%（质量分数）氢氧化钾溶液 3mL（若供试品为 3g，需加 50%氢氧化钾溶液 4mL），置水浴上加热 30min，冷却后，自冷凝管顶端加水 10mL 冲洗冷凝管内壁，将皂化液移至分液漏斗中，皂化瓶用60～100mL 水分数次洗涤，洗液并入分液漏斗中，用不含过氧化物的乙醚振摇提取 3 次，第一次 60mL，以后每次 40mL，合并乙醚液，用水洗涤数次，每次约 100mL，洗涤时应缓缓旋动，避免乳化，直至水层遇酚酞指示液不再显红色，静置，分取乙醚提取液，加入干燥滤纸条少许振摇除去乙醚提取液中残留的水分，分液漏斗及滤纸条再用少量乙醚洗涤，洗液与提取液合并，置具塞圆底烧瓶中，在水浴上低温蒸发至约 5mL，再用氮气流吹干，迅速精密加入甲醇 3mL，密塞，超声处理助溶后，移入离心管中，离心，取上层清液作为供试品溶液 A。

（2）净化用色谱柱系统分离收集维生素 D　精密量取上述供试品溶液 A 500μL，注入以十八烷基硅烷键合硅胶为填充剂的液相色谱柱，以甲醇-乙腈-水（50：50：2）为流动相进行分离，检测波长 254nm，从记录仪上观察色谱图，要求维生素 D 与前维生素 D 为叠峰，并能与维生素 A 及其他干扰含量测定的杂质分开；准确收集含有维生素 D 及前维生素 D 混合物的全部流出液，置具塞圆底烧瓶中，用氮气流迅速吹干，精密加入正己烷溶液适量（不少于 2mL，并使每 1mL 中含维生素 D 为 50～140 单位，密塞，超声处理助溶，即为供试品溶液 B。

（3）测定方法　取供试品溶液 B，按第一法进行含量测定，进样量为 100～200μL。

3. 第三法

（1）供试品溶液的制备　取该制剂项下制备的供试品溶液 A，按上述第二法净化用色谱系统分离维生素 D 项下的方法处理，至"用氮气流迅速吹干"后，加入异辛烷 2mL 溶解，通氮排除空气后，密塞，置 90℃水浴中，加热 1.5h 后，立即通氮在 2min 内吹干，迅速精密加入正己烷 2mL，溶解后，即得供试品溶液 C。

（2）对照品溶液的制备　精密量取对照品贮备溶液（1）适量，加异辛烷定量稀释制成

每 1mL 中约含维生素 D 50 单位,精密量取 2mL,置具塞圆底烧瓶中,照供试品溶液制备项下的方法,自"通氮排除空气后"起,依法操作,得对照品溶液。

(3)测定方法 照第一法项下的色谱条件,精密量取对照品溶液与供试品溶液 C 各 200μL,注入液相色谱仪,记录色谱图,按外标法以峰面积计算维生素 D 的含量。

第五节 维生素 E 的分析

维生素 E (vitamin E) 为 α-生育酚 (α-tocopherol) 及其各种酯类。天然品为右旋体 (d-α-),合成品为消旋体 (dl-α-)。药用品多为合成品,《中国药典》收载的维生素 E 为消旋体-α-生育酚醋酸酯 (dl-α-tocopheryl acetate),有片剂、粉剂、软胶囊和注射液。

一、化学结构与主要理化性质

1. 化学结构

以下为消旋体-α-生育酚醋酸酯结构。

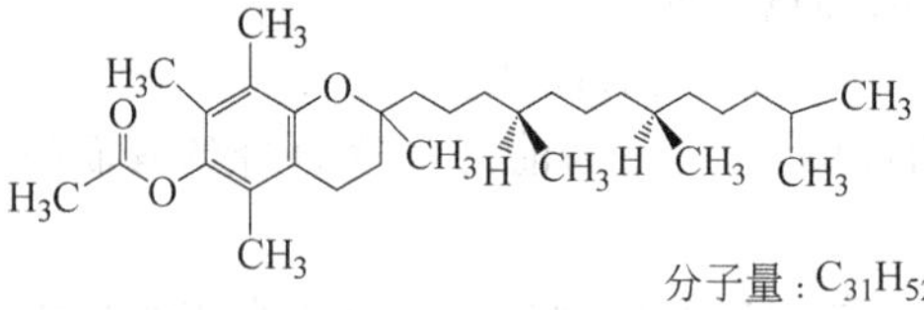

分子量:$C_{31}H_{52}O_3$=472.75

2. 主要理化性质

(1)性状 本品为微黄色或黄色透明的黏稠液体;几乎无臭;遇光色渐变深。

(2)溶解性 易溶于乙醇、丙酮、乙醚或石油醚,不溶于水。

(3)紫外吸收特征 分子中具有苯环,故有紫外吸收,在 0.1mg/mL 无水乙醇溶液在 284nm 波长处的吸收系数($E_{1cm}^{1\%}$)为 41.0~45.0。

(4)水解性 维生素 E 苯环上有乙酰化的酚羟基,在酸性或碱性溶液中加热可水解生成游离生育酚。后者在有氧或其他氧化剂存在时,则进一步氧化生成醌型化合物。尤其在碱性条件氧化反应更易发生。

二、鉴别试验

1. 硝酸反应

取本品约 30mg,加无水乙醇 10mL 溶解后,加硝酸 2mL,摇匀,在 75℃ 加热约 15min,溶液应显橙红色。

反应式为

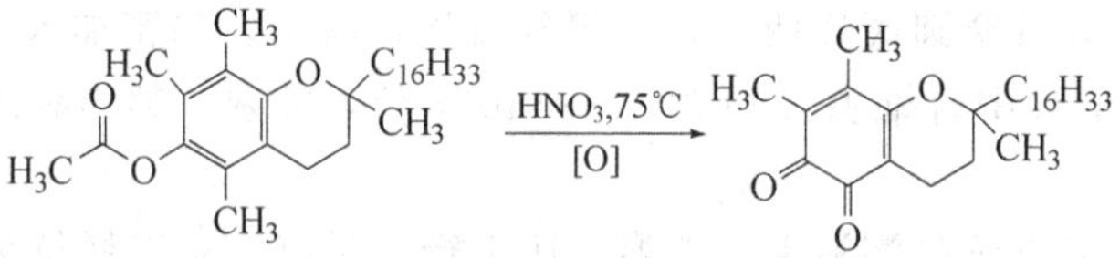

维生素 E   生育红(橙红色)

2. 红外吸收光谱法鉴别

《中国药典》采用红外吸收光谱法鉴别维生素 E,本品的红外吸收光谱应与对照的图谱(光谱集 1206)一致。

3. 气相色谱法鉴别

《中国药典》采用气相色谱法鉴别维生素 E、维生素 E 软胶囊和维生素 E 粉。在含量测定项下记录的色谱图中，供试品溶液主峰的保留时间应与对照溶液主峰的保留时间一致。

三、杂质检查

《中国药典》规定检查维生素 E 的酸度、游离生育酚和正己烷。

1. 酸度

取乙醇和乙醚各 15mL，置锥形瓶中，加酚酞指示液 0.5mL，滴加氢氧化钠滴定溶液（0.1mol/L）至微显粉红色，加本品 1.0g，溶解后，用氢氧化钠滴定溶液滴定，不得超过 0.5mL。

2. 生育酚（天然型）

（1）原理　利用游离生育酚的还原性，用硫酸铈滴定溶液（0.01mol/L）滴定，根据消耗硫酸铈的量可求得生育酚含量。1mL 0.01mol/L 硫酸铈滴定溶液相当于 0.002154g 游离生育酚。

（2）方法　取本品 0.10g，加无水乙醇 5mL 溶解后，加二苯胺试液 1 滴，用硫酸铈滴定溶液（0.01mol/L）滴定，消耗硫酸铈滴定液不能超过 1.0mL。即游离生育酚的限量为 2.15%。

3. 正己烷的检查

取本品适量，精密称定，加 N,N-二甲基甲酰胺溶解并定量稀释制成每 1mL 中约含 50mg 的溶液，作为供试品溶液；另取正己烷适量，加 N,N-二甲基甲酰胺定量稀释制成每 1mL 中约含 10μg 的溶液，作为对照溶液。照残留溶剂测定法（通则 0861 第一法）测定，以 HP-5 毛细管柱（5%聚甲基硅氧烷）为分析柱，用氢火焰离子化检测器，柱温 50℃保持 8min，然后以每分钟 45℃升温至 260℃，保持 15min，含正己烷应符合规定（天然型）。

4. 有关物质（合成型）

取本品，用正己烷稀释制成每 1mL 中约含 2.5mg 的溶液，作为供试品溶液；精密量取适量，用正己烷定量稀释制成每 1mL 中含 25μg 的溶液，作为对照溶液。照含量测定项下的色谱条件，精密量取供试品溶液与对照溶液各 1μL，分别注入气相色谱仪，记录色谱图至主成分峰保留时间的 2 倍，供试品溶液的色谱图中如有杂质峰，α-生育酚（杂质Ⅰ）（相对保留时间约为 0.87）的峰面积不得大于对照溶液主峰面积（1.0%），其他单个杂质峰面积不得大于对照溶液主峰面积的 1.5 倍（1.5%），各杂质峰面积的和不得大于对照溶液主峰面积的 2.5 倍（2.5%）。

四、含量测定

《中国药典》中维生素 E 原料及其制剂均采用气相色谱法测定含量。测定时采用内标法，方法简便、定量结果与进样量无关、操作条件变化时对结果影响小。

1. 色谱条件与系统适应性试验

以硅酮（OV-17）为固定相，涂布含量为 2%；或以 HP-1 毛细管柱（100%二甲基聚硅氧烷）为分析柱；柱温 265℃。理论板数按维生素 E 峰计算应不低于 5000（填充柱）或 5000（毛细管柱），维生素 E 峰与内标物峰的分离度应符合要求。

2. 校正因子测定

取正三十二烷适量，加正己烷溶解并稀释成 1mL 中含 1.0mg 的溶液，摇匀，作为内标溶液。另取维生素 E 对照品约 20mg，精密称定，置棕色具塞瓶中，精密加入内标溶液 10mL，密塞，振摇使溶解，取 1～3μL 注入气相色谱仪，计算校正因子。

3. 测定方法

取本品约 20mg，精密称定，置棕色具塞瓶中，精密加入内标溶液 10mL，密塞，振摇使溶解，取 1～3μL 注入气相色谱仪，测定，按内标法计算，即得。

4. 含量计算

（1）计算校正因子（f）　　　　$$f = \frac{A_s/m_s}{A_r/m_r}$$

（2）计算含量　　　　　　　　$$m_x = f\frac{A_x}{A_s}m_s$$

（3）原料药按下式计算百分含量　　　百分含量 $= \dfrac{m_x}{W_x} \times 100\%$

（4）制剂按下式计算标示量百分率　　标示量百分率 $= \dfrac{m_x\overline{W}}{W_x \times 标示量} \times 100\%$

思考题

1. 在紫外-可见分光光度法测定维生素 A 中的换算因数 1900 的含义是什么？是如何计算出的？

2. 用紫外-可见分光光度法测定维生素 A 时，有哪些物质干扰测定？它们是如何引入的？如何消除不相关物质对维生素 A 的测定？

3. 简述维生素 B_1 的鉴别方法。

4. 在用碘量法测定维生素 C 时，为什么要在醋酸介质中进行测定？并要用新煮沸过冷却后的水？

5. 测定维生素 D_2、维生素 D_3 时，第一法和第二法各用于何种条件下维生素 D 的样品测定？

6. 维生素 E 中游离生育酚的检查原理是什么？为什么不在碱性条件下水解测定？

习　题

1. 紫外-可见分光光度法测定维生素 A 醋酸酯软胶囊时，操作如下：取内容物 39.1mg，加环己烷溶解并稀释至 100mL，测得各波长处吸光度分别为

波长/nm	300	316	328	340	360
吸光度	0.390	0.607	0.671	0.550	0.224

已知胶丸内容物平均质量为 0.08736g，软胶囊标示量为 3000IU/丸。试计算含量为标示量的百分率。

2. 称取维生素 B_1（规格：5mg）20 片，精密称定为 1.6024g，研细，精密称取 0.4246g，置 100mL 量瓶中，加盐酸溶液（9→1000）约 70mL，振摇 15min，使维生素 B_1 溶解，加盐酸溶液稀释至刻度，摇匀，用干燥滤纸过滤，精密量取续滤液 5mL，置另一 100mL 量瓶中，再加盐酸溶液稀释至刻度，摇匀，在 246nm 波长处测得吸光度为 0.564，已知 $C_{12}H_{17}ClN_4OS \cdot HCl$ 的吸收系数（$E_{1cm}^{1\%}$）为 421。计算标示量的百分率。

3. 用碘量法测定维生素 C。称取维生素 C（规格：50mg）20 片，精密称重为 1.9876g，

研细，精密称取细粉重 0.4212g，置 100mL 量瓶中，加新煮沸过的冷水 100mL 与稀醋酸 10mL 的混合液 70mL，振摇使溶解，并用混合液稀释至刻度，摇匀，经干燥滤纸迅速过滤，精密量取滤液 50mL，加淀粉指示液 1mL，用碘滴定溶液（0.1mol/L）滴定，至溶液显蓝色并持续 30s 不褪色。碘滴定溶液（0.1mol/L）共消耗 11.36mL。已知每 1mL 碘滴定溶液（0.1mol/L）相当于维生素 C 为 8.806mg，滴定溶液浓度校正因子为 1.039。计算维生素 C 片中维生素 C 含量为标示量的百分率。

4. 用气相色谱内标法测定维生素 E 注射液含量。取正三十二烷（内标物）适量，加正己烷溶解并稀释成 1mL 中含 1.0mg 的溶液，摇匀，作为内标溶液。另取维生素 E 对照品约 20mg，精密称定，置棕色具塞锥形瓶中，精密加入内标溶液 10mL，密塞，振摇使溶解，作为对照品溶液。取 2μL 注入气相色谱仪。精密量取本品（规格 1mL：50mg）2mL，置棕色具塞锥形瓶中，精密加入内标溶液 50mL，密塞，摇匀，作为供试品。取 2μL 注入气相色谱仪。测得峰面积如下。

项目	正三十二烷	维生素 E
对照品	512987	639675
供试品	538736	675867

试计算维生素 E 注射液中维生素 E 含量为标示量的百分率。

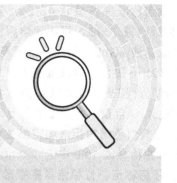

第十二章
抗生素类药物分析

🦅 **学习指南**

通过本章学习，了解 β-内酰胺类抗生素、氨基糖苷类抗生素、四环素类抗生素的结构、性质及其与分析方法的关系；掌握上述抗生素药物的鉴别、检查原理及方法，掌握常用的含量测定原理方法及相关实验操作技术。

抗生素是防病治病的一类重要药物，《中国药典》共收载抗生素类原料药和制剂 100 多种。临床应用的抗生素主要由生物合成，经过发酵和提纯两步制得。由于发酵过程比较复杂，不易控制，因而使发酵液中的杂质非常复杂（包含无机盐、脂肪、各种蛋白质及其降解产物以及色素、热原、毒性物质等），虽经提纯，成品中仍不可避免含有杂质。又由于多数抗生素的性质不稳定，其分解产物常使其疗效降低或失效，有时甚至引起毒副作用。根据抗生素的性质以及生产方法的特殊性和复杂性，为了保证用药的安全与有效，一般抗生素类药物的常规检验项目应包括下列几项。

（1）鉴别试验　用化学方法或生物学方法证明是何种抗生素。

（2）异常毒性试验　限制产品中的毒性杂质。

（3）无菌试验　检查药品是否无菌。

（4）热原试验　检查产品中的致热杂质。

（5）水分测定　限制过高的水分，以免影响产品的稳定性。

（6）溶液澄清度检查　限制不溶性杂质混入。

（7）溶液酸碱度（pH）测定　规定溶液的酸碱度，使产品稳定并适合于临床应用。

（8）降压试验　检查降压物质的限度是否符合规定。

（9）含量测定或效价测定　确定有效成分的含量或效价。

由于各种抗生素及其制剂的生产过程和性质不同，规定的检验项目也不完全相同。一般说来，注射用产品规定项目较多，要求也较严，而口服和外用产品则控制项目较少，要求也稍宽。

本章主要讨论 β-内酰胺类，氨基糖苷类以及四环素类抗生素的结构、理化性质、鉴别、检查和含量测定的原理及方法。

第一节　β-内酰胺类抗生素的分析

一、常用药物的化学结构与主要理化性质

1. 化学结构特征

本类抗生素包括青霉素类和头孢菌素类，它们的分子中都含有β-内酰胺环，故统称为β-内酰胺类抗生素，其基本结构如下。

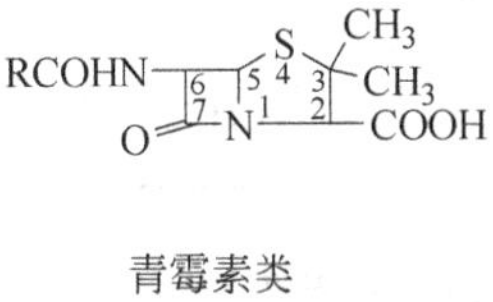

青霉素类 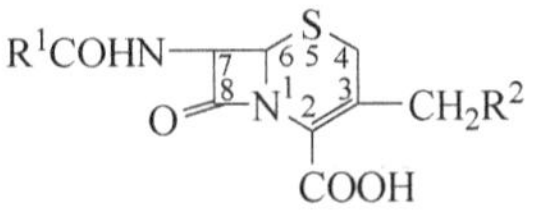　　　　　　　头孢菌素类

青霉素和头孢菌素分子中都有一个游离羧基和酰胺侧链。青霉素类的结构是由侧链RCO—及母核6-氨基青霉烷酸（6-APA）两部分结合而成，母核是β-内酰胺环和氢化噻唑环并合而成的双杂环。头孢菌素类是由侧链 R^1CO—及母核7-氨基头孢菌烷酸（7-ACA）组成，母核是由β-内酰胺环与氢化噻嗪环并合而成的双杂环。由于它们分子中的取代基R、R^1 和 R^2 不同，则构成不同类型的青霉素和头孢菌素。《中国药典》收载的部分青霉素类和头孢菌素类原料药的部分品名分别列于表 12-1、表 12-2 中。

表 12-1　青霉素类药品原料药品名

名　　称	取代基 R
青霉素钠 青霉素钾	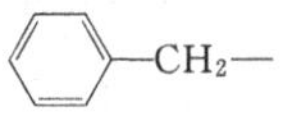
氯唑西林钠	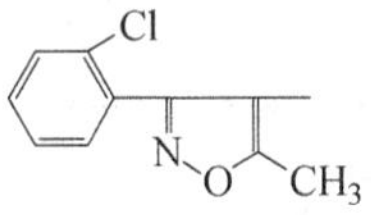
氨苄西林钠	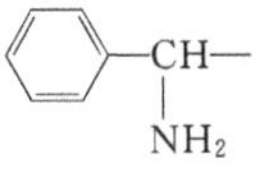
阿莫西林	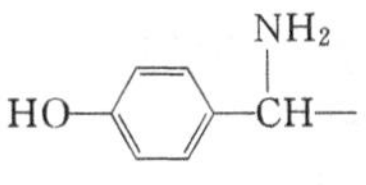
磺苄西林钠	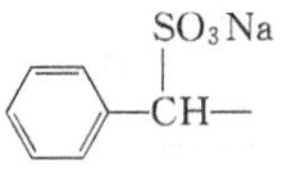
哌拉西林钠	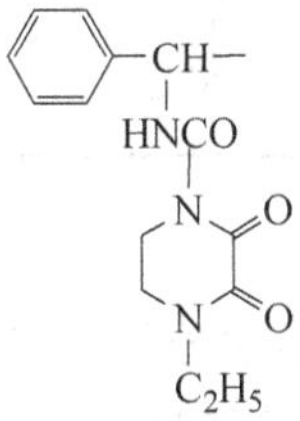

续表

名　　称	取代基 R
普鲁卡因青霉素	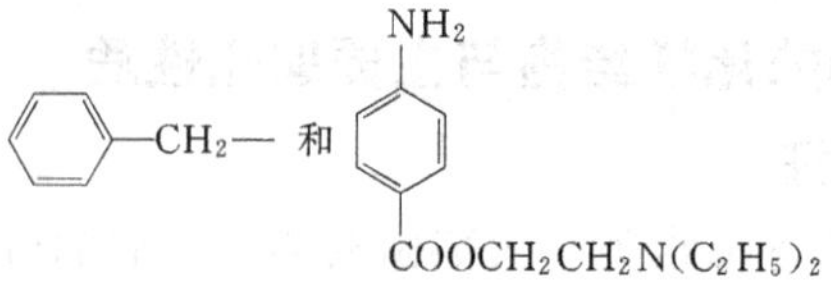
苯唑西林钠	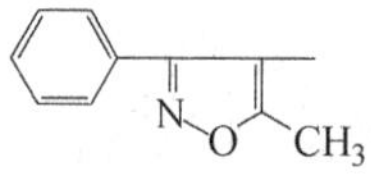

表 12-2　头孢菌素类药品原料药品名

名　　称	取代基 R^1	取代基 R^2
头孢氨苄	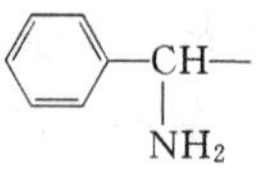	H
头孢噻吩钠	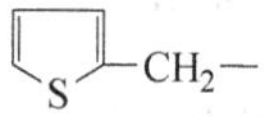	
头孢哌酮钠	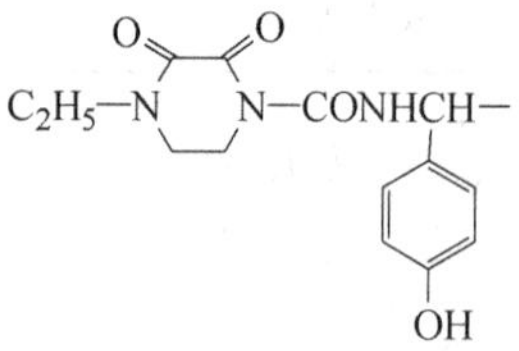	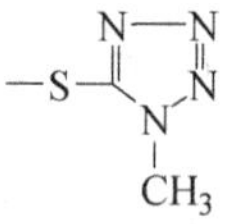
头孢唑啉钠	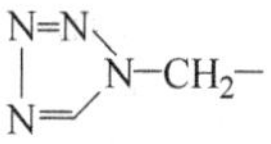	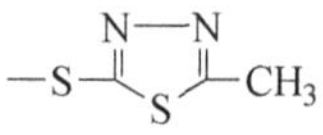
头孢噻肟钠	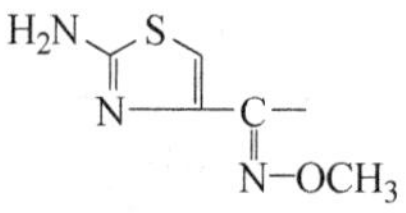	
头孢羟氨苄	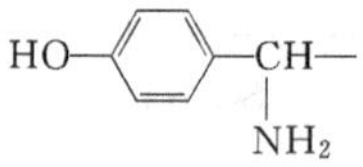	H
头孢拉定	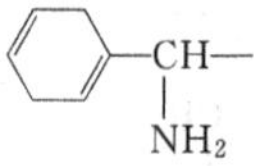	H

2. 化学特性

（1）酸性　青霉素和头孢菌素分子中的游离羧基具有相当强的酸性（大多数青霉素的 $pK_a = 2.3 \sim 2.8$），能与无机碱或某些有机碱作用成盐，如青霉素钠（钾）、氨苄西林钠、磺苄西林钠、普鲁卡因青霉素以及头孢噻吩钠等。

（2）旋光性　青霉素分子中含有 3 个手性碳原子（C2、C5 和 C6），头孢菌素含有 2 个手性碳原子（C6 和 C7），故都具有旋光性。如氨苄西林的比旋度为 $+280°\sim+305°$。头孢噻吩钠的比旋度为 $+124°\sim+134°$。

（3）紫外吸收特性　青霉素分子中的环状部分无紫外吸收，但其侧链部分由于具有苯环共轭系统则有紫外吸收特性。如青霉素在 257nm 和 264nm 处有吸收峰，是由苯乙酰基所引起，如图 12-1 所示。而头孢菌素由于母环部分具有 $O=N-N-C=C$ 的结构，在 260nm 处有强吸收，这是 7-ACA 的特征吸收峰。

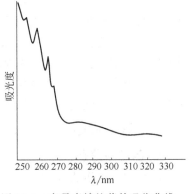

图 12-1　青霉素钠的紫外吸收曲线
（甲醇-氢氧化钾溶液）

（4）β-内酰胺环的不稳定性　干燥纯净的青霉素盐稳定，对热也稳定。青霉素的水溶液很不稳定，微量的水分易引起水解。如果将青霉素盐的水溶液在 30℃放置 24h 则效价下降 56%。

青霉素的 β-内酰胺环是整个分子结构中最不稳定的部分，如与酸碱、重金属、青霉素酶、羟胺等作用均能导致 β-内酰胺环的破坏而失去抗菌活性，形成一系列的降解产物。

其降解反应如下所示。

青霉噻唑酸

青霉酸

青霉醛　　青霉胺

α-青霉噻唑酰基羟胺酸

青霉烯酸

青霉素与羟胺作用，内酰胺环打开生成 α-青霉噻唑酰基羟胺酸，头孢菌素也有类似的反应。与青霉素相比，头孢菌素较不易发生开环反应，对青霉素酶和稀酸比较稳定。

（5）溶解度性质　青霉素和头孢菌素碱金属盐易溶于水，而有机碱盐难溶于水，易溶于甲醇等有机溶剂。青霉素的碱金属盐水溶液遇酸则析出游离的白色沉淀。

如青霉素钾和青霉素钠加水溶解后，加稀盐酸2滴，即析出难溶于水的白色沉淀。此沉淀能在乙醇、醋酸戊酯、三氯甲烷、乙醚或过量的盐酸（与酰胺基成盐）中溶解。

二、鉴别试验

1. 色谱法鉴别

（1）薄层色谱法（TLC）　如《中国药典》对头孢拉定的薄层色谱法鉴别：取本品与头孢拉定对照品适量，分别加水溶解并稀释制成每1mL中约含6mg的溶液，作为供试品溶液与对照品溶液，照薄层色谱法（通则0502）试验，吸取上述两种溶液各5μL，分别点于同一硅胶G薄层板〔经105℃活化后，置5%（mL/mL）正十四烷的正己烷溶液中，展开至薄层板的顶部，晾干〕上，以0.1mol/L枸橼酸溶液-0.2mol/L磷酸氢二钠溶液-丙酮（60∶40∶1.5）为展开剂，展开，于105℃加热5min，取出，立即喷以用展开剂制成的0.1%茚三酮溶液，在105℃加热15min后，检视，供试品溶液所显主斑点的颜色与位置应与对照品溶液所显主斑点的颜色与位置相同。

（2）高效液相色谱法（HPLC）　利用比较供试品与对照品主峰的保留时间进行鉴别。一般都规定在含量测定项下的高效液相色谱图中，供试品和对照品主峰的保留时间应一致。《中国药典》收载的 β-内酰胺类药物均采用本法鉴别。

2. 吸收光谱法鉴别

（1）紫外-可见分光光度法　将供试品配成适当浓度的水溶液，直接进行紫外-可见分光光度法测定，根据其吸收光谱的最大吸收波长进行鉴别。如《中国药典》收载的头孢替唑钠的鉴别方法如下：取本品，加水制成每1mL中含16μg的溶液，照紫外-可见分光光度法测定，在272nm波长处呈最大吸收。

（2）红外吸收光谱法（IR）　红外吸收光谱反映了分子的结构特征，如头孢氨苄（含1个结晶水）的红外吸收图谱显示的主要特征吸收如表12-3所示。本品的红外光吸收图谱应与对照的图谱（光谱集1090图）一致。

表12-3　头孢氨苄的红外吸收图谱的主要特征吸收

ν/cm^{-1}	归　属	
3500~2500	水、酰胺和胺盐	$\nu_{O-H,N-H}$
1740	β-内酰胺	$\nu_{C=O}$
1690	酰胺	$\nu_{C=O}$
1600,1400	羧酸离子	ν_{COO^-}
1550	酰胺	$\delta_{N-H}+\nu_{C-N}$
695	苯环	$\delta_{环}$

《中国药典》对收载的 β-内酰胺类抗生素鉴别均采用本法进行。

3. 钾、钠盐的焰色反应

青霉素类、头孢菌素类药物中，许多制成钾盐或钠盐供临床使用，因而可利用其焰色反应进行鉴别。

三、特殊杂质的检查

本类抗生素的特殊杂质主要有高分子聚合物，有关物质等，一般采用 HPLC 法控制其限量，也有采用测定杂质的吸光度来控制杂质的。

1. 聚合物

《中国药典》对头孢类药品规定了各自聚合物的检查，现以头孢他啶中头孢他啶聚合物的测定为例说明其操作方法。

（1）色谱条件与系统适用性试验　用葡聚糖凝胶 G-10（40～120μm）为填充剂，玻璃柱内径 1.0～1.4cm，柱高度 45cm；流动相 A 为 3.5％硫酸铵的 0.1mol/L 磷酸盐缓冲溶液（取磷酸氢二钠 2.19g 和磷酸二氢钠 0.54g，加水 1000mL 使溶解，调节 pH＝7.0）以水为流动相 B；流速为每分钟 0.8mL，检测波长为 254nm。分别以流动相 A、B 为流动相，用 1.5mg/mL 蓝色葡聚糖 2000 溶液进样 100～200μL 进行测定，以蓝色葡聚糖 2000 峰计算理论板数不低于 500，拖尾因子均应小于 2.0，在两种流动相系统中蓝色葡聚糖 2000 峰保留时间的比值均应在 0.93～1.07 之间，对照溶液主峰和供试品溶液中聚合物峰与相应色谱系统中蓝色葡聚糖 2000 峰的保留时间比值均应在 0.93～1.07 之间。称取头孢他啶约 0.2g 与碳酸钠 20mg，置 10mL 量瓶中，用 1.5mg/mL 的蓝色葡聚糖 2000 溶液溶解并稀释至刻度，摇匀。取 100～200μL 注入液相色谱仪，用流动相 A 进行测定，记录色谱图。高聚体的峰高与单体和高聚体之间的谷高比应大于 1.5。另以流动相 B 为流动相，精密量取对照品溶液 100～200μL，连续进样 5 次，峰面积的相对标准差应小于 5.0％。

（2）对照品溶液的制备　取头孢他啶对照品适量，精密称量，加水制成每 1mL 中含头孢他啶 100μg 的溶液，摇匀。

（3）测定方法　取本品 0.2g，精密称定，置 10mL 量瓶中，并加入碳酸钠 20mg，加水溶解并稀释至刻度，摇匀，立即进样 100～200μL 注入液相色谱仪，以流动相 A 为流动相进行测定，记录色谱图；另取对照品溶液 100～200μL 注入液相色谱仪，以流动相 B 为流动相，记录色谱图，按外标法计算，本品含头孢他啶聚合物以头孢他啶计不得超过 0.3％。

2. 有关物质

β-内酰胺类抗生素中的有关物质通常采用高效液相色谱法检查。

头孢氨苄中有关物质的检查如下。

精密称取本品适量，加流动相 A 溶解并稀释制成每 1mL 中含 1.0mg 的溶液，作为供试品溶液；精密量取 1mL，置 100mL 量瓶中，用流动相 A 稀释至刻度，摇匀，作为对照溶液；取 7-氨基去乙酰氧基头孢烷酸对照品和 α-苯甘氨酸对照品各约 10mg，精密称定，置同一 100mL 量瓶中，加 pH 7.0 磷酸盐缓冲液约 20mL，超声使溶解，再用流动相 A 稀释至刻度，摇匀，精密量取 2mL，置 20mL 量瓶中，用流动相 A 稀释至刻度，摇匀，作为杂质对照品溶液。

照高效液相色谱法（通则 0512）测定，用十八烷基硅烷键合硅胶为填充剂；流动相 A 为 0.2mol/L 磷酸二氢钠溶液（用氢氧化钠试液调节 pH 值至 5.0），流动相 B 为甲醇，按下表进行线性梯度洗脱，检测波长为 220nm，取杂质对照品溶液 20μL 注入液相色谱仪，记录色谱图，7-氨基去乙酰氧基头孢烷酸峰与 α-苯甘氨酸峰间的分离度应符合要求；取供试品溶液适量，在 80℃水浴中加热 60min，冷却，取 20μL 注入液相色谱仪，记录色谱图，头孢氨苄峰与相邻杂质峰间的分离度应符合要求。

精密量取供试品溶液、对照溶液及杂质对照品溶液各 20μL，分别注入液相色谱仪，供试品溶液色谱图中如有杂质峰，含7-氨基去乙酰氧基头孢烷酸和α-苯甘氨酸按外标法以峰面积计算，均不得过 1.0%；其他单个杂质的峰面积不得大于对照溶液主峰面积的 1.5 倍（1.5%）；其他各杂质峰面积的和不得大于对照溶液主峰面积的 2.5 倍（2.5%）（供试品溶液中任何小于对照溶液主峰面积 0.05 倍的峰可忽略不计）。

时间/min	流动相 A/%	流动相 B/%
0	98	2
1	98	2
20	70	30
23	98	2
30	98	2

3. 吸光度检查

《中国药典》采用测定杂质吸光度的方法来控制本类抗生素的杂质含量。如青霉素钠吸光度的检查：取本品，加水制成每1mL中含 1.80mg 的溶液，照紫外-可见分光光度法，在280nm 与 325nm 波长处测定吸光度，均不得大于 0.10；在 264nm 波长处有最大吸收，吸光度应为 0.80～0.88。此法中 264nm 处的吸光度值用来控制青霉素钠的含量，280nm 与325nm 处的吸光度值用来控制杂质含量。

四、含量测定

《中国药典》均采用高效液相色谱法测量 β-内酰胺类药物含量。现以青霉素钠及头孢唑林钠为例，加以说明。

1. 青霉素钠含量测定

（1）色谱条件与系统适用性试验 用十八烷基硅烷键合硅胶为填充剂；以流动相 A[磷酸盐缓冲液（取磷酸二氢钾 10.6g，加水至 1000mL，用磷酸调节 pH 值至 3.4）-甲醇（72：14）]-流动相 B（乙腈）（70：30）为流动相，检测波长为 225nm；取青霉素系统适用性对照品适量，加水溶解并稀释制成每 1mL 中约含 1mg 的溶液，取 20μL 注入液相色谱仪，记录的色谱图应与标准图谱一致。

（2）测定方法 取本品适量，精密称定，加水溶解，并定量稀释制成 1mL 中约含 1mg 的溶液，摇匀，作为供试品溶液，精密量取 10μL 注入液相色谱仪，记录色谱图；另取青霉素对照品适量，同法测定，按外标法以峰面积计算，其结果乘以 1.0658，即为供试品中 $C_{16}H_{17}N_2NaO_4S$ 的含量。每 1mg $C_{16}H_{17}N_2NaO_4S$ 相当于 1670 青霉素单位。

测定注射用青霉素钠含量时，取装量差异项下的内容物，精密称取适量，照上述方法测定。

2. 头孢唑林钠含量测定

（1）色谱条件与系统适用性试验 用十八烷基硅烷键合硅胶为填充剂；以磷酸氢二钠、枸橼酸溶液（取无水磷酸氢二钠 1.33g 与枸橼酸 1.12g，加水溶解并稀释成 1000mL）-乙腈（88：12）为流动相；检测波长为 254nm；取本品约 10mg，加 0.2%氢氧化钠溶液 10mL 使溶解，静置 15～30min，精密量取 1mL，置 10mL 量瓶中，用流动相稀释至刻度，摇匀，取10μL 注入液相色谱仪，记录色谱图，头孢唑林的保留时间约为 7.5min。头孢唑林峰和相邻杂质峰间的分离度应符合要求。

（2）测定方法 取本品适量，精密称定，用流动相溶解并定量制成每 1mL 中约含

0.1mg 的溶液，摇匀，作为供试品溶液，精密量取 $10\mu L$ 注入液相色谱仪，记录色谱图；另取头孢唑林对照品适量，精密称定，加磷酸盐缓冲溶液（pH＝7.0）5mL 溶解后，再用流动相稀释，制成每 1mL 中约含 0.1mg 的溶液摇匀，同法测定；按外标法以峰面积计算供试品中 $C_{14}H_{14}N_8O_4S_3$ 的含量。

第二节 氨基糖苷类抗生素的分析

本类抗生素都是以碱性环己多元醇与氨基糖缩合而成的糖苷，故称为氨基糖苷类抗生素。《中国药典》收载的本类抗生素有链霉素、庆大霉素、卡那霉素、巴龙霉素、新霉素、核糖霉素等的硫酸盐及其制剂。本节主要讲授硫酸链霉素及硫酸庆大霉素等的分析。

一、几种常见药物的化学结构与主要理化性质

1. 化学结构

硫酸链霉素（streptomycin sulfate）的化学名称为 O-2-甲氨基-2-脱氧-α-L-葡吡喃糖基-(1→2)-O-5-脱氧-3-C-甲酰基-α-L-来苏呋喃糖基-(1→4)-N^1,N^3-二脒基-D-链霉胺硫酸盐。其化学结构是由链霉胍、链霉糖和 N-甲基-L-葡萄糖胺三部分以糖苷键彼此相连构成。链霉胍通过苷键与链霉糖相接，链霉糖以另一个苷键与 N-甲基-L-葡萄糖胺连接成链霉双糖胺，结构如下。

分子量：$(C_{21}H_{39}N_7O_{12})_2 \cdot 3H_2SO_4$ 1457.40

庆大霉素是由绛红糖胺、2-脱氧链霉胺和加洛糖胺缩合而成的苷。

绛红糖胺　　　2-脱氧链霉胺　　　加洛糖胺

此为庆大霉素 C 复合物，尚有少量次要成分（如庆大霉素 A_1、A_2、A_3、A_4、B、B_1、X…）。主要组分 C_1、C_2、C_{1a} 及 C_{2a} 的结构如表 12-4 所示。

庆大霉素 C_1、C_2、C_{1a} 三者结构相似，仅在绛红糖胺 C6 位及氨基上甲基化程度不同。C_{2a} 是 C_2 的异构体。临床应用其复合物的硫酸盐。

表 12-4 庆大霉素 C 复合物中主要组分 C_1、C_2、C_{1a} 及 C_{2a} 的结构及分子式

庆大霉素	R^1	R^2	R^3	分子式
C_1	CH_3	CH_3	H	$C_{21}H_{43}N_5O_7$
C_2	CH_3	H	H	$C_{20}H_{41}N_5O_7$
C_{1a}	H	H	H	$C_{19}H_{39}N_5O_7$
C_{2a}	H	H	CH_3	$C_{20}H_{41}N_5O_7$

2. 主要理化性质

链霉素的硫酸盐易溶于水，不溶于乙醇、三氯甲烷。硫酸链霉素比较稳定，干燥品在 pH＝3～7，温度低于 25℃ 时最稳定，其水溶液低于 25℃，pH＝3～7 时也比较稳定，过酸或过碱条件下易水解失效，在光照下变色失去活性。

硫酸庆大霉素水中易溶，在乙醇、丙酮、三氯甲烷或乙醚中不溶。对光、热、空气均较稳定，水溶液亦稳定，pH＝2～12 时，100℃ 加热 30min 活性无明显变化。庆大霉素在紫外区无吸收。

二、鉴别试验

1. Molisch 试验

具有五碳糖或六碳糖结构的氨基糖苷类抗生素经酸水解后，在盐酸（或硫酸）作用下脱水生成糠醛（五碳糖）或羟甲基糠醛（六碳糖）。这些产物遇 α-萘酚或蒽酮呈色。

（1）α-萘酚呈色原理

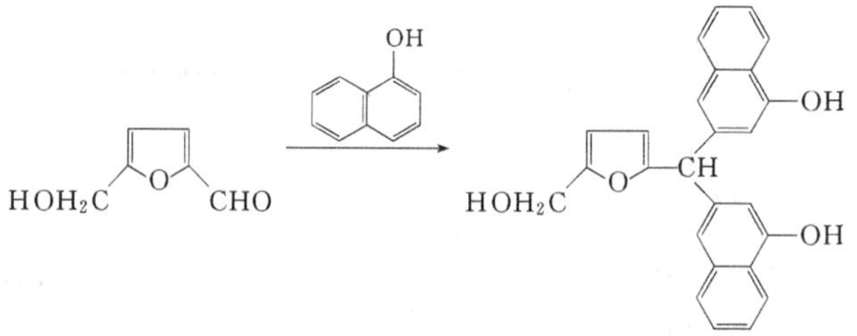

羟甲基糠醛
（含六碳糖结构氨基糖苷类酸性水解产物）

（紫红色）

（2）蒽酮的显色原理

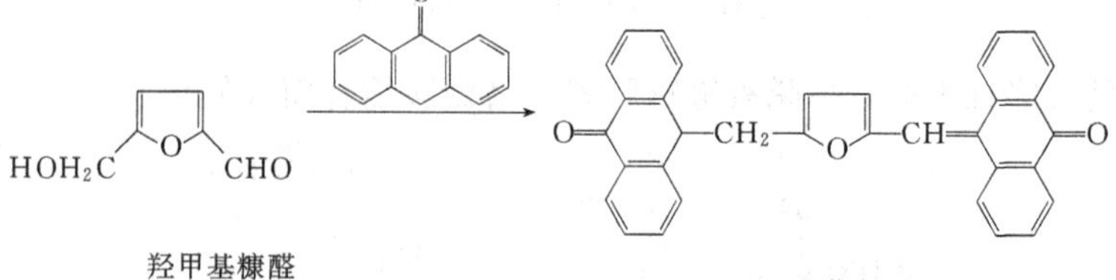

羟甲基糠醛
（含六碳糖结构氨基糖苷类酸性水解产物）

（蓝紫色）

《中国药典》采用此反应鉴别硫酸卡那霉素：取本品约 1mg，加水 2mL 溶解后，加 0.2% 蒽酮的硫酸溶液 4mL，在水浴中加热 15min，即呈蓝紫色。

2. N-甲基葡萄糖胺反应（Elson-Morgan 反应）

《中国药典》采用此反应鉴别硫酸新霉素。

硫酸新霉素经水解，产生 N-甲基葡萄糖胺，在碱性溶液中与乙酰丙酮缩合成吡咯衍生物，与对二甲氨基苯甲醛的酸性醇溶液（Ehrlich 试剂）反应，即生成红色缩合物。此反应常称为 Elson-Morgan 反应。取本品约 10mg，加水 1mL 溶解后，加盐酸溶液（9→100）2mL，在水浴中加热 10min，加 8％氢氧化钠溶液 2mL 与 2％乙酰丙酮水溶液 1mL，置水浴中加热 5min，冷却后，加对二甲氨基苯甲醛试液 1mL，即显樱桃红色。

3. 麦芽酚（maltol）反应

链霉素的水溶液，加氢氧化钠，水浴上加热后，加硫酸铁铵溶液即显紫红色，此反应称麦芽酚反应，为链霉素特有的反应。链霉素在碱性溶液中时，分子中的链霉糖经分子重排使五元环扩大，形成六元环化合物，然后消除 N-甲基-L-葡萄糖胺和链霉胍，生成麦芽酚。在酸性溶液中，麦芽酚与 Fe^{3+} 生成配位化合物而显紫红色。其反应机理为

此反应比较灵敏。《中国药典》采用此反应鉴别硫酸链霉素：取本品约 20mg，加水 5mL 溶解后，加氢氧化钠试液 0.3mL，置水浴上加热 5min，加硫酸铁铵溶液（取硫酸铁铵 0.1g，加 0.5mol/L 硫酸溶液 5mL 使其溶解）0.5mL，即显紫红色。

4. 坂口（Sakaguchi）反应

链霉素的碱性溶液加入 8-羟基喹啉的乙醇溶液，放冷后至 15℃，再加次溴酸钠试液，即显橙红色。此为链霉素水解产物链霉胍的特有反应，称坂口反应。其反应机理为

《中国药典》采用此反应鉴别硫酸链霉素：取本品约 0.5mg，加水 4mL 溶解后，加氢氧化钠试液 2.5mL 与 0.1％ 8-羟基喹啉的乙醇溶液 1mL，放冷至约 15℃，加次溴酸钠试液 3滴，即显橙红色。

5. 硫酸盐反应

利用本类药物的硫酸盐能与氯化钡试液生成白色硫酸钡沉淀进行鉴别。

6. 薄层色谱法鉴别

《中国药典》采用薄层色谱法鉴别硫酸庆大霉素、硫酸新霉素、硫酸核糖霉素等。硫酸庆大霉素鉴别操作方法如下。

取硫酸庆大霉素供试品与标准品，各加水制成每 1mL 中含 2.5mg 的溶液，照薄层色谱法试验（通则 0502），吸取上述两种溶液各 2μL 分别点于同一硅胶 G 薄层板（临用前于 105℃活化 2h）上；另取三氯甲烷-甲醇-氨溶液（1∶1∶1）混合振摇，放置 1h，分取下层混合液为展开剂，展开后，取出于 20～25℃晾干，置碘蒸气中显色，供试品溶液与标准品溶液所显斑点数目、颜色与位置应一致。

硫酸新霉素鉴别方法如下：取本品与新霉素标准品，分别加水制成每 1mL 中含 20mg 的溶液，作为供试品溶液和标准品溶液；取新霉胺对照品适量，用供试品溶液溶解并稀释制成每 1mL 中含 0.4mg 的溶液，作为混合溶液。照薄层色谱法试验。吸取上述三种溶液各 1μL，分别点于同一硅胶 H 薄层板（硅胶 H1.5g 用 0.25％羧甲基纤维素钠 6mL 调浆制板）上，以甲醇-乙酸乙酯-丙酮-8.8％醋酸铵溶液（25∶15∶10∶40）为展开剂，展开，晾干，在 110℃ 干燥 20min，趁热喷以 10％次氯酸钠溶液，将薄层板于通风处冷却片刻，再喷碘化钾淀粉溶液（0.5％淀粉溶液 100mL 中含碘化钾 0.5g），立即检视，混合溶液应显三个清晰分离的斑点，供试品溶液所显主斑点的颜色和位置应与标准品溶液的主斑点相同。

7. 高效液相色谱法鉴别

如硫酸庆大霉素的鉴别：在庆大霉素 C 组分测定项下记录的色谱图中，供试品溶液各主峰保留时间应与标准品溶液各主峰保留时间一致。

8. 红外吸收光谱法鉴别

采用红外吸收光谱法鉴别硫酸庆大霉素、硫酸巴龙霉素、硫酸卡那霉素、硫酸新霉素等。

三、特殊杂质检查

1. 硫酸链霉素中有关物质的检查

取本品适量，加水溶解并稀释制成每 1mL 中约含链霉素 3.5mg 的溶液，作为供试品溶液；精密量取适量，用水定量稀释制成每 1mL 中约含链霉素 35μg、70μg 和 140μg 的溶液，作为对照溶液（1）、（2）和（3）。

照高效液相色谱法（通则 0512）测定，用十八烷基硅烷键合硅胶为填充剂，以 0.15mol/L 的三氟醋酸溶液为流动相，流速为每分钟 0.5mL，用蒸发光散射检测器检测（参考条件：漂移管温度为 110℃，载气流速为每分钟 2.8L）。取链霉素标准品适量，加水溶解并稀释制成每 1mL 中约含链霉素 3.5mg 的溶液，置日光灯（3000lx）下照射 24h，作为分离度溶液，取妥布霉素标准品适量，用分离度溶液溶解并稀释制成每 1mL 中约含妥布霉素 0.06mg 的混合溶液，量取 10μL 注入液相色谱仪，记录色谱图。链霉素峰保留时间约为 10～12min，链霉素峰与相对保留时间约为 0.9 处杂质峰的分离度和链霉素峰与妥布霉素峰的分离度应分别大于 1.2 和 1.5。

精密量取对照溶液（1）、（2）和（3）各 10μL，分别注入液相色谱仪，记录色谱图。以对照溶液浓度的对数值与相应峰面积的对数值计算线性回归方程，相关系数（r）应不小于 0.99。另取供试品溶液，同法测定，记录色谱图至主成分峰保留时间的 2 倍，供试品溶液色谱图中如有杂质峰（硫酸根峰除外），用线性回归方程计算，单个杂质不得过 2.0％，杂质总量不得过 5.0％。

2. 庆大霉素 C 组分的检查

由于抗生素生产中的提炼工艺各生产厂各有其特点。发酵菌种不同或工艺略有差异，各厂产品庆大霉素 C 组分含量比例不完全一致。庆大霉素 C_1、C_2、C_{1a} 对微生物的活性无明显差异，但其毒副作用和耐药性有差异，导致各组分多少影响产品的效价和临床疗效。因此，规定控制各组分的相对百分含量。

《中国药典》采用高效液相色谱法检查庆大霉素 C 组分。

（1）色谱条件与系统适用性试验 用十八烷基硅烷键合硅胶为填充剂（pH 范围 0.8～8.0）；以 0.2mol/L 三氟醋酸-甲醇（96∶4）为流动相；流速为每分钟 0.6～0.8mL；用蒸

发光散射检测器检测（参考条件：漂移管温度 $105 \sim 110℃$，载气流量为 $2.5L/min$）。分别称取庆大霉素、小诺霉素和西索米星对照品各适量，分别加流动相溶解并稀释制成每 1mL 中约含庆大霉素总 C 组分 2.5mg、小诺霉素 0.1mg 和西索米星 $25\mu g$ 的溶液，分别量取 $20\mu L$ 注入液相色谱仪，庆大霉素标准品溶液色谱图应与标准图谱一致，西索米星峰和庆大霉素 C_{1a} 峰之间，庆大霉素 C_2 峰、小诺霉素峰和庆大霉素 C_{2a} 峰之间的分离度均应符合规定；西索米星对照品溶液色谱图中主成分峰峰高的信噪比应大于 20；精密量取小诺霉素标准品溶液 $20\mu L$，连续进样 5 次，峰面积的相对标准偏差应符合要求。

（2）测定方法　精密称取庆大霉素标准品适量，加流动相溶解并定量稀释制成每 1mL 中约含庆大霉素总 C 组分 1.0mg，2.5mg，5.0mg 的溶液，作为标准品溶液（1）、（2）、（3）。精密量取上述三种溶液各 $20\mu L$，分别注入液相色谱仪，记录色谱图；计算标准品溶液浓度的对数值与相应主峰面积对数值的回归方程，相关系数 (r) 应不小于 0.99；另取本品适量，精密称定，用流动相制成每 1mL 中约含庆大霉素 2.5mg 的溶液，同法测定，由回归方程计算供试品中对应各组分的量 (C_{tC_x})，按下列公式计算各组分的含量 $C_x\%$（mg/mg），C_1 应为 $14\% \sim 22\%$，C_{1a} 应为 $10\% \sim 23\%$，$C_{2a}+C_2$ 应为 $17\% \sim 36\%$，四个组分总含量不得低于 50%。

$$C_x(\%) = \frac{C_{tC_x}}{\dfrac{m_t}{V_t}} \times 100\%$$

式中　C_x——庆大霉素各组分的含量，%（mg/mg）；

$\quad\quad C_{tC_x}$——由回归方程计算出的各组分的含量，mg/mL；

$\quad\quad m_t$——供试品质量，mg；

$\quad\quad V_t$——体积，mL。

根据所得组分的含量，按下面公式计算出庆大霉素各组分的相对比例。C_1 应为 $25\% \sim 50\%$，C_{1a} 应为 $15\% \sim 40\%$，$C_{2a}+C_2$ 应为 $20\% \sim 50\%$。

$$C'_x(\%) = \frac{C_x}{C_1 + C_{1a} + C_2 + C_{2a}} \times 100\%$$

式中　C'_x——庆大霉素各组分的相对比例。

四、含量测定

1. 抗生素微生物检定法

本法是在适宜条件下，根据量反应平行线原理设计，通过检测抗生素对微生物的抑制作用，计算抗生素活性（效价）的方法。抗生素微生物检定包括两种方法，即第一法管碟法和第二法浊度法。除另有规定外，本法的可信限率不得大于 5%。

《中国药典》收载的硫酸链霉素、硫酸庆大霉素、硫酸新霉素、硫酸巴龙霉素、硫酸核糖霉素等氨基糖苷类药物均采用抗生素微生物检定法测定其含量。如硫酸庆大霉素含量测定：精密称取本品适量，加灭菌水定量制成每 1mL 中含 1000 单位的溶液，照《中国药典》（2015 年版）抗生素微生物检定法（通则 1201）测定，可信限率不得大于 7%。1000 庆大霉素单位相当于 1mg 庆大霉素。又如硫酸新霉素含量测定：精密称取本品适量，加灭菌水溶解并定量制成每 1mL 中约含 3000 单位的溶液，照抗生素微生物检定法（通则 1201 第一法）测定。1000 新霉素单位相当于 1mg 新毒素。

2. 高效液相色谱法

《中国药典》收载的硫酸卡那霉素及其制剂采用高效液相色谱法测定含量。

（1）色谱条件与系统适用性试验　用十八烷基硅烷键合硅胶为填充剂；以 0.2mol/L 三氟醋酸溶液-甲醇（95∶5）为流动相；用蒸发光散射检测器检测（参考条件：漂移管温度 110℃，载气流量为 3.0L/min）。分别称取卡那霉素对照品与卡那霉素 B 对照品适量，用水溶解并制成每 1mL 中各约含 80μg 的混合溶液；取 20μL 注入液相色谱仪，卡那霉素与卡那霉素 B 的分离度不应小于 5.0。

（2）测定方法　取卡那霉素对照品适量，精密称定，用水溶解并制成每 1mL 中约含卡那霉素 0.10mg、0.15mg、0.20mg 的溶液。精密量取各 20μL，注入液相色谱仪，记录色谱图；以对照品溶液浓度的对数值与相应的峰面积对数值计算线性回归方程，相关系数（r）应不小于 0.99；另取本品适量，精密称定，用水溶解并定量稀释制成每 1mL 中约含卡那霉素 0.15mg 的溶液，同法测定，由回归方程计算供试品中 $C_{18}H_{36}N_4O_{11}$ 的含量。

硫酸卡那霉素注射液测定方法同上；测定硫酸卡那霉素滴眼液时，精密量取本品适量，用水定量稀释制成每 1mL 中含 0.15mg 的溶液，照上述方法测定。测定注射用硫酸卡那霉素时，取装量差异项下的内容物，混合均匀，精密称取适量，照上述方法测定。

硫酸西索米星及其注射液等亦采用高效液相色谱法测定。

第三节　四环素类抗生素的分析

四环素类抗生素及其衍生物的理化性质和生物学性能都很相似，其分子结构都是由 4 个环组成，故总称为四环素类抗生素。本类抗生素可以看作是四并苯或萘并萘的衍生物。《中国药典》收载有盐酸四环素及其片剂、胶囊和注射用盐酸四环素，盐酸土霉素及其片剂，盐酸多西环素及其片剂、胶囊，盐酸金霉素和金霉素软膏、眼膏等。本节主要介绍产量较大的盐酸四环素的分析。

一、化学结构与主要理化性质

1. 化学结构

盐酸四环素（tetracycline hydrochloride）化学名称为 6-甲基-4-(二甲氨基)-3,6,10,12,12a-五羟基-1,11-二氧代-1,4,4a,5,5a,6,11,12a-八氢-2-并四苯甲酰胺盐酸盐。本品为黄色结晶性粉末，无臭，味苦，有引湿性，遇光色渐变深，在碱性溶液中易被破坏失效。本品在水中溶解，在乙醇中微溶，在三氯甲烷或乙醚中不溶，比旋度为－240°～－258°，其结构式如下。

分子量：$C_{22}H_{24}N_2O_8 \cdot HCl$　480.90

2. 主要理化性质

盐酸四环素分子中含有酚羟基（10 位）和烯醇型羟基（3 位、12 位），因而显弱酸性，同时含有二甲氨基—$N(CH_3)_2$ 和酰氨基—$CONH_2$ 而显弱碱性，故四环素是两性化合物，遇酸或碱均能生成相应的盐。

盐酸四环素易溶于水并溶于碱性或酸性溶液中，其干燥品较稳定，但在贮存中遇光促使颜色变深，这和空气中的氧化作用有关。

四环素在弱酸性溶液中比较稳定，在 pH＝2 以下和 pH＝7 以上的溶液中易破坏失效，

1%的水溶液 pH 为 1.8～2.8，此水溶液放置后由于析出四环素碱使溶液浑浊。在 pH＝2～6 的溶液中放置后，由于 C4 上的二甲氨基发生可逆的差向异构化作用，形成无抗菌作用的 4-差向四环素（ETC）。

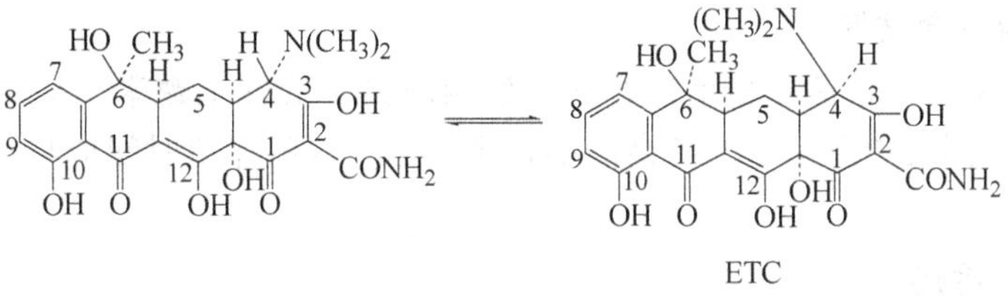

四环素在酸性条件下特别是在加热的情况下，C6 上的醇羟基和 C5a 上的氢发生消去反应生成脱水四环素（ATC）。

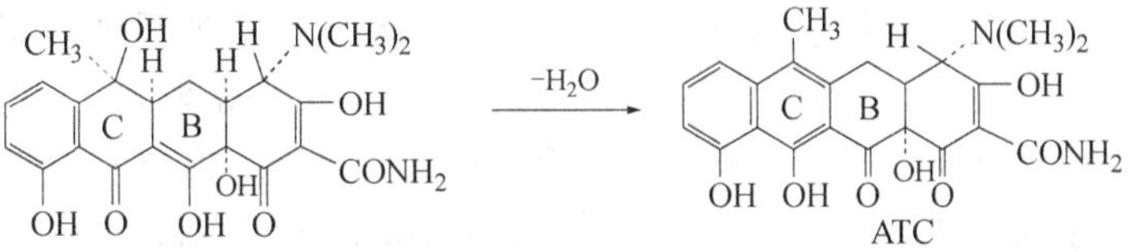

脱水四环素亦可形成差向异构体，称 4-差向脱水四环素（EATC）。脱水四环素和 4-差向脱水四环素的细胞毒性比四环素大 250 倍，4-差向四环素的细胞毒性比四环素大 70 倍，而抗菌活性只有四环素的 3%～6%，故应控制四环素成品中这些特殊杂质的限量。

在碱性溶液中，四环素的碳环破裂，生成无活性的异构化合物——异四环素。

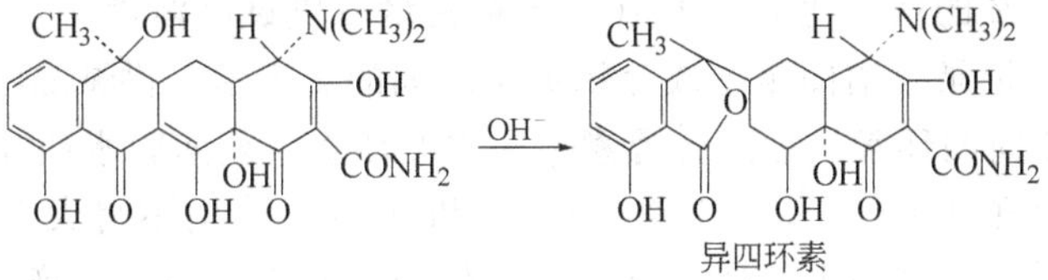

四环素类抗生素在紫外光下都能产生荧光。

二、鉴别试验

1. 氯化物鉴别法

本品的水溶液显氯化物的鉴别反应。《中国药典》采用此法鉴别盐酸四环素及其制剂。

2. 硫酸显色反应

本品与硫酸作用，生成脱水四环素。溶液显深紫色。再加三氯化铁试液后生成脱水四环素铁配合物，溶液呈红棕色，该配合物的结构为：

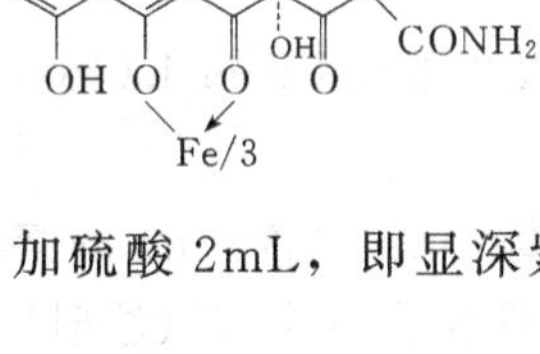

鉴别方法：取本品约 0.5mg，加硫酸 2mL，即显深紫色，再加三氯化铁试液 1 滴，溶液变为红棕色。

其他四环素类遇硫酸同样发生显色反应。如盐酸土霉素呈深朱红色，盐酸金霉素呈橄榄绿色，盐酸脱氧土霉素呈黄色。其他四环素类与硫酸作用后也可同铁离子生成不同颜色的配合物，借此可以区分四环素类药物的品种。

3. 红外吸收光谱法鉴别

《中国药典》采用红外吸收光谱法鉴别盐酸四环素，要求供试品与对照品的红外吸收光谱图（光谱集 332）应一致。

4. 高效液相色谱法鉴别

《中国药典》采用高效液相色谱法鉴别盐酸四环素、盐酸土霉素、盐酸多西环素、盐酸金霉素等。在含量测定项下记录的色谱图中，供试品主峰的保留时间应与对照品主峰的保留时间一致。

三、特殊杂质检查

1. 有关物质

四环素中的杂质及有关物质主要是指在生产和贮藏过程中易形成的异构杂质、降解杂质（ETC、ATC、EATC）和金霉素（CTC）等。临床上有因服用变质四环素引起 Fanconi 综合征的报道，病人出现恶心、呕吐、酸中毒、蛋白尿、糖尿等现象。《中国药典》控制 ATC、ETC、EATC 及 CTC 的量，采用高效液相色谱法检查。检查方法如下。

临用新制。取本品适量，加 0.01mol/L 盐酸溶液溶解并分别制成每 1mL 中约含 0.8mg 的溶液，作为供试品溶液；精密量取 2mL，置 100mL 量瓶中，用 0.1mol/L 盐酸溶液稀释至刻度，摇匀，作为对照溶液。取对照溶液 2mL，置 100mL 量瓶中，用 0.01mol/L 盐酸溶液稀释至刻度，摇匀，作为灵敏度溶液。

照含量测定项下的色谱条件试验，量取灵敏度溶液 10μL 注入液相色谱仪，记录色谱图，主成分色谱峰峰高的信噪比应大于 10。再精密量取供试品溶液与对照溶液各 10μL，分别注入液相色谱仪，记录色谱图至主成分峰保留时间的 2.5 倍，供试品溶液色谱图中如有杂质峰，土霉素、4-差向四环素、盐酸金霉素、脱水四环素、差向脱水四环素按校正后的峰面积（分别乘以校正因子 1.0，1.42，1.39，0.48 和 0.62）分别不得大于对照溶液主峰面积的 0.25 倍（0.5%）、1.5 倍（3.0%）、0.5 倍（1.0%）、0.25 倍（0.5%）、0.25 倍（0.5%），其他各杂质峰面积的和不得大于对照溶液主峰面积的 0.5 倍（1.0%）。供试品溶液色谱图中小于灵敏度溶液主峰面积的峰忽略不计。

2. 杂质吸光度

杂质吸光度越大，脱水四环素及差向脱水四环素的含量也越高。因此《中国药典》规定了杂质吸光度的限量。检查方法如下：取本品，在 20～25℃时加 0.8%氢氧化钠溶液制成每 1mL 中含 10mg 的溶液，照紫外-可见分光光度法，置 4cm 的吸收池中，在 530nm 波长处测定，自加 0.8%氢氧化钠溶液起 5min 时，其吸光度不得过 0.12（供注射用）。

在测定时，温度越高，加氢氧化钠液后放置的时间越长，则吸光度越高，故应严格控制温度和时间。

3. 干燥失重

取本品，在 105℃干燥至恒重，减失重量不得过 1.0%（供口服用）或 0.5%（供注射用）。

4. 热原

取本品，加氯化钠注射液制成每 1mL 中含 5mg 的溶液，依法检查（通则 1142），剂量按家兔体重每 1kg 缓慢注射 2mL，应符合规定（供注射用）。

5. 无菌

取本品，用适宜溶剂溶解并稀释后，经薄膜过滤法处理，依法检查（通则 1101），应符合规定（供无菌分装用）。

四、含量测定

《中国药典》采用高效液相色谱法测定盐酸四环素及其制剂的含量。

1. 色谱条件与系统适用性试验

用十八烷基硅烷键合硅胶为填充剂；以醋酸铵溶液 [0.15mol/L 醋酸铵溶液-0.01mol/L 乙二胺四醋酸二钠溶液-三乙胺（100∶10∶1），用醋酸调节 pH 值至 8.5]-乙腈（83∶17）为流动相；检测波长为 280nm。取 4-差向四环素对照品、土霉素对照品、差向脱水四环素对照品、盐酸金霉素对照品及脱水四环素对照品各约 3mg 与盐酸四环素对照品约 48mg，置 100mL 量瓶中，加 0.1mol/L 盐酸溶液 10mL 使溶解后，用水稀释至刻度，摇匀，作为系统适用性溶液，取 10μL 注入液相色谱仪，记录色谱图，出峰顺序为：4-差向四环素、土霉素、差向脱水四环素、四环素、金霉素、脱水四环素，四环素峰的保留时间约为 14min。4-差向四环素峰、土霉素峰、差向脱水四环素峰、四环素峰、金霉素峰间的分离度均应符合要求，金霉素峰与脱水四环素峰间的分离度应大于 1.0。

2. 测定方法

取本品约 25mg，精密称定，置 50mL 量瓶中，加 0.01mol/L 盐酸溶液使溶解并稀释至刻度，摇匀，精密量取 5mL，置 25mL 量瓶中，用 0.01mol/L 盐酸溶液稀释至刻度，摇匀，作为供试品溶液，精密量取 10μL 注入液相色谱仪，记录色谱图；另取盐酸四环素对照品适量，同法测定，按外标法以峰面积计算出供试品中 $C_{22}H_{24}N_2O_8 \cdot HCl$ 的量。

测定盐酸四环素片剂含量时，取本品 10 片，精密称定，研细，精密称取适量（约相当于盐酸四环素 0.25g），置 250mL 量瓶中，加 0.01mol/L 盐酸溶液使溶解并稀释至刻度，摇匀，滤过，精密量取续滤液 5mL，置 50mL 量瓶中，用 0.01mol/L 盐酸溶液稀释至刻度，摇匀，作为供试品溶液，照上述方法测定。

测定盐酸四环素胶囊含量时，取装量差异项下的内容物，混合均匀，精密称取适量（约相当于盐酸四环素 250mg），加 0.01mol/L 盐酸溶液溶解并定量制成每 1mL 中含 0.1mg 的溶液，滤过，取续滤液，照上述方法测定。

 思考题

1. 本章学习了哪些抗生素的分析？
2. 试述 β-内酰胺类抗生素的结构特点和化学特性。
3. 试述青霉素钠的结构特征和化学特性。
4. 试述头孢氨苄的结构特征和化学特性。
5. 试述硫酸链霉素的结构特征和化学特性。
6. 试述盐酸四环素的结构特征和化学特性。
7. 影响硫酸链霉素水溶液稳定性的主要因素是什么？
8. 盐酸四环素成品中的主要异构化杂质和降解杂质有哪些？

 习　题

称取干燥失重为 0.2% 的盐酸四环素 0.5001g 定容为 50mL，按旋光度测定法，用 2dm 旋光管测得旋光度为 - 4.95°，求其比旋度。

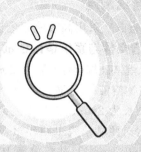

第十三章
药物制剂分析

学习指南

通过本章学习了解药物制剂分析特点及含量计算方法，片剂和注射剂的常规检查项目；了解药物制剂中常用赋形剂、附加成分的干扰及其排除的原理及方法。了解复方制剂及中药制剂分析方法及相关实验操作技术。

第一节　药物制剂分析的特点及指导原则

药物制剂已经是商品化的药物，其质量的好坏直接影响患者的疗效和身体健康。所以药物制剂的分析是药物分析中重要组成部分。

药物制剂分析是利用法定的方法，对不同剂型的药物制剂进行质量检验，以确定制剂是否符合质量标准的要求。

一、药物制剂分析的特点

药物制剂与原料药是不同的，它除含有来自原料药、制剂过程及制剂的贮存过程中的主药及杂质以外，还含有赋形剂、稀释剂和附加剂（包括稳定剂、抗氧剂、防腐剂和着色剂等）。由于这些成分的存在，对主药的测定会产生很大影响，致使分析复杂化，进行分析时对样品需进行一些预处理，如过滤、萃取、色谱分离等，以消除对分析结果的影响。

为了严格控制药品制剂的质量，药物制剂的检查项目比原料药要多，在制剂的鉴别、检查、含量测定等试验中，所用方法的专属性十分重要。制剂分析的含量测定结果通常以标示量百分率表示。

二、药物制剂分析的指导原则

由于药物制剂的组成比较复杂，在设计和选择含量测定方法时，应根据药物的性质、含量的多少以及辅料对测定是否有干扰来确定，着重考虑方法的专属性和灵敏度。对药物含量较低的制剂，应选择灵敏度高的方法来测定；当辅料对测定有干扰时，则应选择专属性较强的方法。制剂的含量测定方法常常和原料药不一样。

药物制剂中有一类是复方制剂，复方制剂是含有两种或两种以上药物的制剂。复方制剂的分析，不仅要考虑附加剂的影响，还要考虑药物之间的相互影响。因此，复方制剂分析方法的选择，较一般的制剂更为困难。

在设计和选择药物制剂的分析方法时，应注意考察附加剂或共存的其他药物对测定是否有干扰。一般方法是制备阴性对照品在相同条件下试验，若呈负反应，说明附加剂或共存的药物对测定没有干扰。

第二节 片 剂 分 析

片剂是指药物通过与适宜的辅料通过制剂技术制成片状的制剂。主要供口服应用。

一、片剂的组成和分析步骤

1. 片剂的组成

片剂除主药成分外，还含有一些辅料（赋形剂）。一般是淀粉、糖粉、碳酸钙、硫酸钙以及少量的硬脂酸镁、滑石粉等。

2. 分析步骤

首先要对片剂进行外观检查，外观检查包括剂型、色泽、臭、味等。然后进行鉴别试验，以鉴别药品的真伪。其次进行药品常规检查及杂质检查，以检查片剂在生产过程中是否有杂质带入，在贮藏过程中是否有变质；再者对片剂进行细菌数、霉菌数及活螨检查；最后进行含量测定，以检查是否符合药品质量标准。

二、片剂的常规检查

片剂的常规检查项目包括重量差异检查、溶出度检查、含量均匀度检查和崩解时限检查等几项。

1. 重量差异检查

重量差异系指以称量法测定每片与平均片重之间的差异程度。

糖衣片应在包衣前检查片芯的重量差异，符合规定后，方可包衣，包衣后不再检查差异。薄膜衣片应在包薄膜衣后检查重量差异，并符合规定。

2. 溶出度检查

片剂的溶出度是指药物从片剂或胶囊剂等固体制剂在规定溶剂（人工胃液或人工肠液）中溶出的速度和程度。将一定量某种固体制剂置于溶出仪吊篮（或烧杯）中，在（37±0.5）℃恒温下，在规定转速、介质中依法检查，在规定时间内测定其溶出度。

3. 含量均匀度检查

含量均匀度检查是片剂常规检查中重要项目。检查含量均匀度的制剂，不再做重（装）量差异检查。

4. 崩解时限检查

崩解时限系指固体制剂在规定的介质中，以规定的方法检查全部崩解溶散或成碎粒并通过筛网所需时间的限度。检验方法详见《中国药典》2015 年版通则 0921。

本法不仅适用于片剂，亦用于胶囊剂或滴丸剂的崩解时限检查。

凡规定检查溶出度、稀释度或融变时限的片剂，可不进行崩解时限检查。

三、片剂附加剂的干扰及排除

1. 糖类的干扰及排除

很多药物制剂的辅料中一般含有淀粉、糊精、乳糖等糖类，它们的水解产物最终都为葡萄糖。因为葡萄糖为醛糖，遇氧化剂时会氧化为葡萄糖酸，在用氧化还原法进行主药含量测定时会使结果偏高。测定时需采用氧化能力稍低的滴定剂，辅料才不会被氧化。

2. 硬脂酸镁的干扰及排除

很多片剂的辅料中都有硬脂酸镁，是为了调节服用时的口感，但硬脂酸镁会对片剂分析产生影响。

（1）当采用配位滴定法测定主药含量时，如溶液为碱性，镁在碱性条件下会形成沉淀，而且也会与滴定剂发生反应，但选择合适的滴定条件及合适的指示剂和掩蔽剂可消除干扰。

（2）当采用非水滴定法测定制剂中主药含量时，若主药含量大、辅料含量少，可直接测定。如果主药含量较少，辅料含量较多时，硬脂酸镁存在会造成测定结果偏高，可用以下方法避免干扰。

① 用有机溶剂（三氯甲烷、丙酮、乙醇等）进行提取，再将提取液蒸干或部分蒸去后进行非水滴定。

② 以水提取，用碱碱化后，再用三氯甲烷提取碱性物质，蒸去三氯甲烷并烘干后进行重量法测定，或提取后加冰醋酸直接进行非水滴定。

③ 加入无水草酸的醋酐溶液，使之与片剂中硬脂酸镁的镁离子形成沉淀，生成游离的硬脂酸在醋酐溶液中不显酸性。

④ 原料药中少量硬脂酸的存在，会对采用中和法和重量法测定主药的含量有影响，可用石油醚提取，以除去硬脂酸，再进行测定。

3. 滑石粉的干扰及排除

很多片剂及无菌粉剂中都含有滑石粉成分，以便于服用，但滑石粉在水中的溶解度比较小，而使溶液发生浑浊，当采用比色法、比浊法、比旋法测定片剂中主药含量时会因溶液浑浊而影响测定，可利用其不溶于水及有机溶剂的特性，过滤后再进行测定。

四、含量测定及结果计算

1. 测定方法

一般取片剂 20 片或按规定取样（糖衣片取 10 片或按规定取样，除去糖衣），精密称定重量后，除以片数，计算出平均片重，经片重差异限度检查合格后，再将此 20 片研细，精密称取适量（约相当于规定的主药含量），然后按《中国药典》上规定方法测定含量，某些片剂还需进行特殊杂质的测定。

取样时要注意代表性；另外片剂生产过程中原料经过制粒、加压、成片等加工过程，物理性状有所变化，测定时，要使样品溶解完全。

2. 结果计算

片剂的含量测定结果与原料药不同，通常以相当于标示量的百分率表示。计算公式如下。

$$片剂含量 = \frac{测得量(g) \times 平均片重量(g)}{供试品重量(g) \times 标示量(g/片)} \times 100\%$$

第三节 注射剂分析

注射剂俗称针剂是指由药物制成的，供注入体内的灭菌溶液、乳浊液和混悬液，以及供临用前配成的溶液或混悬液的无菌粉末或浓溶液。

注射剂是当前应用最广泛的剂型之一。它有着很多特点。

（1）起效迅速，作用可靠 药物可直接注入体内，所以起效很快，适于抢救危重病人。由于它不经胃肠道，所以作用可靠。

（2）适用于不宜口服的药物 有的药物经过消化道即会被破坏，或口服吸收效果极差，经注射能很好地发挥疗效。

（3）适用于不能口服给药的病人 如昏迷、严重呕吐的病人。

（4）可产生局部作用 如过敏、麻醉等。

一、注射剂的组成及分析步骤

1. 注射剂的组成

注射剂一般由原料药溶于一定注射用溶剂中，配成一定浓度，经过滤、灌封、灭菌而制成，为保证药液的稳定，减少对人的刺激，还要加入一些附加剂：加入适当的碱以调节酸度；加入适当的盐以调节等渗；加入适当的助溶剂以防止药物结晶析出；加入适当的抗氧剂；加入适当的抑菌剂和止痛剂等。

2. 分析步骤

首先要观察注射剂的色泽和澄清度；再进行鉴别试验，pH 检查；然后根据《中国药典》的要求进行常规检查；最后进行含量测定。

另外为了保证注射剂的质量稳定，对充填惰性气体的品种均应测定其针剂空间的残余含氧率。

二、注射剂的常规检查

注射剂的常规检查分为一般检查和特殊检查。

1. 一般检查

《中国药典》规定的一般检查项目有：①注射剂的装量差异检查；②注射剂的澄清度检查和无菌试验；③注射剂的热原试验等。

2. 特殊检查

注射剂的特殊检查包括：注射剂中不溶性微粒的检查、碘值、酸值和皂化值的检查等。

（1）注射液中不溶性微粒的检查 在澄清度检查符合规定后，用以检查静脉滴注用注射液（标示装量为 100mL 及 100mL 以上者）中的不溶性微粒。除另有规定外，每 1mL 中含 $10\mu m$ 以上的微粒不得超过 25 粒，含 $25\mu m$ 以上的微粒不得超过 3 粒。标示装量为 100mL 以下的静脉用注射液、静脉注射用无菌粉末、注射用浓溶液及供注射用无菌原料药除另有规定外，每个供试品容器（份）中含 $10\mu m$ 及 $10\mu m$ 以上的微粒数不得过 6000 粒，含 $25\mu m$ 及 $25\mu m$ 以上的微粒数不得过 600 粒。

（2）碘值、酸值和皂化值 少数以植物油为溶剂的注射液，有时还需检查植物油的碘值、酸值和皂化值。碘值为 79～128，酸值不大于 0.56，皂化值为 185～200。

三、注射剂中常见附加剂的干扰及排除

1. 酸或碱的干扰及排除

注射剂要加入酸或碱以调节酸度，有可能对含量的测定产生干扰，测定时可用选择适当的测定方法，或调整分析溶液的酸度来避免其干扰。

2. 等渗溶液的干扰及排除

注射剂中常加入氯化钠以形成等渗，但氯化钠的存在会对部分测定产生影响，所以须事先予以除去或更改测定方法。

3. 助溶剂的干扰及排除

注射剂中常加入一些协助主药溶解，且使注射剂比较稳定的物质，称为助溶剂。可用有机溶剂处理后除去或计算时扣除。

4. 抗氧剂的干扰及排除

注射剂中经常加入抗氧化剂，如亚硫酸钠、亚硫酸氢钠、焦亚硫酸钠和硫代硫酸钠等。

当有干扰时，可针对产生干扰物质的性质采用加掩蔽剂、加酸分解、加入氧化剂氧化等方法加以消除。如对亚硫酸钠和焦亚硫酸钠可以采用以下方法处理。

① 亚硫酸钠、亚硫酸氢钠的存在对以碘量法、银量法、铈量法和重氮化法测定主药含量时产生干扰，可用丙酮作掩蔽剂予以排除。

② 焦亚硫酸钠对碘量法和溴量法产生干扰，可用加入掩蔽剂的办法加以排除，如甲醛。

四、含量测定及结果计算

1. 测定方法

常用的注射剂因为主药含量较大，虽有附加成分使分析变得困难，但因并非对所有测定均发生干扰，所以测定方法相对比较简单，一般有以下几个方法。

① 直接蒸干后用重量法或按原料药相同的方法测定。

② 当主药遇热不稳定而易于分解时，可采用有机溶剂提取法、紫外-可见分光光度法或高效液相色谱法测定。

2. 结果计算

注射剂的含量以标示量百分率表示，公式如下。

$$含量 = \frac{测得量(mg/mL)}{标示量(mg/mL)} \times 100\%$$

第四节　复方制剂的分析

一、复方制剂及分析方法

复方制剂是含有 2 个或 2 个以上药物的制剂。复方制剂的分析不仅要考虑制剂附加剂对测定的影响，还要考虑所含有效成分之间的相互影响。如果没有干扰，就可以不经分离直接测出各成分的含量；如果有效成分之间有干扰，则需根据其理化性质，经分离处理后，再分别进行测定。本节主要讨论不经分离测定复方制剂含量的方法。

二、不经分离测定复方制剂中主要成分含量

1. 不同条件下，采用同一种方法进行测定

复方制剂的含量测定，用同一方法，在相同条件下各成分会引起干扰。所以需在不同的

条件下分别测定各主药含量。如：复方氢氧化铝片的测定。

复方氢氧化铝片的处方为

氢氧化铝	245g
三硅酸镁	105g
颠茄流浸膏	2.6mL
制成	1000 片

处方中的两个主药都属于无机金属盐类药物，可采用配位滴定法进行测定，但必须在不同的条件下测定。

（1）测定方法

① 氢氧化铝的测定 取本品 20 片，精密称定，研细后准确称取适量（约 1/4 片），加盐酸 2mL、水 50mL，煮沸，放冷，滤过，残渣用水洗涤；合并滤液与洗液，滴加氨试液至恰好析出沉淀，再滴加稀盐酸使沉淀恰好溶解，加醋酸-醋酸铵缓冲溶液（pH＝6.0）10mL，准确加入 0.05mol/L EDTA 滴定溶液 25.00mL，煮沸 10min，放冷，加二甲酚橙指示液 1mL，用锌滴定溶液（0.05mol/L）滴定至溶液由黄色变为红色，并将滴定结果用空白试验校正。1mL EDTA 滴定溶液（0.05mol/L）相当于 3.900mg $Al(OH)_3$。

② 氧化镁的测定 准确称取上述细粉适量（约相当于 1 片），加盐酸 5mL 与水 50mL，加热煮沸，加甲基红指示剂 1 滴，滴加氨试液使溶液由红色变为黄色，再继续煮沸 5min，趁热过滤，滤渣用 2% 氯化铵溶液 30mL 洗涤，合并滤液与洗液，放冷，加氨试液 10mL 与三乙醇胺溶液（1→2）5mL，再加铬黑 T 指示剂少量，用 EDTA（0.05mol/L）滴定溶液滴定至溶液呈纯蓝色。每 1mL EDTA 滴定溶液（0.05mol/L）相当于 2.015mg MgO。

（2）讨论

① 氢氧化铝测定中，加盐酸和水煮沸，放冷，滤去赋形剂，滤液依法用氨试液和稀盐酸调节酸度，再加缓冲液（pH＝6.0）。已知：Al^{3+} 与 EDTA 配位时最低 pH＝4.2；Mg^{2+} 与 EDTA 配位时最低 pH＝9.7，所以它们之间没有相互干扰。

② 氧化镁的测定中，细粉加盐酸与水加热煮沸，使生成的氯化铝与氯化镁溶解于水中，加氨试液至甲基红指示剂显黄色时（pH 为 6.2 左右），使铝盐生成氢氧化铝析出，继续煮沸 5min 使沉淀完全。趁热过滤并用 2% 氯化铵溶液洗涤，防止氢氧化镁析出。大部分的 Al^{3+} 被除去，调节 pH 为 10 左右，加三乙醇胺作掩蔽剂，掩蔽少量铝盐，避免干扰测定。

（3）计算

① $Al(OH)_3$ 每片含量(g)＝$\dfrac{0.0039 \times (V_0 - V) \times F \times 平均片重}{m_s}$

式中 V_0——空白试验消耗锌滴定溶液的体积，mL；

$\quad\ V$——供试品消耗锌滴定溶液的体积，mL；

$\quad\ F$——浓度校正因子；

$\quad\ m_s$——称取供试品的质量，g。

② 氧化镁每片含量(g)＝$\dfrac{0.002015 \times V \times F \times 平均片重}{m_s}$

2. 不同方法分析后通过简单计算求得各自含量

如《中国药典》收载的复方氯化钠注射液的分析。

复方氯化钠注射液的处方为

氯化钠	8.5g
氯化钾	0.30g
氯化钙	0.33g
注射用水	适量
制成	1000mL

(1) 总氯量测定　精密量取本品 10mL，加水 40mL，2%糊精溶液 5mL，2.5%硼砂溶液 2mL 与荧光黄指示液 5～8 滴，用硝酸银滴定液（0.1mol/L）滴定。每 1mL 硝酸银滴定液（0.1mol/L）相当于 3.545mg Cl，计算总氯量。

(2) 氯化钾测定　取四苯硼钠滴定液（0.02mol/L）60mL，置烧杯中，加冰醋酸 1mL 与水 25mL，准确加入本品 100mL，置 50～55℃水浴中保温 30min，放冷，再在冰浴中放置 30min，用 105℃恒重的 4 号垂熔玻璃坩埚滤过，沉淀用澄清的四苯硼钾饱和溶液 20mL 分 4 次洗涤，再用少量水洗，在 105℃干燥至恒重，精密称定，所得沉淀重量乘以 0.2081，即得供试品中所含 KCl 重量。

(3) 氯化钙测定　精密量取本品 100mL，置 200mL 锥形瓶中，加 1mol/L 氢氧化钠溶液 15mL 和羟基萘酚蓝指示液（取羟基萘酚蓝 0.1g，加氯化钠 9.9g，研磨均匀，取 0.5g，加水 50mL 使溶解，加 0.1mol/L 氢氧化钠溶液 2 滴，摇匀，即得）3mL，用乙二胺四醋酸二钠滴定液（0.025mol/L）滴定至溶液由紫红色变为纯蓝色。每 1mL 乙二胺四醋酸二钠滴定液（0.025mol/L）相当于 3.676mg $CaCl_2 \cdot 2H_2O$，计算氯化钙含量。

用上述不同方法测定后，通过简单计算即可求出复方氯化钠注射液中各组分含量。

3. 采用专一性较强的方法测定各组分的含量

利用复方制剂中各成分的物理或化学性质的差异，采用互不干扰的方法测定其含量。例如葡萄糖氯化钠注射液的测定。

(1) 葡萄糖含量测定　葡萄糖用旋光法直接测定，其原理和方法如下。

葡萄糖的分子结构中五个碳都是手性碳原子，具有旋光性。此种使直线偏振光发生的旋转在一定条件下，有一定的度数，称为旋光度。旋光度（α）与溶液的浓度（c）和偏振光透过的溶液厚度（L）以及该物质的比旋度 $[\alpha]_D^{20}$ 三者成正比。它们之间的关系为 $\alpha = [\alpha]_D Lc$，除另有规定外，测量温度为 20℃，所用光源为钠光 D 线（589.3nm），L＝1dm，物质的浓度以 c（g/mL）表示，则

$$c = \frac{\alpha}{[\alpha]_D^{20} L}$$

若物质的浓度用百分含量（g/100mL）表示，则

$$c = \frac{\alpha \times 100}{[\alpha]_D^{20} L}$$

测定方法：准确量取本品适量（约相当于葡萄糖 10g），置于 100mL 容量瓶中，加氨试液 0.2mL（10%或 10%以下规格的本品可直接取样测定），用水稀释至刻度，摇匀，静置 10min，置于 1dm 的测定管中，依法测定旋光度（通则 0621），并将旋光度的读数与 2.0852 相乘即为试样中葡萄糖的质量。

计算因数 2.0852，是由于 100mL 供试液中以含水葡萄糖表示。

则

$$c = \frac{100\alpha}{[\alpha]_D^{20} L} \times \frac{\text{含水葡萄糖的分子量}}{\text{无水葡萄糖的分子量}} = \frac{100\alpha}{52.75 \times 1} \times \frac{198.17}{180.16} = \alpha \times 2.0852$$

（2）氯化钠含量测定 精密量取葡萄糖氯化钠注射液供试品 10mL（含氯化钠 0.9%），加水 40mL 或精密量取本品 50mL（含氯化钠 0.18%），加 2% 糊精溶液 5mL，2.5% 硼砂溶液 2mL 与荧光黄指示液 5~8 滴，用硝酸银滴定液（0.1mol/L）滴定。每 1mL 硝酸银滴定液（0.1mol/L）相当于 5.844mg NaCl，计算含量。

4. 采用紫外-可见分光光度法

《中国药典》对复方炔诺孕酮滴丸中炔诺孕酮及炔雌醇含量测定采用紫外-可见分光光度法（通则 0401）：取本品 10 丸，除去包衣后，置 20mL 量瓶中，加乙醇约 12mL，微温使炔诺孕酮与炔雌醇溶解，放冷，用乙醇稀释至刻度，摇匀，滤过，取续滤液作为供试品溶液；另取炔诺孕酮与炔雌醇对照品，精密称定，加乙腈溶解并定量稀释制成每 1mL 中约含炔诺孕酮 0.15mg 与炔雌醇 15μg 的溶液，作为对照品溶液。

（1）炔诺孕酮测定 精密量取供试品溶液与对照品溶液各 1mL，分置具塞锥形瓶中，各精密加乙醇 3mL 与碱性三硝基苯酚溶液 4mL，密塞，在暗处放置 80min，在 490nm 波长处分别测定吸光度，计算含量。

（2）炔雌醇测定 精密量取供试品溶液与对照品溶液各 2mL，分置具塞锥形瓶中，置冰浴中冷却 30s 后，各精密加硫酸-乙醇（4:1）8mL（速度必须一致），随加随振摇，加完后继续冷却 30s，取出，在室温放置 20min，在 530nm 波长处分别测定吸光度，计算含量。

5. 采用高效液相色谱法

以《中国药典》收载的复方磺胺甲噁唑片中磺胺甲噁唑及甲氧苄啶的高效液相色谱法测定为例，加以说明。

复方磺胺甲噁唑片处方为：

磺胺甲噁唑	400g
甲氧苄啶	80g
辅料	适量
制成	1000 片

（1）色谱条件与系统适用性试验 用十八烷基硅烷键合硅胶为填充剂；以水-乙腈-三乙胺（799:200:1）（用氢氧化钠试液或冰醋酸调节 pH 5.9）为流动相；检测波长为 240nm。理论板数按甲氧苄啶峰计算不低于 4000，磺胺甲噁唑峰与甲氧苄啶峰的分离度应符合要求。

（2）测定方法 取本品 10 片，精密称定，研细，精密称取适量（约相当于磺胺甲噁唑 44mg）置 100mL 量瓶中，加 0.1mol/L 盐酸溶液适量，超声处理使主成分溶解，用 0.1mol/L 盐酸溶液稀释至刻度，摇匀，滤过，精密量取续滤液 10μL 注入液相色谱仪，记录色谱图；另取磺胺甲噁唑对照品和甲氧苄啶对照品各适量，精密称定，加 0.1mol/L 盐酸溶液溶解并定量稀释制成每 1mL 中磺胺甲噁唑 0.44mg 与甲氧苄啶 89μg 的溶液，摇匀，同法测定，按外标法以峰面积计算，即得。

复方磺胺嘧啶片、复方磷酸萘酚喹片等亦采用高效液相色谱法测定。

第五节 中药制剂的分析

一、中药制剂分析的特点及基本程序

中药是以中医药理论体系的术语表述其性味、功效和使用规律，并且按中医药理论指导

其临床应用的传统药物。以中药为原料，按中医药理论基础配伍、组方，以一定制备工艺和方法制成一定剂型的药物制剂，称为中药制剂。

由于影响中药制剂质量的因素很多，因此，控制中药制剂的质量，仅有成品的检验是不够的，应该按照 GMP 的要求，从药品生产的各个环节以及销售、使用等过程加以全面控制，才能确保药品的质量。

由于中药制剂的组成十分复杂，因此给分析测试带来一定困难，中药制剂分析的样品一般需要经过提取、纯化等预处理过程，以排除干扰组分的干扰。中药制剂中有效成分的含量一般较低，因此要求检验方法有较高的灵敏度。

中药及其制剂分析工作的基本程序一般包括：供试样品的抽取、检验依据和分析方法准备、样品真伪鉴别试验、样品质量检查、样品中主药含量测定和检验记录并出具检验报告书。

二、中药制剂的分析

1. 中药制剂的鉴别

中药及其制剂的定性鉴别包括性状鉴别、显微鉴别和理化鉴别等方法。

（1）性状鉴别　性状鉴别系对中药的外观形状、颜色、气味等特征进行描述，在中药分析中占有较为重要的地位，大部分老药工的经验鉴别方法就属于性状鉴别范畴。该方法又称感官检查和宏观鉴别。

（2）显微鉴别　显微鉴别是指用显微镜对药材的切片、粉末、解离组织，表面制片或中成药的组织、细胞、内含物等特征进行定性鉴别的一种方法。鉴别时要选择有代表性的样品，根据该药材鉴别要求分别制片。而中成药则应根据不同剂型适当处理后制片，然后进行显微观察。显微组织学鉴定在单味药材的鉴别时应用较多，《中国药典》中有不少制剂以原粉入药的中成药鉴别就采用粉末显微鉴定的方法。如三七血伤宁胶囊显微鉴别：取本品，置显微镜下观察：草酸钙针晶束成束或散在（重楼）。非腺毛大多已断裂，由 1～3 个细胞组成（大叶紫珠）。取保险子，置显微镜下观察：草酸钙针晶束成束或散在；表皮细胞类长方形，木栓化；纤维壁厚，木化（黑紫藜芦）。

（3）化学定性鉴别　利用某些中药中所含有物质的理化性质进行定性鉴别。可测定其理化常数和观察理化性质，也可选择适当的化学反应来检验。如冰片的鉴别：①取本品 10mg，加乙醇数滴使溶解，加新制的 1‰香草醛硫酸溶液 1～2 滴，即显紫色。②取本品 3g，加硝酸 10mL，即产生红棕色气体，待气体产生停止后，加水 20mL，振摇，滤过，滤渣用水洗净后，有樟脑臭。

（4）薄层色谱法鉴别　薄层色谱法广泛应用于中药及其制剂的鉴别中，以双黄连口服液鉴别为例：

① 取本品 1mL，加 75%乙醇 5mL，摇匀，作为供试品溶液。另取黄芩苷对照品、绿原酸对照品，分别加 75%乙醇制成每 1mL 含 0.1mg 的溶液，作为对照品溶液。照薄层色谱法（通则 0502）试验，吸取上述三种溶液各 1～2μL，分别点于同一聚酰胺薄膜上，以醋酸为展开剂，展开，取出，晾干，置紫外光灯（365nm）下检视。供试品色谱中，在与黄芩苷对照品色谱相应的位置上，显相同颜色的斑点；在与绿原酸对照品色谱相应的位置上，显相同颜色的荧光斑点。

② 取本品 1mL〔规格（1）、规格（2）〕或 0.5mL〔规格（3）〕，加甲醇 5mL，振摇使溶解，静置，取上清液，作为供试品溶液，另取连翘对照药材 0.5g，加甲醇 10mL，加热回流 20min，滤过，滤液作为对照药材溶液。照薄层色谱法（通则 0502）试验，吸取上述两种溶液各 5μL，分别点于同一硅胶 G 薄层板上，以三氯甲烷-甲醇（5∶1）为展开剂，展开，

取出，晾干。喷以 10% 硫酸乙醇溶液，在 105℃ 加热至斑点显色清晰。供试品色谱中，在与对照药材色谱相应的位置上，显相同颜色的斑点。

另外气相色谱、高效液相色谱在中药制剂鉴别中亦有应用。

2. 中药制剂含量测定

（1）化学分析法　以《中国药典》收载的暑症片含量测定为例说明。

暑症片处方：猪牙皂 80g、薄荷 69g、木香 46g、防风 46g、半夏（制）46g、甘草 46g、白矾（煅）23g、朱砂 57g、细辛 80g、广藿香 69g、白芷 23g、陈皮 46g、桔梗 46g、贯众 46g、雄黄 57g。

取本品 20 片，精密称定，研细，取适量（约相当于 2 片的重量），置 250mL 锥形瓶中，加硫酸 25mL、硝酸钾 2g，加热使成乳白色，放冷，加水 50mL，滴加 1% 高锰酸钾溶液至显粉红色，再滴加 2% 硫酸亚铁溶液至红色消失，加硫酸铁铵指示液 2mL，用硫氰酸铵滴定溶液（0.1mol/L）滴定，每 1mL 硫氰酸铵滴定溶液（0.1mol/L）相当于 11.63mg 硫化汞。本品每片含朱砂以硫化汞（HgS）计，应为 48～60mg。

（2）紫外-可见分光光度法　由于中药制剂成分复杂，不同组分的紫外吸收光谱往往彼此重叠、干扰，因此在测定前必须经过提取、纯化等步骤，以排除干扰。同时应取阴性对照品在相同条件下测定，应无吸收。

《中国药典》采用此法测定黄杨宁片含量、枸杞子中枸杞多糖含量等。以黄杨宁片含量测定为例，加以说明。

① 对照品溶液的制备　精密称取经 105℃ 干燥至恒重的环维黄杨星 D 对照品 25mg，置 250mL 量瓶中，加甲醇 70mL 使溶解，用 0.05mol/L 磷酸二氢钠缓冲溶液稀释至刻度，摇匀；精密量取 10mL 置 100mL 量瓶中，用 0.05mol/L 磷酸二氢钠缓冲溶液稀释至刻度，摇匀，即得。每 1mL 含环维黄杨星 D 10μg。

② 供试品溶液的制备　取本品 20 片，精密称定，研细，精密称取适量（约相当于环维黄杨星 D 0.5mg），置 50mL 量瓶中，加 0.05mol/L 磷酸二氢钠缓冲溶液至近刻度，80℃ 水浴恒温 1.5h 后取出，冷却至室温，加 0.05mol/L 磷酸二氢钠缓冲溶液稀释至刻度，摇匀，离心 6min（每分钟转速 3000r），取上层清液作为供试品溶液。

③ 测定方法　精密量取对照品溶液与供试品溶液各 5mL，分别置分液漏斗中，各精密加入溴麝香草酚蓝（取溴麝香草酚蓝 18mg，置 250mL 量瓶中，加甲醇 5mL 使溶解，加 0.05mol/L 磷酸二氢钠缓冲溶液稀释至刻度，摇匀，即得）5mL，摇匀，立即分别精密加入三氯甲烷 10mL，振摇 2min，静置 1.5h，分取三氯甲烷层，置含 0.5g 无水硫酸钠的具塞试管中，振摇，静置，取上层清液，照紫外-可见分光光度法（通则 0401），在 410nm 波长处分别测定吸光度，计算供试品含量。本品每片含环维黄杨星 D（$C_{26}H_{46}N_2O$）应为标示量的 90%～110%。

（3）高效液相色谱法　《中国药典》中绝大多数中药制剂都采用高效液相色谱法进行含量测定。举两例说明。

① 桂枝茯苓丸中桂枝含量的测定

桂枝茯苓丸处方：桂枝 100g、茯苓 100g、牡丹皮 100g、赤芍 100g、桃仁 100g。

a. 色谱条件与系统适用性试验　用十八烷基硅烷键合硅胶为填充剂；以乙腈-0.1% 磷酸溶液（30∶70）为流动相；检测波长为 285nm。理论板数按肉桂酸峰计算不低于 2000。

b. 对照品溶液的制备　取肉桂酸对照品适量，精密称定，置棕色量瓶中，加 50% 甲醇制成每 1mL 含 5μg 的溶液，即得。

　　c. 供试品溶液的制备　取重量差异项下的本品，剪碎，混匀，取约 10g，精密称定，置具塞锥形瓶中；精密加入 50％甲醇 50mL，密塞，称定重量，超声处理（功率 250W，频率 33kHz）30min，放冷，再称定重量，用 50％甲醇补足减失的重量，摇匀，滤过，取续滤液，即得。

　　d. 测定方法　分别精密吸取对照品溶液与供试品溶液各 10μL，注入液相色谱仪，记录色谱图，按外标法以峰面积计算，即得。

　　本品每丸含桂枝以肉桂酸（$C_9H_8O_2$）计，不得少于 72μg。

　　② 桂林西瓜霜中黄柏、黄连含量的测定

　　桂林西瓜霜处方：西瓜霜、黄柏、山豆根、浙贝母、冰片、大黄、甘草、硼砂（煅）、黄连、射干、青黛、无患子果（炭）、黄芩、薄荷脑。

　　a. 色谱条件与系统适用性试验　用十八烷基硅烷键合硅胶为填充剂；以乙腈-0.05mol/L 磷酸二氢钠溶液（用磷酸调节 pH 至 3）（30∶70）为流动相；检测波长为 350nm。理论板数按盐酸小檗碱峰计算应不低于 5000。

　　b. 对照品溶液的制备　取盐酸小檗碱对照品适量，精密称定，加盐酸-甲醇（1∶100）的混合溶液，制成每 1mL 含 40μg 的溶液。

　　c. 供试品溶液的制备　取本品 0.5g，精密称定，置具塞锥形瓶中；精密加入盐酸-甲醇（1∶100）的混合溶液 50mL，密塞，称定重量，超声处理（功率 250W，频率 33kHz）40min，放冷，再称定重量，用上述混合溶液补足减失的重量，摇匀，滤过，取续滤液，即得。

　　d. 测定方法　分别精密吸取对照品溶液与供试品溶液各 5μL 注入液相色谱仪，测定，按外标法以峰面积计算含量。

　　本品每 1g 含黄连和黄柏以盐酸小檗碱（$C_{20}H_{17}NO_4 \cdot HCl$）计，不得少于 2.5mg。

　　（4）气相色谱法　以疏痛安涂膜片中薄荷脑含量测定为例。

　　疏痛安涂膜片处方：透骨草 143g、红花 48g、伸筋草 143g、薄荷脑 6.7g。

　　① 色谱条件与系统适用性试验　聚乙二醇 20000（PEG-20M）毛细管柱（柱长为 30m，内径为 0.32mm，膜厚度为 0.25μm）；柱温为 120℃；分流进样，分流比为 6∶1。理论板数按薄荷脑峰计算应不低于 5000。

　　② 对照品溶液的制备　取薄荷脑对照品适量，精密称定，加乙酸乙酯制成每 1mL 含 1mg 的溶液，即得。

　　③ 供试品溶液的制备　取本品 20g，精密称定，置具塞锥形瓶中，加水 10mL，混匀，加乙酸乙酯 30mL，密塞，超声处理（功率 300W，频率 40kHz）30min，转移至分液漏斗中，分取乙酸乙酯层，水层用乙酸乙酯振摇提取 3 次（20mL、15mL、15mL），合并乙酸乙酯液，转移至 100mL 量瓶，加乙酸乙酯至刻度，摇匀，即得。

　　④ 测定方法　分别精密吸取对照品溶液与供试品溶液各 1μL，注入气相色谱仪测定，计算含量。本品每 1g 含薄荷脑（$C_{10}H_{20}O$）不得少于 4.7mg。

思考题

1. 糖类赋形剂对哪些定量测定有干扰？
2. 药物制剂分析的特点是什么？
3. 注射剂的检查包括哪些项目？
4. 中药制剂分析的特点是什么？
5. 复方制剂分析时分为几种情况？
6. 注射剂分析的常见干扰有哪些？如何消除？

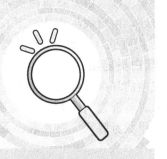

第十四章
生化药物分析

学习指南

通过本章内容的学习了解生化药物的种类和特点，了解常用定量分析方法原理及各类常见生化药物的分析测定。

第一节　生化药物的种类和特点

生化药物是从生物体分离、纯化所得，可用于预防、治疗和诊断疾病的生化物质，其中部分现已通过化学合成或生物技术制备或重组。

一、生化药物的种类

生化药物一般是系指从动物、植物及微生物提取的，亦可用生物-化学半合成或用现代生物技术制得的生命基本物质，如氨基酸、多肽、蛋白质、酶、辅酶、多糖、核苷酸、脂和生物胺等，以及其衍生物、降解物及大分子的结构修饰物等。

按结构及功能，生化药物分为如下几类。

1. 氨基酸类药物

（1）单氨基酸　如：亮氨酸、组氨酸、苯丙氨酸、半胱氨酸、异亮氨酸等。

（2）氨基酸衍生物　如：N-乙酰-L-半胱氨酸、L-半胱氨酸乙酯盐酸盐、S-氨基甲酰半胱氨酸、S-甲基半胱氨酸、谷氨酰胺、S-羟色氨酸、二羟基苯丙氨酸。

2. 多肽类药物

（1）垂体多肽　促肾上腺皮质激素（39肽）、促胃液素（5肽）、加压素（9肽）、催产素（9肽）、α-促黑素（13肽）、促黑素（18肽）。

（2）消化道多肽　促胰液素（胰泌素，27肽）、胃泌素、胆囊收缩素、抑胃肽（43肽）、血管活性肠肽（28肽）、胰多肽（36肽）、神经降压肽（13肽）。

（3）下丘脑多肽　促甲状腺素释放激素（3肽）、促性腺激素释放激素（10肽）、生长激素抑制激素（14肽和28肽）、生长激素释放激素（10肽）、促黑细胞激素抑制激素（3肽和5肽）。

（4）脑多肽　由人及动物脑和脑脊液中分离出来的多肽、蛋氨酸脑啡肽和亮氨酸脑啡肽（均为 5 肽），由猪或牛垂体、下丘脑、十二指肠得到系列与脑啡肽相关的多肽，有新啡肽（25 肽）、内啡肽（31 肽）、脑活素（由两个肽以上组成的复合物）等。

3. 蛋白类药物

猪或牛的纤维蛋白原、纤维蛋白、胃膜素（糖蛋白）、明胶、明胶海绵、精蛋白、抑素（糖蛋白）、唾液素（糖蛋白）、腮腺素、水蛭素、肝细胞生长因子。属蛋白质类的激素尚有生长素、甲状旁腺素、催乳素、促甲状腺素、促卵泡激素、人绒毛膜促性腺激素、促黄体激素。

4. 酶类药物

（1）助消化酶类　如：胃蛋白酶、胰蛋白酶、胰脂肪酶、麦芽淀粉酶等。

（2）蛋白水解酶类　如：糜蛋白酶、溶菌酶、胰 DNA 酶、胶原蛋白酶、弹性蛋白酶，胰腺、颌下腺及尿激肽释放酶等。

（3）凝血酶及抗栓酶　如：凝血酶（猪血、牛血）、凝血酶致活酶、立止血、纤溶酶、尿激酶等。

（4）抗肿瘤酶类　如：L-天门冬酰胺酶、甲硫氨酸酶、组氨酸酶、精氨酸酶、酪氨酸氧化酶、谷氨酰胺酶。

5. 核酸及其降解物和衍生物类药物

临床使用的这类药物主要有：核酸碱基及其衍生物，如 6-巯基嘌呤（乐疾宁），呋喃氟尿嘧啶等。

6. 多糖类药物

肝素、硫酸软骨素 A 和硫酸软骨素 C、硫酸皮肤素（硫酸软骨素 B）、硫酸角质素、硫酸类肝素、冠心舒和透明质酸等。类肝素（酸性黏多糖）、鹿茸多糖、甲壳质、右旋糖酐、蘑菇多糖、香菇多糖、银耳多糖、茯苓多糖、云芝多糖、灵芝多糖、猪苓多糖、黄芪多糖、人参多糖、黄精芪多糖、海藻多糖、刺五加多糖、红花多糖等。

7. 脂类药物

卵磷脂、脑磷脂、胆固醇、麦角固醇、β-谷固醇、胆汁酸（胆酸与甘氨酸或牛磺酸的结合物）、亚油酸、亚麻酸。

二、生化药物的特点

生化药物与纯化学药物相比，其质量分析方法不尽相同。归纳起来，生化药物具有如下一些特点。

（1）分子量不是定值　生化药物除氨基酸、核苷酸、辅酶及甾体激素等属化学结构明确的小分子化合物外，大部分为大分子的物质（如蛋白质、多肽、核酸、多糖类等），其分子量一般几千至几十万。所以，生化药物常需进行分子量的测定。

（2）需检查生物活性　在制备多肽或蛋白质类药物时，有时因工艺条件的变化，导致蛋白质失活。因此，对这些生化药物，除了用通常采用的理化法检验外，尚需用生物检定法进行检定，以证实其生物活性。

（3）需做安全性检查　由于生化药物的性质特殊，生产工艺复杂，易引入特殊杂质，故生化药物常需做安全性检查，如热原检查、过敏试验、异常毒性试验等。

（4）需做效价测定　生化药物多数可通过含量测定，以表明其主药的含量。但对酶类药物需进行效价测定或酶活力测定，以表明其有效成分含量的高低。

（5）结构确证难　在大分子生化药物中，由于有效结构或分子量不确定，其结构的确证很难沿用元素分析、红外、紫外、核磁、质谱等方法加以证实，往往还要用生化法如氨基酸序列等法加以证实。

第二节　生化药物常用定量分析法

一、酶法

酶法通常包括两种类型：一种是以酶为分析对象的分析，这就是通常所说的"酶活力测定法"；另一种是以酶为分析工具或分析试剂的分析，一般可称为"酶分析法"。

1. 酶活力测定法

酶活力是指酶催化一定化学反应的能力。酶活力的测定实际上是测定一个被酶所催化的化学反应的速率。酶反应的速率可以用单位时间反应底物的减少或产物的增加来表示，酶反应的速率愈快所表示的酶活力愈高。

选择酶反应条件的基本要求是：所有待测定的酶分子都应该能够正常地发挥它的作用。这就是说，反应系统中除了待测定的酶浓度是影响速度的唯一因素外，其他因素都处于最适于酶发挥催化作用的水平。

在确定了适宜的反应条件后，为了获得正确的结果还需要有适当的测定方法。测定方法有取样测定法和连续测定法。

（1）取样测定法　该法是在酶反应开始后不同的时间，从反应系统中取出一定量的反应液，并用适当的方法停止其反应后，再根据底物和产物在化学性质上的差异，采用适当的检测方法进行定量分析，求得单位时间内酶促反应变化量的方法。

本法中停止酶反应通常采用添加变性剂的方法，如加入 5% 的三氯醋酸、3% 的高氯酸或其他酸、碱、醇类。另一种停止反应的方法是加热使酶失效。

（2）连续测定法　该法是基于底物和产物在理化性质上的不同，在反应过程中对反应系统进行直接连续检测的方法。显然从准确性和测定效率看连续法比较好。

常用的检测方法有紫外-可见分光光度法和荧光分析法等。

紫外-可见分光光度法是根据产物和底物在某一波长或波段上，有明显的特征吸收差别而建立起来的连续检测方法。几乎所有氧化还原酶都可用此法测定。

荧光分析法是利用酶反应的底物与产物之一具有荧光，而荧光变化的速率可代表酶反应速率。应用此法测定的酶反应有两类，一类是脱氢酶等反应，它们的底物本身在酶反应过程中有荧光变化；另一类是利用荧光源底物的酶反应。如可用二丁酰荧光素测定脂肪酶，二丁酰荧光素不发荧光，但水解后释放出荧光素。

2. 酶分析法

酶分析法是一种以酶为分析工具（或试剂）的分析方法。分析对象可以是酶的底物、辅酶活化剂甚至酶的抑制剂。

（1）动力学分析法　该分析法的原理是：通过条件控制，分别使底物、辅酶活化剂或抑制剂的浓度在酶反应中起决定反应速率的主导作用，这时酶反应速率和上述相应因素的浓度间将具有确定的比例关系，这样测定酶反应的速率就可求出它们的浓度。

（2）总变量分析法（又称为平衡法或终点法）　该法根据被测物质的性质，选择适宜的分析工具酶对该物质进行作用，然后在反应完成后，借助物理化学方法测出其总变化量，并参考反应的平衡点，计算出被测物的实际含量或浓度的一种分析方法。仅适用于底物物质的测定，应用时应考虑工具酶的用量与反应的平衡点。

3. 酶分析法应用示例

以《中国药典》收载的胰蛋白酶效价测定为例。本品系自牛、羊、猪的胰中提取的蛋白水解酶。按干燥品计算，每 1mg 的效价不得少于 2500 单位。

胰蛋白酶能专一地作用于赖氨酸、精氨酸等碱性氨基酸的羧基组成的肽键，酰胺键及酯键，其水解速率为酯键＞酰胺键＞肽键。

（1）供试品溶液的制备　精密称取本品适量，用 0.001mol/L 盐酸溶解并制成每 1mL 中含 50～60 胰蛋白酶单位的溶液。

（2）底物溶液的制备　取 N-苯甲酰-L-精氨酸乙酯（BAEE）盐酸盐 85.7mg，加水溶解稀释至 100mL，作为底物原液；精密量取 10mL，用磷酸盐缓冲溶液（取 0.067mol/L 磷酸二氢钾溶液 13mL 与 0.067mol/L 磷酸氢二钠溶液 87mL 混合，pH＝7.6）稀释成 100mL，按紫外-可见分光光度法，恒温于（25.0±0.5）℃，在 253nm 波长处，以水做空白，测定吸光度，必要时可用磷酸盐缓冲液（pH＝7.6）或上述底物原液调节，使 A 在 0.575～0.585 之间，作为底物溶液。底物溶液应在制成 2h 内使用。

（3）测定方法　取底物溶液 3.0mL 与 0.001mol/L 盐酸液 0.2mL，混匀，作为空白。另取供试品溶液 0.2mL 与底物溶液［恒温于（25.0±0.5）℃］3.0mL，立即计时并摇匀，比色池内的温度应保持在（25.0±0.5）℃，在 253nm 波长处，每隔 30s 读取吸光度，共 5min。以 A 为纵坐标，时间为横坐标作图；每 30s 吸光度的改变应恒定在 0.015～0.018 之间，呈线性关系的时间不得少于 3min。若不符合上述要求，应调整供试品溶液的浓度，重新测定。在 A 对时间的关系图中，取呈直线部分上的吸光度，计算即可。

（4）结果计算

$$P = \frac{A_1 - A_2}{0.003tW}$$

式中　P——每 1mg 胰蛋白酶供试品中含胰蛋白酶的单位数；

A_1——直线上终止的吸光度；

A_2——直线上开始的吸光度；

t——A_1 至 A_2 读数的时间，min；

W——测定液中含供试品的重量，mg；

0.003——在上述条件下，吸光度每分钟改变 0.003，即相当于 1 个胰蛋白酶单位。

（5）影响效价测定的因素

① 酶浓度的影响　在固定底物浓度、反应温度和 pH 等条件下，调整反应液酶浓度是效价测定的关键，酶浓度过高或过低都不能使反应速率保持恒定，最佳测定浓度为 50～60IU/mL。

② 温度的影响　温度变化对酶促反应速率较敏感，温度每升高 1℃，活力单位约增高 5%，反之，则下降。必须随时测量比色池内反应物的温度，以保证测定结果的准确性。

③ 底物的影响　因 BAEE 酯键易水解，其水溶液不稳定，故该底物溶液应在配制后 2h 内使用。用 BAEE 底物测定本品酶活力，专属性较高，准确度高，RSD 一般可控制在 5% 以下。

二、电泳法

由于电泳法具有灵敏度高、重现性好、检测范围广、操作简便并兼备分离、鉴定、分析等优点，故已成为生物技术及生化药物分析的重要手段之一。

1. 电泳法基本原理

在电解质溶液中，带电粒子或离子在电场作用下，以不同的速度向其所带电荷相反方向迁移的现象叫电泳。电泳分离是基于溶质在电场中的迁移速度不同而进行的。

2. 电泳法分类

根据电泳的分离特点及工作方式，电泳可分为三大类。

（1）移动界面电泳　是指不含支持物的电泳，溶质在自由溶液中泳动，故也称自由溶液电泳，适用于高分子的检测。

（2）区带电泳　在电泳过程中，应用各种不同的惰性支持介质，在电场作用下，使具有不同泳动速度的组分形成各自区带的电泳。根据所用的支持物不同可分为：纸电泳法、醋酸纤维素薄膜电泳法、琼脂糖凝胶电泳法和 SDS 聚丙烯酰胺凝胶电泳法。

① 纸电泳法　纸电泳法是用滤纸作为支持介质的一种电泳法，可用于蛋白质、核苷酸等生化药物的测定。

② 醋酸纤维素薄膜电泳法（第二法）　本法是用醋酸纤维素薄膜为支持物的一种电泳方法。醋酸纤维素薄膜电泳应用于血清蛋白、脂蛋白等的分离和定量测定。

③ 琼脂糖凝胶电泳法（第三法）　琼脂糖凝胶电泳是以琼脂糖为基质的一种电泳方法。由于琼脂糖凝胶具有较大孔径，因此，琼脂糖凝胶电泳法特别适用于 RNA、DNA 等核糖核酸类及其衍生物类药物的分离。

④ SDS 聚丙烯酰胺凝胶电泳法（第五法）　本法是以人工合成的变性聚丙烯酰胺作为惰性支持介质的电泳方法，是测定蛋白和酶等大分子物质分子量的有效方法。其原理是根据大多数蛋白都能与阳离子表面活性剂十二烷基硫酸钠（SDS）按质量比结合成复合物，使蛋白分子所带的负电荷远远超过天然蛋白分子的负电荷，消除了不同蛋白分子的电荷效应，使蛋白分子相对迁移率（R_i）的大小完全取决于分子量的高低，可从已知分子量的标准蛋白的对数和相对迁移率所作的标准曲线中求出供试品的分子量。

（3）高效毛细管电泳　是在一根内径约 $50\mu m$ 的弹性石英毛细管中，在高压电场下进行样品分离分析的一种新型电泳技术。

三、免疫法

免疫法是利用药物的免疫学反应对该药物进行分析的方法。常用的免疫法有免疫电泳法、放射免疫测定、酶免疫测定等。

免疫电泳法是将供试品通过电泳分离成区带的各抗原，然后与相应的抗体进行双相免疫扩散，当两者比例合适时形成可见的沉淀弧。将沉淀弧与已知标准抗原、抗体生成的沉淀弧的位置和形状进行比较，即可分析供试品的成分及性质。可用于检查蛋白质制剂的纯度、分析蛋白质混合物的纯度等。

放射免疫测定法（RIA）是利用免疫学上抗体和抗原之间相互反应的高度特异性与放射性同位素测量技术的高度灵敏性相结合而形成的超微量分析方法。

酶免疫测定法也是一种标记抗原-抗体的反应。测定抗原-抗体反应时，于免疫反应物结合一定标记物，可提高反应的敏感性而易于检测。用酶作标记的抗原-抗体免疫技术就称为酶免疫技术（EIA）。酶免疫法检测的灵敏度极高，为目前检测极微量的抗体、抗原或半抗原物质的很好方法。

四、生物检定法

生物检定法是利用药物对生物体（整体动物、离体组织、微生物等）的作用以测定其效价或生物活性的一种方法。它以药物的药理作用为基础、生物统计为工具，运用特定的实验设计，通过供试品和相应标准品或对照品在一定条件下比较产生特定生物反应的剂量比例，来测得供试品的效价。

生物检定法的应用范围如下。

（1）药物的效价测定 对一些采用理化方法不能测定含量或理化测定不能反映临床生物活性的药物可用生物检定法来控制药物质量。

（2）微量生理活性物质的测定 一些神经介质、激素等微量生理活性物质，由于其很强的生理活性，在体内的浓度很低，加上体液中各种物质的干扰，很难用理化方法测定。而不少活性物质的生物测定法由于灵敏度高、专一性强，对供试品稍作处理即可直接测定。如乙酰胆碱、5-羟色胺等活性物质的测定。

（3）中药质量的控制 中药成分复杂，大部分中药的有效成分尚未搞清，难以用理化方法加以控制，但可用一些以其疗效为基础的生物测定方法来控制其质量。

（4）某些有害杂质的限度检查如农药残留量、内毒素等致热物质、抗生素及生化制剂中降压物质的限度检查等。

五、理化测定法

包括重量法、滴定法、比色法、紫外-可见分光光度法及高效液相色谱法等。

第三节　常用生化药物的分析

生化药物品种繁多，结构、性质以及制备的方法也各不相同。因此在对生化药物进行质量分析时，应根据其结构、性质、制备的方法等进行综合考虑，确定合理有效的鉴别、检查（杂质检查和安全性检查）和含量（效价）测定方法。下面列举一些生化药物的分析实例。

一、蛋白质、多肽类药物的分析

1. 胰岛素的分析

本品是人、猪、牛等的胰脏 p 细胞分泌的一种分子量较小（约 5800）的蛋白激素，具有降血糖的作用。胰岛素单体的分子结构，是由 A、B 两条肽链组成。A 链为 21 肽，B 链为 30 肽，通过两对二硫键将两个肽链连接成 51 个氨基酸组成的蛋白质单体。人、猪、牛胰岛素单体的分子结构基本相同，仅 A、B 肽链上的个别氨基酸不同。

（1）鉴别

① 在含量测定项下记录的色谱图中，供试品溶液主峰的保留时间应与对照品溶液主峰的保留时间一致。

② 取本品适量，加 0.1％三氟醋酸溶液溶解并稀释制成每 1mL 中含 10mg 的溶液，取 $20\mu L$，加 0.2mol/L 三羟甲基氨基甲烷-盐酸缓冲液（pH 7.3）$20\mu L$，0.1％ V8 酶溶液 $20\mu L$ 与水 $140\mu L$，混匀，置 37℃水浴中 2h 后，加磷酸 $3\mu L$，作为供试品溶液；另取胰岛素对照品适量，同法制备，作为对照品溶液。

照含量测定项下的色谱条件，以 0.2mol/L 硫酸盐缓冲液（pH 2.3）-乙腈（90∶10）为流动相 A，以乙腈-水（50∶50）为流动相 B，按下表进行梯度洗脱。取对照品溶液和供试品溶液各 $25\mu L$，分别注入液相色谱仪，记录色谱图。供试品溶液的肽图谱应与对照品溶液的肽图谱一致。

时间/min	流动相 A/%	流动相 B/%
0	90	10
60	55	45
70	55	45

（2）检查

① 相关蛋白质　取本品适量，加 0.01mol/L 盐酸溶液溶解并稀释制成每 1mL 中约含 3.5mg 的溶液，作为供试品溶液（临用新制，置 10℃ 以下保存）。照含量测定项下的色谱条件，以 0.2mol/L 硫酸盐缓冲液（pH 2.3）-乙腈（82∶18）为流动相 A，以乙腈-水（50∶50）为流动相 B，按下表进行梯度洗脱。调节流动相比例使胰岛素峰的保留时间约为 25min。取供试品溶液 20μL 注入液相色谱仪，记录色谱图，按峰面积归一化法计算，A_{21} 脱氨胰岛素不得大于 5.0%，其他相关蛋白质不得大于 5.0%

时间/min	流动相 A/%	流动相 B/%
0	78	22
36	78	22
61	33	67
67	33	67

② 高分子蛋白质　取本品适量，加 0.01mol/L 盐酸溶液溶解并稀释制成每 1mL 中约含 4mg 的溶液，作为供试品溶液。照分子排阻色谱法（通则 0514）试验。以亲水改性硅胶为填充剂（3～10μm）；以冰醋酸-乙腈-0.1%精氨酸溶液（15∶20∶65）为流动相；流速为每分钟 0.5mL；检测波长为 276nm。取胰岛素单体-二聚体对照品（或取胰岛素适量，置 60℃ 放置过夜），加 0.01mol/L 盐酸溶液溶解并稀释制成每 1mL 中约含 4mg 的溶液，取 100μL 注入液相色谱仪，胰岛素单体峰与二聚体峰的分离度应符合要求。取供试品溶液 100μL，注入液相色谱仪，记录色谱图，除去保留时间大于胰岛素峰的其他峰面积，按峰面积归一化法计算，保留时间小于胰岛素峰的所有峰面积之和不得大于 1.0%。

③ 干燥失重　取本品约 0.2g，精密称定，在 105℃ 下干燥至恒重，减失重量不得过 10.0%（通则 0831）。

④ 锌　取本品适量，精密称定，加 0.01mol/L 盐酸溶液溶解并定量稀释制成每 1mL 中约含 0.1mg 的溶液，作为供试品溶液。另精密量取锌元素标准溶液（每 1mL 中含锌 1000μg）适量，用 0.01mol/L 盐酸溶液分别定量稀释制成每 1mL 中含锌 0.2μg，0.4μg，0.8μg，1.0μg 与 1.2μg 的锌标准溶液。照原子吸收分光光度法（通则 0406 第一法），在 213.9nm 波长处测定吸光度。按干燥品计算，含锌量不得过 1.0%。

⑤ 细菌内毒素　取本品，加 0.01mol/L 盐酸溶液溶解并用检查用水稀释制成每 1mL 中含 5mg 的溶液，依法检查（通则 1143），每 1mg 胰岛素中含内毒素的量应小于 10EU。

⑥ 微生物限度　取本品 0.3g，照非无菌产品微生物限度检查：微生物计数法（通则 1105）检查，1g 供试品中需氧菌总数不得过 300cfu。

⑦ 生物活性　取本品适量，照胰岛素生物测定法（通则 1211）试验，实验时每组的实验动物数可减半，实验采用随机设计，照生物检定统计法（通则 1431）中量反应平行线测定随机设计法计算效价，每 1mg 的效价不得少于 15 单位。

（3）含量测定（高效液相色谱法）

① 色谱条件与系统适用性试验　用十八烷基硅烷键合硅胶为填充剂（5～10μm）；以 0.2mol/L 硫酸盐缓冲液（取无水硫酸钠 28.4g，加水溶解后，加磷酸 2.7mL，乙醇胺调节

pH 值至 2.3，加水至 1000mL)-乙腈（74：26）为流动相；柱温为 40℃；检测波长为 214nm。取系统适用性溶液 20μL（取胰岛素对照品，加 0.01mol/L 盐酸溶液溶解并稀释制成每 1mL 中约含 40 单位的溶液，放置至少 24h），注入液相色谱仪，记录色谱图，胰岛素峰与 A$_{21}$脱氨胰岛素峰（与胰岛素峰的相对保留时间约为 1.2）之间的分离度应不小于 1.8，拖尾因子应不大于 1.8。

② 测定方法　取本品适量，精密称定，加 0.01mol/L 盐酸溶液溶解并定量稀释制成每 1mL 中约含 40 单位的溶液（临用新制，或 2～4℃保存，48h 内使用）。精密量取 20μL 注入液相色谱仪，记录色谱图；另取胰岛素对照品适量，同法测定。按外标法以胰岛素峰面积与 A$_{21}$脱氨胰岛素峰面积之和计算含量。

2. 抑肽酶的分析

本品是从牛胰或牛肺中提取、纯化制得的蛋白酶抑制剂，具有抑制胰蛋白酶、糜蛋白酶及纤维蛋白酶的作用。抑肽酶是一种小分子蛋白质，由 58 个氨基酸组成，性质较稳定，在生理盐水中可保持一年以上。高温下，在中性或酸性介质中稳定。在强碱（pH＞12）介质中，分子结构发生不可逆变化。

（1）鉴别

① 取本品与胰蛋白酶，分别加水制成每 1mL 中含 1mg 的溶液，各取 10μL 置点滴板上，混匀后，加对甲苯磺酰-L-精氨酸甲酯盐酸盐试液 0.2mL，放置数分钟后，应不显紫红色。以胰蛋白酶溶液 10μL 作对照，同法操作，应显紫红色。

② 在 N-焦谷氨酰-抑肽酶和有关物质项下记录的色谱图中，供试品溶液主峰的保留时间应与对照品溶液主峰的保留时间一致。

（2）检查 N-焦谷氨酰-抑肽酶和有关物质　取本品适量，加流动相 A 溶解并稀释制成每 1mL 中含 5 单位的溶液，作为供试品溶液；另取抑肽酶对照品，加流动相 A 溶解并稀释制成每 1mL 中含 5 单位的溶液，作为对照品溶液。

照高效液相色谱法（通则 0512）测定，采用阳离子色谱柱（TSK-GELIC-Cation-SW 柱，7.8mm×7.5cm，10μm 或其他适宜色谱柱）；以磷酸盐缓冲液（取磷酸二氢钾 3.52g，磷酸氢二钠 7.26g，加水 1000mL 使溶解）为流动相 A，以磷酸盐-硫酸铵缓冲液（取磷酸二氢钾 3.52g，磷酸氢二钠 7.26g、硫酸铵 66.07g，加水 1000mL 使溶解）为流动相 B，按下表进行梯度洗脱，流速为每分钟 1.0mL；检测波长为 210nm；柱温为 40℃。抑肽酶峰的保留时间约为 17～20min；N-焦谷氨酰-抑肽酶峰相对抑肽酶峰的保留时间为 0.9；N-焦谷氨酰-抑肽酶峰与抑肽酶峰间的分离度应大于 1.0；抑肽酶峰的拖尾因子不应大于 2.0。

时间/min	流动相 A/%	流动相 B/%
0	72	28
21	30	70
30	0	100
31	72	28
40	72	28

取供试品溶液 40μL，注入液相色谱仪，记录色谱图。按峰面积归一化法计算，N-焦谷氨酰-抑肽酶的峰面积不得大于 1.0%；单个未知杂质的峰面积不得大于 0.5%，未知杂质的峰面积和不得大于 1.0%。

此外，抑肽酶还应检查去丙氨酸-去甘氨酸-抑肽酶和去丙氨酸-抑肽酶、水分、热原、异常毒性及降压物质等，均应符合要求。

（3）效价测定 采用滴定分析法测定抑肽酶的效价。

① 基本原理 在一定条件（pH＝8.0，25℃）下，胰蛋白酶使 N-苯甲酰-L-精氨酸乙酯（BAEE）水解为 N-苯甲酰-L-精氨酸，溶液的 pH 下降，加入氢氧化钠液后，使溶液的 pH 回复到 8.0，水解反应继续进行。在胰蛋白酶溶液中加入抑肽酶，使 50％胰蛋白酶的活性被抑制，剩余的胰蛋白酶与 N-苯甲酰-L-精氨酸乙酯进行水解反应，用氢氧化钠液滴定释放出的酸，使溶液的 pH 始终维持在 7.9～8.1。在一定时间内，根据样品消耗的氢氧化钠液的体积（mL），算出其活力单位。

② 溶液制备

ⅰ. 底物溶液的制备 取 N-苯甲酰-L-精氨酸乙酯盐酸盐 171.3mg，加水溶解并稀释至 25mL。临用新制。

ⅱ. 胰蛋白酶溶液的制备 取胰蛋白酶对照品适量，精密称定，加盐酸滴定液（0.001mol/L）溶解并定量稀释制成每 1mL 中约含 0.8 单位（每 1mL 中约含 1mg）的溶液，临用新制并置冰浴中。

ⅲ. 胰蛋白酶稀释液的制备 精密量取胰蛋白酶溶液 1mL，置 20mL 量瓶中，用硼砂-氯化钙缓冲液（pH 8.0）稀释至刻度，摇匀，放置 10min，置冰浴中。

ⅳ. 供试品溶液的制备 取本品适量，精密称定，加硼砂-氯化钙缓冲液（pH 为 8.0）溶解并定量稀释制成每 1mL 中约含 1.67 单位（每 1mL 中约含 0.6mg）的溶液，精密量取 0.5mL 与胰蛋白酶溶液 2mL，置 20mL 量瓶中，再用硼砂-氯化钙缓冲液（pH 8.0）稀释至刻度，摇匀，反应 10min，置冰浴中（2h 内使用）。

③ 测定方法 取硼砂氯化钙缓冲液（pH＝8.0）9.0mL 与底物溶液 1.0mL 置 25mL 烧杯中，于（25±0.5）℃恒温水浴中放置 3～5min，在搅拌下滴加氢氧化钠滴定溶液（0.1mol/L），调节 pH 计的 pH 为 8.0，精密加入供试品溶液（经 25℃保温 3～5min）1mL 并立即计时，用 1mL 微量滴定管以氢氧化钠滴定溶液（0.1mol/L）滴定释放出的酸，使溶液的 pH 始终维持在 7.9～8.1，每隔 1min 读取 pH 恰为 8.0 时所消耗的氢氧化钠滴定溶液（0.1mol/L）的体积（mL），共 6min。另精密量取胰蛋白酶对照品稀释液 1mL，按上法操作，作为对照重复一次。以时间为横坐标，消耗的氢氧化钠滴定溶液体积（mL）为纵坐标，作图，应为一直线。求出每分钟消耗氢氧化钠液（0.1mol/L）的体积（mL），按下式计算。

$$\text{每 1mg 抑肽酶的效价（单位）} = \frac{(2n_1 - n_2) \times 4000 f}{w}$$

式中　n_1——胰蛋白酶对照测定时每分钟消耗氢氧化钠滴定溶液（0.1mol/L）的体积，mL；

　　　n_2——供试品溶液每分钟消耗氢氧化钠滴定溶液（0.1mol/L）的体积，mL；

　　4000——系数；

　　　f——氢氧化钠滴定溶液（0.1mol/L）的校正因子；

　　　w——抑肽酶制成每 1mL 中约含 1.67 单位时的酶量，mg；

　　　2——供试品溶液中加入胰蛋白酶的量对照测定时的 2 倍。

每分钟能水解 $1\mu mol$ 的 N-苯甲酰-L-精氨酸乙酯为一个胰蛋白酶单位；能抑制一个胰蛋白酶单位的活力称为一个抑肽酶活力单位 E. P. U。

二、酶类药物的分析

以《中国药典》收载的尿激酶的分析为例。

本品是由新鲜人尿经分离提纯后制得的一种碱性蛋白水解酶,其主要作用是激活人体内纤维蛋白溶酶原使其成为有活性的纤维蛋白溶酶,从而解聚血纤维蛋白,溶解血栓。主要用于脑血栓、心肌梗死、四肢循环障碍、视网膜血管闭塞等疾患。

尿激酶是有种族特异性的哺乳类尿中的丝氨酸蛋白酶。天然尿激酶的分子量为54000,称高分子尿激酶(简称 H-UK)。它对蛋白水解酶很敏感,由于尿中存有尿胃蛋白酶原,在偏酸情况下激活使成尿胃蛋白酶,它能将天然尿激酶降解成分子量为33000的低分子尿激酶(简称 L-UK)。现已证明这两种尿激酶分子结构及氨基酸成分不尽相同,但 H-UK 的比活低于 L-UK,而溶解血栓能力却高于 L-UK。

1. 鉴别

取效价测定项下的供试品溶液,用巴比妥-氯化钠缓冲液(pH7.8)稀释制成每1mL中含 20 单位的溶液,取 1mL,加牛纤维蛋白原溶液 0.3mL,再依次加入牛纤维蛋白溶酶原溶液 0.2mL 与牛凝血酶溶液 0.2mL,迅速摇匀,立即置 37℃±0.5℃恒温水浴中保温,立即计时。应在 30~45s 内凝结,且凝块在 15min 内重新溶解。以 0.9%氯化钠溶液作空白,同法操作,凝块在 2h 内不溶(上述试剂的配制同效价测定)。

2. 检查

(1) 溶液的澄清度与颜色　取本品,加 0.9%氯化钠溶液溶解并稀释制成每1mL中含 3000 单位的溶液,依法检查(通则 0901 第一法与通则 0902 第一法),应澄清无色。

(2) 干燥失重　取本品,以五氧化二磷为干燥剂,在 60℃减压干燥至恒重,减失重量不得大于 5.0%(通则 0831)。

(3) 分子组分比　取本品,加水溶解并稀释制成每1mL中含 2mg 的溶液后,加入等体积缓冲液[取浓缩胶缓冲液(F 液)2.5mL、20%十二烷基硫酸钠溶液 2.5mL、0.1%溴酚蓝溶液 1.0mL 与 87%甘油溶液 3.5mL,加水至 10mL],置水浴中 3min,放冷,作为供试品溶液,取 10μL,加至样品孔,照电泳法(通则 0541 第五法考马斯亮蓝法染色)测定,按下式计算高分子量尿激酶相对含量(%)。

高分子量尿激酶相对含量(%)=

高分子量尿激酶峰面积×100%/高、低分子量尿激酶峰面积之和

(4) 乙肝表面抗原　取本品,加 0.9%氯化钠溶液溶解并稀释制成每1mL中含 10mg 的溶液,按试剂盒说明书项下测定,应为阴性。

(5) 异常毒性　取本品,加氯化钠注射液溶解并稀释制成每1mL中含 5000 单位的溶液,依法检查(通则 1141),应符合规定。

(6) 细菌内毒素　取本品,依法检查(通则 1143),每1万单位尿激酶中含内毒素的量应小于 1.0EU。

3. 效价测定

(1) 酶活力　取试管 4 支,各加牛纤维蛋白原溶液 0.3mL,置(37±0.5)℃水浴中,分别加入巴比妥-氯化钠缓冲溶液(pH=7.8)0.9mL、0.8mL、0.7mL、0.6mL,依次加标准品溶液 0.1mL、0.2mL、0.3mL、0.4mL,再分别加混合溶液 0.4mL,立即混匀,分别计时。反应系统应在 30~45s 内凝结,当凝块内小气泡上升到反应系统体积一半时作为反应终点,计时,每个浓度测 3 次,求平均值(3 次测定中最大值与最小值的差不得超过平均值的 10%)。以尿激酶的浓度为横坐标,以反应终点时间的对数为纵坐标,进行线性回归,供试品按上法测定,用线性回归方程求出供试品溶液浓度。

计算每1mg供试品的效价(单位)。

（2）蛋白质含量　取本品约 10mg，精密称定，照蛋白质含量测定法第一法（通则 0731）测定，即得。

（3）计算尿激酶活力单位　由测得的酶活力和蛋白质含量计算每 1mg 蛋白中含尿激酶活力单位（比活）。

三、核酸类药物的分析

以肌苷的分析为例，加以说明。

本品为 9β-D-核糖次黄嘌呤，其结构式为

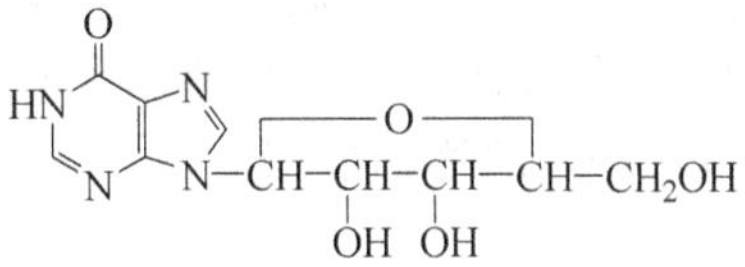

肌苷

肌苷是微生物发酵法制得的辅酶类药物。能直接进入细胞，参与糖代谢，促进体内能量代谢和蛋白质合成，能提高辅酶 A 的活性和活化丙酮酸氧化酶，尤其能提高低氧病态细胞的 ATP 水平，使处于低能、缺氧的细胞顺利地进行代谢。

1. 鉴别

（1）取 0.01% 供试品溶液适量，加等体积的 3,5-二羟基甲苯溶液，混匀，在水浴中加热约 10min，即显绿色。

（2）在含量测定项下记录的色谱图中，供试品溶液主峰的保留时间应与对照品溶液主峰的保留时间一致。

（3）本品的红外吸收图谱应与对照的图谱（光谱集 605 图）一致。

2. 检查

（1）溶液的透光率　取本品 0.5g，加水 50mL 使溶解，照紫外-可见分光光度法（通则 0401），在 430nm 波长处测定透光率，不得低于 98.0%（供注射用）。

（2）有关物质　取本品，加水溶解并稀释制成每 1mL 中含 0.5mg 的溶液，作为供试品溶液；精密量取 1mL，置 100mL 量瓶中，用水稀释至刻度，摇匀，作为对照溶液。照含量测定项下的色谱条件，精密量取供试品溶液与对照溶液各 20μL，分别注入液相色谱仪，记录色谱图至主峰保留时间的 2 倍。供试品溶液色谱图中如有杂质峰，各杂质峰面积的和不得大于对照溶液的主峰面积（1.0%）。

（3）干燥失重　取本品，在 105℃ 干燥至恒重，减失重量不得过 1.0%（通则 0831）。

（4）炽灼残渣　不得过 0.1%（供注射用），或不得过 0.2%（供口服用）（通则 0841）。

（5）重金属　取本品 1.0g，依法检查（通则 0821 第二法），含重金属不得过百万分之十。

（6）异常毒性　取本品，加氯化钠注射液溶解并稀释制成每 1mL 中含肌苷 10mg 的溶液，依法检查（通则 1141），应符合规定（供注射用）。

3. 含量测定

《中国药典》采用高效液相色谱法测定肌苷含量。

（1）色谱条件与系统适用性试验　用十八烷基硅烷键合硅胶为填充剂；以甲醇-水（10：90）为流动相；检测波长为 248nm。取肌苷对照品约 10mg，加 1mol/L 盐酸溶液 1mL，80℃ 水浴加热 10min，放冷，加 1mol/L 氢氧化钠溶液 1mL，加水至 50mL，取 20μL

注入液相色谱仪，调整色谱系统，肌苷峰与相邻杂质峰的分离度应符合要求，理论板数按肌苷峰计算不低于 2000。

（2）测定方法　取本品适量，精密称定，加水溶解制成每 1mL 中约含 20μg 的溶液，摇匀，精密量取 20μL，注入液相色谱仪，记录色谱图；另精密称取肌苷对照品适量，同法测定，按外标法以峰面积计算，即得。

四、脂类药物的分析

以辅酶 Q_{10} 的分析为例。辅酶 Q 普遍存在于自然界，因其具有醌式结构，故称泛醌。它们都是 2,3-二甲氧基-1,4-苯醌的衍生物，第六位上有一条异戊烯基支链，由于异戊烯基聚合度 n 值的不同，又可将辅酶 Q 分成 $Q_6 \sim Q_{10}$，其理化性质极为相似，而存在于哺乳动物和人体组织的辅酶 Q 其聚合度 $n=10$，故称辅酶 Q_{10}。

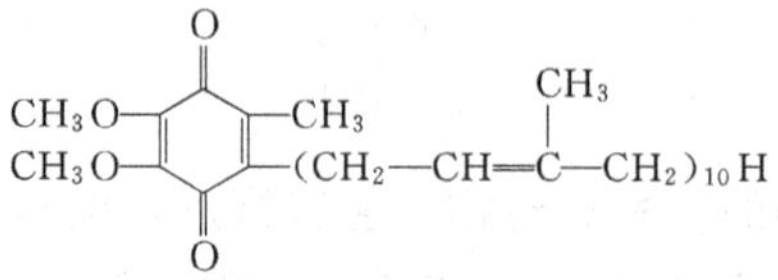

辅酶 Q_{10}

本品是细胞呼吸链中的主要递氢体，能促进氧化磷酸化反应和离子的主动转移，是细胞代谢和细胞呼吸的激活剂，也是重要的天然抗氧剂，是机体的非特异性免疫增强剂。用于亚急性肝炎、恶性肿瘤、心脏病、高血压病等多种疾病的治疗。《中国药典》采用以下方法对辅酶 Q_{10} 进行分析。

1. 鉴别

① 取含量测定项下的供试品溶液，加硼氢化钠 50mg，摇匀，溶液黄色消失。

② 在含量测定项下记录的色谱图中，供试品溶液主峰的保留时间应与对照品溶液主峰的保留时间一致。

③ 本品的红外吸收谱图应与对照谱图（光谱集 1046）一致。

2. 检查

（1）有关物质　避光操作。取含量测定项下的供试品溶液作为供试品溶液；精密量取 1mL，置 100mL 量瓶中，加无水乙醇稀释至刻度，作为对照溶液。照含量测定项下的色谱条件，精密量取供试品溶液和对照溶液各 20μL，分别注入液相色谱仪，记录色谱图至主成分保留时间的 2 倍。供试品溶液色谱图中如有杂质峰，各杂质峰面积的和不得大于对照溶液的主峰面积（1%）。

（2）异构体　避光操作。取本品，加正己烷溶解并稀释制成每 1mL 中含 1mg 的溶液，作为供试品溶液；精密量取 1mL，置 200mL 量瓶中，用正己烷稀释至刻度，摇匀，作为对照溶液（临用新制）。照高效液相色谱法（通则 0512）立即测定。用硅胶为填充剂（4.6mm×250mm，5μm）；以正己烷-乙酸乙酯（97∶3）为流动相；流速为每分钟 2.0mL；检测波长为 275nm。辅酶 Q_{10} 峰的保留时间约为 10min，异构体峰的相对保留时间约为 0.9，异构体峰与辅酶 Q_{10} 峰的分离度应符合要求。理论板数按辅酶 Q_{10} 峰计算不低于 3000。精密量取供试品溶液与对照溶液各 20μL，分别注入液相色谱仪，记录色谱图。供试品溶液色谱图中如有杂质峰，异构体峰面积不得大于对照溶液主峰面积（0.5%）。

（3）水分　取本品，以三氯甲烷为溶剂，照水分测定法（通则 0832 第一法 1）测定，含水分不得过 0.2%。

（4）炽灼残渣　取本品 1.0g，依法检查（通则 0841），遗留残渣不得过 0.1%。

（5）重金属　取炽灼残渣项下遗留的残渣，依法检查（通则0821），含重金属不得超过百万分之二十。

3. 含量测定

照高效液相色谱法测定，避光操作。

（1）色谱条件与系统适用性试验　用十八烷基硅烷键合硅胶为填充剂；以甲醇-无水乙醇（1∶1）为流动相；柱温35℃；检测波长为275nm。取辅酶Q_{10}对照品和辅酶Q_9对照品适量，用无水乙醇溶解并稀释制成每1mL中各约含0.2mg的混合溶液，取20μL注入液相色谱仪，辅酶Q_9峰与辅酶Q_{10}峰的分离度应大于4，理论板数按辅酶Q_{10}峰计算不低于3000。

（2）测定方法　取本品20mg，精密称定，加无水乙醇约40mL，在50℃水浴中振摇溶解，放冷后，移至100mL量瓶中，加无水乙醇稀释至刻度，摇匀，作为供试品溶液，精密量取20μL，注入液相色谱仪，记录色谱图；另取辅酶Q_{10}对照品适量，同法测定，按外标法以峰面积计算，即得。

 思考题

1. 什么是生化药物？生化药物分为哪几类？
2. 什么是酶活力测定法？常用的测定方法有哪些？
3. 电泳法分为几类？
4. 生化药物常用定量分析方法有哪些？
5. 简述胰岛素、抑肽酶、尿激酶、肌苷及辅酶Q_{10}鉴别、检查的主要项目。

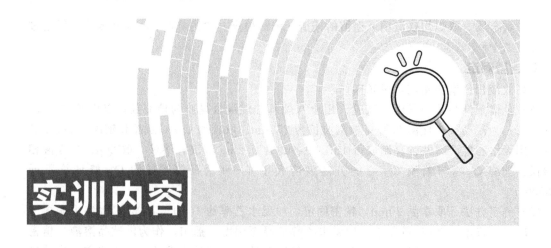

实训内容

对药物分析工作者来讲，学好有关药物分析的基本理论知识固然是必需的，但是学习并掌握好药物分析的基本实验操作技能和分析方法，对于从事药物分析的实际工作，解决药物分析工作中的有关问题，则显得更为重要。因此对学生进行药物分析实验训练，是学好药物分析课程的必要环节，药物分析实训就是为此目的而开设的。

药物分析实训是药物分析课程的重要组成部分，是培养学生药物分析实验操作能力的主要途径和重要手段。通过药物分析实训，要求学生能够基本掌握《中国药典》中常用药物分析方法和技术，能够按照药品质量标准基本完成药物的性状观测、鉴别、杂质检查和含量测定工作，能够理论联系实际，利用所学理论解释实训中所出现的现象，并能初步根据工作中的实际需要，选择适当的药物分析方法对不同药物进行分析检验。

本书实训内容的编写是以《中国药典》为依据，总计安排了二十个实训项目，内容包括常见的不同类型药物的鉴别，检查及含量测定。涉及分析方法包括滴定分析法以及紫外-可见分光光度法、红外吸收光谱法、电位滴定法、永停滴定法、气相色谱法、高效液相色谱法等仪器分析方法。

为了保证药物分析实训的顺利进行，要求学生在实训之前应认真预习实训内容，明确实训目的，熟悉实训的基本原理，掌握实训内容和方法。实训过程中应培养学生严肃认真的工作作风和实事求是的科学态度。要严格遵守实验室各种规章制度，听从指导，注意人身及仪器安全，要仔细观察实验现象，作好原始记录，并按规定书写药物分析报告。

药物分析实训应作为药物分析课程考核内容之一，实训结束后应在适当时候采取适当的方式对学生进行药物分析实训考核，考核成绩记入学生成绩档案。

 ## 实训一　药物的一般鉴别试验

一、目的要求

1. 掌握水杨酸盐、丙二酰脲类、有机氟化物、托烷生物碱类和芳香第一胺类药物的鉴别方法。

2. 了解相应药物的化学结构与鉴别反应的关系。

3. 掌握基本的药物鉴别试验操作方法。

二、试液配制

1. 三氯化铁试液

取三氯化铁 9g，加水使溶解成 100mL，即得。

2. 碳酸钠试液

取一水合碳酸钠 12.5g，或无水碳酸钠 10.5g，加水使溶解成 100mL，即得。

3. 硝酸银试液 （0.1mol/L）

取硝酸银 1.7g，加水使溶解成 100mL，即得。

4. 铜吡啶试液

取硫酸铜 4g，加水 90mL 溶解后，加吡啶 30mL，即得。本液应临用新制。

5. 茜素氟蓝试液

取茜素氟蓝 0.19g，加氢氧化钠溶液 （1.2→100） 12.5mL，加水 800mL 及醋酸钠结晶 0.25g，用稀盐酸调节 pH 约为 5.4，用水稀释至 1000mL，摇匀，即得。

6. 硝酸亚铈试液

取硝酸亚铈 0.22g，加水 50mL 使之溶解，加硝酸 0.1mL 及盐酸羟胺 50mg，用水稀释至 1000mL，摇匀，即得。

7. 氨试液

取浓氨溶液 400mL，加水使成 1000mL，即得。

8. 亚硝酸钠试液 （0.1mol/L）

取亚硝酸钠 0.69g，加水使溶解成 100mL，即得。

9. 碱性 β-萘酚试液

取 β-萘酚 0.25g，加氢氧化钠溶液 （1→10） 10mL 使之溶解，即得。本溶液应临用前现配制。

以上各试液配制时所用的试剂均为分析纯；所用水均为纯化水。

三、实验步骤

1. 水杨酸镁的鉴别

（1）取 5%水杨酸镁水溶液 1 滴，加水稀释为 5mL，加入三氯化铁试液 1 滴，溶液应显紫堇色。

（2）取 5%水杨酸镁溶液 2mL 置于离心管中，加稀盐酸 （9.5%～10.5%） 8 滴，即析出水杨酸白色沉淀，离心沉降，弃去上层清液，逐滴加入醋酸铵试液，用细玻璃棒搅拌，观察是否溶解。

2. 丙二酰脲类的鉴别

司可巴比妥钠、异戊巴比妥、异戊巴比妥钠、苯巴比妥及苯巴比妥钠等原料药及其制剂的分子结构中都含有丙二酰脲母体，都能在弱碱性溶液中与硝酸银作用生成二银盐的白色沉淀；也能与铜吡啶试液作用而显紫色，由此进行鉴别。

（1）取苯巴比妥供试品约 0.1g，加入碳酸钠试液 1mL 与水 10mL，振摇 2min，滤过。在滤液中逐滴加入硝酸银试液 （0.1mol/L），即发生白色沉淀。振摇，沉淀即溶解，继续滴加过量的硝酸银试液，沉淀不再溶解（注：苯巴比妥用量可酌减）。

（2）取苯巴比妥 50mg，加吡啶溶液 （1→10） 5mL 溶解后，加铜吡啶试液 1mL，即显紫色或产生紫色沉淀（注：苯巴比妥用量可酌减）。

3. 有机氟化物的鉴别（氧瓶燃烧法）

取醋酸氟轻松约 7mg，照氧瓶燃烧法进行有机破坏，用水 20mL 与氢氧化钠溶液（0.01mol/L）6.5mL 为吸收液，待燃烧完毕后，充分振摇。取吸收液 2mL，加茜素氟蓝试液 0.5mL，再加 12%醋酸钠的稀醋酸溶液 0.2mL，用水稀释至 4mL，加入硝酸亚铈试液 0.5mL，即显蓝紫色，同时做空白对照试验。

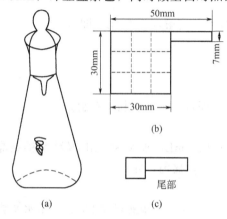

图 1　氧瓶燃烧法示意
（a）燃烧瓶；（b）、（c）滤纸折叠示意

（1）氧瓶燃烧法操作　氧瓶燃烧法示意图如图 1 所示。

将称取的样品置于无灰滤纸的中央［图 1（b）］，按虚线折叠成图 1（c）形式后，固定于铂丝下端的网内［图 1（a）］，使尾部露出。另在燃烧瓶内加入水 20mL 与氢氧化钠溶液（0.01mol/L）6.5mL 为吸收液，并将瓶颈用水湿润，小心急速通入氧气 1～2min（通气管应接近液面，使瓶内空气排尽），立即用表面皿覆盖瓶口，将瓶移至有防护设备的橱内。点燃包有供试品的滤纸尾部，取下表面皿，迅速放入燃烧瓶中，按紧瓶塞，用少量水封闭瓶口。待燃烧完毕后（应无黑色颗粒）充分振摇，使生成的烟雾完全吸入吸收液中。放置 15min，用少量水冲洗瓶塞及铂丝，合并洗液及吸收液，然后按上述"取吸收液 2mL，加茜素氟蓝试液 0.5mL……"继续操作。

（2）操作注意事项
① 折叠滤纸包住样品时不可包得过紧，否则易燃烧不完全；
② 滤纸包要用胶纸固定于铂丝上，否则在燃烧过程中脱落而导致实验失败；
③ 通氧气时附近不得有火源，燃烧点应远离氧气瓶；
④ 为防止爆炸可用毛巾将燃烧瓶包住，防护橱用有机玻璃遮挡；
⑤ 瓶塞不易打开时，可将燃烧瓶微微加热；
⑥ 操作时手不可直接触及滤纸。

4. 托烷生物碱类的鉴别

取硫酸阿托品约 10mg，加发烟硝酸 5 滴，置于水浴上蒸干，即得黄色的残渣。放冷，加入乙醇 2～3 滴湿润，加固体氢氧化钾一小粒，即显深紫色（注：硫酸阿托品用量可酌减）。

5. 芳香第一胺的鉴别

取磺胺甲噁唑约 50mg，加稀盐酸 1mL，必要时缓缓煮沸使之溶解，放冷。加入 0.1mol/L 亚硝酸钠溶液数滴，加与 0.1mol/L 亚硝酸钠等体积的 1mol/L 脲溶液，振摇 1min，滴加碱性 β-萘酚试液数滴，生成橙红色沉淀（注：磺胺甲噁唑的用量可酌减）。

四、说明

1. 实验中若无苯巴比妥原料药时，可取其片剂细粉约 0.9g，加无水乙醇 20mL，充分振摇，滤过，滤液置于水浴上蒸干，取残渣进行实验，也可到试剂商店购买相应试剂进行实验。其他类别的药物同样可取片粉作相应的处理后进行鉴别。

2.硫酸阿托品可按剧毒药物购买办法，到指定试剂商店购买。

3.有机氟化物也可取地塞米松磷酸钠注射液，或取醋酸地塞米松片按药典规定进行鉴别。

五、思考题

1.简述水杨酸盐的鉴别方法。

2.简述丙二酰脲类药物鉴别方法。

3.简述硫酸阿托品的鉴别方法。

4.简述磺胺甲噁唑的鉴别方法。

5.进行氧瓶燃烧试验时，应注意哪些问题？

实训二　葡萄糖的一般杂质检查

一、目的要求

1.掌握一般杂质检查的项目和意义。

2.掌握葡萄糖中氯化物、硫酸盐、铁盐、重金属、砷盐和炽灼残渣等限量检查的原理、反应条件、操作方法。

3.掌握杂质限量的有关计算。

二、试液配制

1.酚酞指示液

取酚酞 1g，加乙醇 100mL 使之溶解，即得。

2.比色用对照液

取比色用氯化钴溶液 3mL，比色用重铬酸钾液 3mL 与比色用硫酸铜液 6mL，加水稀释成 50mL，即得。

3.氯化钡溶液（25%）

取氯化钡 25g，加水使溶解成 100mL，即得。

4.硫代乙酰胺试液

取 4%硫代乙酰胺水溶液 1.0mL，加入 5.0mL 混合液（由 1mol/L 氢氧化钠液 15mL、水 5mL 及甘油 20mL 组成）在沸水浴上加热 20s，冷却。此液即为硫代乙酰胺试液，配好后应立即使用。

5.溴化钾-溴试液

取溴 30g 与溴化钾 30g，加水使溶解成 100mL，即得。

6.碘化钾试液

取碘化钾 16.5g，加水使溶解成 100mL，即得。本溶液应现用现配。

7.酸性氯化亚锡试液

取氯化亚锡 20g，加盐酸使之溶解成 50mL，滤过，即得。本溶液配成后 3 个月内适用。

以上各试液配制时所用的试剂均为分析纯；所用水均为纯化水。

三、实验步骤

1.酸度的检查

取葡萄糖 2.0g，加水 20mL 溶解后，加酚酞指示液 3 滴与氢氧化钠滴定溶液（0.02mol/L）0.20mL，应显粉红色。

2. 溶液的澄清度与颜色检查

取本品 5g，加热水溶解后，放冷，用水稀释至 10mL，溶液应澄清无色。如显浑浊，与 1 号浊度标准液比较，不得更浓；如显色，与对照液 1.0mL 加水稀释为 10mL 比较，不得更深。

3. 氯化物的检查

取本品 0.60g，加水溶解使成 25mL（溶液如显碱性，可滴加硝酸使成中性），再加稀硝酸 10mL（如溶液不澄清，应滤过），置于 50mL 纳氏比色管中，加水使成约 40mL，摇匀，即得供试品溶液。

另取标准氯化钠溶液（每 1mL 相当于 $10\mu g$ 的 Cl^-）6.0mL，置于 50mL 纳氏比色管中，加稀硝酸 10mL，加水使成约 40mL，摇匀，即得对照溶液。于供试品溶液与对照溶液中，分别加入硝酸银试液（0.1mol/L）1mL，用水稀释使成 50mL，摇匀，在暗处放置 5min，同置黑色背景上，从比色管上方向下观察比较，供试液如发生浑浊，与对照液比较不得更浓（0.01%）。

4. 硫酸盐的检查

取本品 2.0g，加水溶解使成约 40mL（溶液如显碱性，可滴加硝酸使成中性；溶液如不澄清，滤过），置于 50mL 纳氏比色管中，加稀盐酸 2mL，摇匀，即得供试溶液。

另取标准硫酸钾溶液（每 1mL 相当于 $100\mu g$ 的 SO_4^{2-}）2.0mL，置于 50mL 纳氏比色管中，加水使成约 40mL，加稀盐酸 2mL，摇匀，即得对照溶液。

于供试溶液和对照溶液中，分别加入 25% 氯化钡溶液 5mL，用水稀释使成 50mL，充分摇匀。放置 10min，同置黑色背景上，从比色管上方向下观察比较，供试液如发生浑浊，与对照液比较不得更浓（0.01%）。

5. 乙醇溶液的澄清度

取本品 1.0g，加 90% 乙醇 20mL，置水浴上加热回流约 40min，溶液应澄清。

6. 干燥失重的检查

取本品 1.0g，平铺在已于 105℃ 干燥至恒重的扁形称量瓶中，加盖，精密称定，放于烘箱中，将瓶盖取下，置称量瓶旁（或将瓶盖半开），于 105℃ 干燥至恒重，减失重量为 7.5%～9.5%。

7. 炽灼残渣的检查

取本品 1.0g，置于已炽灼至恒重的瓷坩埚中，精密称定，缓缓炽灼至完全炭化，放冷。加入硫酸 0.5～1mL 使湿润，低温加热至硫酸蒸气除尽后，在 700～800℃ 炽灼至恒重。残渣重不得超过 0.1%。

8. 铁盐的检查

取本品 2.0g 于 50mL 烧杯中，加水 20mL 溶解后，加硝酸 3 滴，缓缓煮沸 5min，放冷，移入 50mL 比色管中，用水洗涤烧杯，洗液并入比色管中，加水稀释使成 45mL，加硫氰酸铵溶液（30→100）3mL，摇匀。如显色，与标准铁溶液（每 1mL 相当于 $10\mu g$ Fe）2.0mL 用同一方法制成的对照液比较，不得更深（0.001%）。

9. 重金属的检查

取 25mL 纳氏比色管 3 支，甲管中加标准铅溶液（每 1mL 相当于 $10\mu g$ Pb）与醋酸盐缓冲液（pH=3.5）各 2mL 后，加水稀释成 25mL。乙管中加本品 4.0g，水 23mL，振摇溶解，加醋酸盐缓冲液 2mL，摇匀。丙管中加入与乙管相同量的供试品，加水适量使溶解，再加与甲管相同量的标准铅溶液与醋酸盐缓冲液（pH 3.5）2mL 后，用水稀释成 25mL。再在甲、乙、丙三管分别加入硫代乙酰胺试液各 2mL，摇匀。放置 2min，三管同置于白纸上，自上面透视，当丙管中显出的颜色不浅于甲管时，乙管显出的颜色与甲管比较不得更深，含重金属不得超过百万分之五。

10. 砷盐的检查

取本品 2.0g 置于砷盐检查装置的 A 瓶中（见图 3-3），加水 5mL 溶解后，加稀硫酸 5mL 与溴化钾-溴试液 0.5mL。置于水浴上加热约 20min，使保持稍过量的溴存在，必要时，再补加溴化钾-溴试液适量，并随时补充蒸散的水分。放冷，加盐酸 5mL 与水适量使成 28mL，加碘化钾试液 5mL 与酸性氯化亚锡试液 5 滴。在室温放置 10min 后，加锌粒 2g，立即将装有醋酸铅棉花及溴化汞试纸的导气管 C 密封于 A 瓶上，并将 A 瓶置于 25~40℃的水浴中。反应 45min 后，取出溴化汞试纸，将生成的砷斑与用标准砷溶液（每 1mL 相当于 1μg As）2mL 按同样方法制成的标准砷斑比较，颜色不得更深，含砷量不得超过百万分之一（注：醋酸铅棉花要装得疏松，不可塞得太紧）。

11. 蛋白质的检查

取本品 1.0g，加水 10mL 溶解后，加磺基水杨酸溶液（1→5）3mL，不得发生沉淀。

12. 亚硫酸盐与可溶性淀粉的检查

取本品 0.1g，加水 10mL 溶解后，加碘试液（0.1mol/L）1 滴，应立即显示黄色。

四、说明

1. 正文中规定的"澄清"，系指供试品溶液的澄清度相同于所用溶剂，或未超过 0.5 号浊度标准液。有关浊度标准液的配制见本书第三章第二节。

2. 测定氯化物用滤纸滤过时，滤纸中如含有氯化物，可预先用含有硝酸的水溶液洗净后再用。

3. 乙醇溶液的澄清度是控制不溶于乙醇的淀粉和糊精的限量。

4. 砷盐检查项中，加溴化钾-溴试液系进行有机破坏。因砷在分子中可能以有机状态结合，不转化为无机砷，则在检查中不能放出砷化氢气体。加入的氯化亚锡与金属锌作用，在锌粒表面形成锌锡原电池，起去极化作用，从而使氢气均匀而连续发生。同时，氯化亚锡还将反应中生成的 I_2 还原为 I^-。

5. 亚硫酸盐与可溶性淀粉检查项中，如存在亚硫酸盐时碘试液褪色，存在可溶性淀粉时溶液呈蓝色。

五、思考题

1. 药物检查杂质的意义何在？杂质分为几类？什么叫作限量检查？

2. 氯化物、硫酸盐对人体无害，为何检查其限量？如何控制其反应条件？

3. 什么是恒重？检查干燥失重和炽灼残渣，各检查什么杂质？

4. 检查重金属的反应原理是什么？如何计算其限量？若样品中含有少量 Fe^{3+} 有何干扰？如何消除干扰？

5. 本实验中砷盐检查的原理是什么？导气管中加醋酸铅棉花起什么作用？

实训三 药物的特殊杂质检查

一、目的要求

1. 掌握阿司匹林中水杨酸，咖啡因中有关物质，注射用盐酸四环素中杂质吸光度的检查原理与方法。

2. 了解高效液相色谱法、薄层色谱法及紫外-可见分光光度法检查特殊杂质的一般操作。

二、仪器与试液配制

1. 仪器

高效液相色谱仪；薄层色谱试验装置；紫外-可见分光光度计等。

2. 试液配制

（1）1%冰醋酸-甲醇溶液

取冰醋酸 1mL，加甲醇稀至 100mL，即得。

（2）0.8%氢氧化钠溶液

取 0.8g NaOH，加水溶解并稀释至 100mL。

以上各试液配制时所用的试剂均为分析纯；所用水均为纯化水。

三、实验步骤

1. 阿司匹林中水杨酸的检查（高效液相色谱法）

（1）色谱操作条件及系统适用性试验 用十八烷基硅烷键合硅胶为填充剂；以乙腈-四氢呋喃-冰醋酸-水（20:5:5:70）为流动相；检测波长为 303nm。理论板数按水杨酸峰计算不低于 5000，阿司匹林峰与水杨酸峰的分离度应符合要求。

（2）供试品溶液的制备 取阿司匹林供试品约 0.1g，精密称定，置 10mL 量瓶中，加1%冰醋酸的甲醇溶液适量，振摇使溶解，并稀释至刻度，摇匀，作为供试品溶液。

（3）对照品溶液的制备 取水杨酸对照品约 10mg，精密称定，置 100mL 量瓶中，加1%冰醋酸的甲醇溶液适量使溶解并稀释至刻度，摇匀，精密量取 5mL，置 50mL 量瓶中，用 1%冰醋酸的甲醇溶液稀释至刻度，摇匀，作为对照品溶液。

（4）测定方法 立即精密量取对照品溶液与供试品溶液各 10μL，分别注入高效液相色谱仪，记录色谱图。供试品溶液色谱图中如有与水杨酸峰保留时间一致的色谱峰，按外标法以峰面积计算，不得过 0.1%。

2. 咖啡因中有关物质的检查（薄层色谱法）

（1）供试品溶液制备 精密称取咖啡因供试品 200mg，置于 10mL 量瓶中，加三氯甲烷-甲醇（3:2）溶解制成每 1mL 中约含 20mg 的溶液，作为供试品溶液。

（2）对照溶液制备 精密量取上述供试品溶液 1mL，置于 200mL 量瓶中，加上述溶剂定量稀释成每 1mL 中含 0.10mg 的溶液，作为对照溶液。

（3）薄层板的制备 取硅胶 GF$_{254}$ 4.5g，加水约 15mL 调成浆状，铺成 5cm×20cm 板（厚度 0.2mm），待自然干燥后，于 105℃活化 1h，放于干燥器中备用。

（4）薄层色谱法试验 用微量注射器吸取上述两种溶液各 10μL，分别点于同一硅胶GF$_{254}$薄层板上，以正丁醇-丙酮-三氯甲烷-浓氨溶液（40:30:30:10）为展开剂，展开，晾干，在紫外光灯（254nm）下检视。供试品溶液如显杂质斑点，与对照溶液所显的主斑点比较，不得更深。

3. 注射用盐酸四环素中光吸收杂质的检查（紫外-可见分光光度法）

取本品适量，在 20～25℃时加入 0.8％氢氧化钠溶液制成每 1mL 中含盐酸四环素 10mg 的溶液，照紫外-可见分光光度法，用 4cm 吸收池，在 530nm 波长处测定其吸光度，自加氢氧化钠溶液起 5min 时，其吸光度不得超过 0.12。

四、说明

1. 薄层色谱法点样的原点在距薄层板底边 2.5cm 处，点样应少量多次，点于同一原点处，原点直径应在 0.2cm 左右。

2. 测定溶液的吸光度时要预先将吸收池用该溶液洗涤 3 次，空白池要用空白溶液冲洗 3 次。测定时吸收池放置方向应前后一致，所用紫外-可见分光光度计应符合药典规定。

五、思考题

1. 药物中特殊杂质是怎样引入的？阿司匹林、咖啡因、注射用盐酸四环素中的特殊杂质各是什么？其限量各为多少？

2. 简述高效液相色谱法检查阿司匹林中水杨酸的原理。

3. 用薄层色谱法检查有关物质的原理是什么？

4. 检查注射用盐酸四环素的光吸收杂质时，为何要控制时间在"1h 之内"和"5min 之内"？

实训四　阿司匹林含量测定

一、目的要求

1. 掌握阿司匹林原料药含量测定的原理及方法。

2. 掌握阿司匹林含量计算方法。

二、含量测定原理

阿司匹林分子中具有游离羧基，其溶液显酸性，可用氢氧化钠滴定液进行酸碱滴定，反应定量进行，以酚酞为指示剂，滴至溶液显微红色。为了防止阿司匹林的酯键在滴定过程中水解，使测定结果偏高，实验中不用水作溶剂而采用中性乙醇溶解样品。反应式如下：

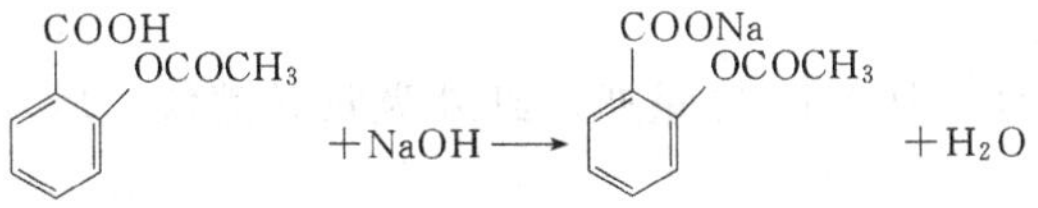

反应摩尔比为 1：1，即 1mol 阿司匹林消耗 1mol 碱。

三、仪器与试液配制

1. 仪器

酸式滴定管，250mL 量瓶等。

2. 试液配制

（1）0.1mol/L 氢氧化钠滴定溶液　称取 2.2～2.5g 分析纯氢氧化钠于小烧杯中，以少量水洗去表面可能含有的 Na_2CO_3。然后用一定量的纯化水溶解，稀释至 1000mL。用邻苯二甲酸氢钾（$KHC_8H_4O_4$）标定。

（2）中性乙醇（对酚酞指示剂显中性）。95％乙醇加酚酞指示液，用氢氧化钠（0.1mol/L）滴定溶液滴定至微红色，即得。

（3）酚酞指示剂（10g/L 乙醇溶液）。

四、实验步骤

取本品约 0.4g，精密称定，置于 250mL 量瓶中，加中性乙醇（对酚酞指示液显中性）20mL 溶解后，加酚酞指示液 3 滴，用氢氧化钠滴定液（0.1mol/L）滴定至溶液显微红色即为终点。根据氢氧化钠滴定液所消耗的体积，按下式计算阿司匹林含量。每 1mL 氢氧化钠滴定液（0.1mol/L）相当于 18.02mg $C_9H_8O_4$。

$$供试品百分含量 = \frac{VTF}{1000W} \times 100\%$$

式中　　V——供试品消耗的氢氧化钠滴定液的体积，mL；

　　　　T——滴定度，mg/mL，本实验中 $T = 18.02$mg/mL；

　　　　F——氢氧化钠滴定液的浓度校正因子；

　　　　W——供试品称取量，g。

五、说明

中和滴定时应不时振摇，滴定速度要快，避免阿司匹林在碱中水解。

六、思考题

1. 本实验中为什么要用中性乙醇而不用水溶解样品？
2. 实验中为什么采用酚酞作指示剂？
3. 何为滴定度？何为浓度校正因子？

实训五　布洛芬的紫外吸收光谱法及红外吸收光谱法鉴别

一、目的要求

1. 掌握利用紫外吸收光谱鉴别布洛芬的原理和方法。
2. 掌握利用红外吸收光谱鉴别布洛芬的原理和方法。
3. 掌握红外吸收光谱分析中固体样品的溴化钾压片方法。

二、仪器与试液配制

1. 仪器

紫外-可见分光光度计，100mL 容量瓶，红外吸收光谱仪，压片机等。

2. 试液配制

氢氧化钠溶液（0.4%）：取分析纯氢氧化钠 0.4g，加水溶解使成 100mL，摇匀后即得。

三、实验方法

1. 紫外吸收光谱法鉴别

（1）绘制紫外吸收光谱　称取 25mg 布洛芬溶于 100mL 0.4% 氢氧化钠溶液中，其浓度为 0.25mg/mL，振摇，使溶解，放置 20min 后，在紫外-可见分光光度计上，以 0.4% 氢氧化钠溶液为参比溶液，用 1cm 吸收池，从 220nm 开始，每次增加 5nm，依次测定其吸光度，测定至 300nm。

利用上述在不同波长处测得的吸光度数据，在方格坐标纸上以吸光度 A 为纵坐标，以波长 λ 为横坐标，绘制出布洛芬的 A-λ 曲线，即得到布洛芬的吸收光谱。

（2）检查最大吸收和最小吸收　根据所绘制的吸收光谱，检查在 265nm 处是否有最大吸收，在 273nm 处是否有次最大吸收，在 245nm 处是否有最小吸收，在 271nm 处是否有次最小吸收，在 259nm 处是否有一肩峰出现。

（3）与布洛芬标准紫外吸收光谱图比较　将所绘制的布洛芬紫外吸收光谱与布洛芬对照品的紫外吸收光谱相对照，最后进行定性。

2. 红外吸收光谱法鉴别

（1）溴化钾压片　称取 1mg 布洛芬供试品，置于玛瑙研钵中，加入干燥的光谱纯溴化钾或氯化钾约 200mg，充分研磨均匀，使其粒度在 2.5μm（通过 250 目筛孔）以下。取少量上述混合样品装入压片机的模具内，尽量使样品在模具内铺布均匀，将模具装在压片机上，边抽气边加压，加压至 0.8～1GPa，保持 2～5min，压成 1mm 厚薄片。注意压片应均匀，表面光洁，无裂缝。用同法压制空白溴化钾或氯化钾片，置于参比光路中进行空白扣除。

（2）测定红外吸收光谱　将布洛芬压片置于红外吸收光谱仪的测量光路中，从 400cm^{-1} 至 4000cm^{-1} 波数范围内对样品进行红外扫描，测定并录制其红外吸收光谱图。

（3）与标准红外吸收光谱图比较　将所测得的布洛芬红外吸收光谱图与布洛芬标准红外吸收光谱图（光谱集 943 图）逐一进行对照比较，最后定性。

四、思考题

1. 本实验中为什么要用 0.4% 氢氧化钠溶液溶解布洛芬供试品？

2. 计算本实验中布洛芬在 264nm 处 $E_{1cm}^{1\%}$ 和 273nm 处的 $E_{1cm}^{1\%}$ 各为多少？

3. 比较布洛芬的紫外吸收光谱与红外吸收光谱有何区别？

4. 溴化钾压片时应注意哪些问题？

实训六　对乙酰氨基酚片溶出度的测定

一、目的要求

1. 掌握用转篮法测定片剂溶出度的操作方法。

2. 掌握结果计算及溶出度判别标准。

二、仪器与试液配制

1. 仪器

溶出仪，取样器等。

2. 试液配制

（1）1% 稀盐酸　量取浓盐酸 1mL，加水稀释，使成 100mL，摇匀后即得。

（2）氢氧化钠溶液（0.040%）　取氢氧化钠 0.4g，加水溶解使成 1000mL，摇匀后即得。

三、实验步骤

1. 测定溶出度

（1）配制溶液　每片供试品均以稀盐酸 24mL 加水至 1000mL 为溶剂（按此比例共配制 7000mL 溶剂并经脱气处理）预热至 37℃。

（2）溶出仪的调试　将 6 个操作容器安装在溶出仪水浴中，在水浴中加水至离上沿约 5cm，开启控温开关，调节水温至（37±0.5）℃。在 6 个操作容器内，沿器壁分别缓缓注入溶剂 1000mL，经水浴加热后，调节温度使溶剂达到（37±0.5）℃。将转篮轴装入轴孔内，拧紧，将转篮卡入转篮盖的 3 个弹簧片内，将转篮降入操作容器中，使转篮底部与容器底部的

距离为 (25±2)mm。用立柱上的卡环固定此距离，用调速开关调节转篮转速为每分钟 100 转。

（3）放入供试品转溶、取样及滤过　将转篮提出容器，拔下转篮，在每个篮内各加入 1 片标示量为 0.3g 的对乙酰氨基酚片，重新将转篮装到转篮盖上，缓缓放下，使转篮降入操作容器中。注意观察转篮底部与溶剂接触时有无气泡存在，如有气泡，可提出溶剂液面，再重新放入，以转篮底部和盖下面无气泡为准。在容器上盖好有机玻璃盖，按下调速开关，立即开始计时。经 30min 时，在转篮上端到溶剂液面中间，离操作容器壁 10mm 处的取样点取样。用装有针头的注射器吸取溶液 5mL，拔下针头，接上装有滤膜的滤器，使溶液经 0.8μm 滤膜滤过，滤入干燥洁净的容器中，自取样至滤过应在 30s 内完成。

（4）测定吸光度并计算溶出浓度 c　精密量取滤液 1mL，放入 50mL 容量瓶中，加 0.040%氢氧化钠溶液稀释至刻度，摇匀，照紫外-可见分光光度法，在 257nm 波长处测定其吸光度。按照 $C_8H_9NO_2$ 在 257nm 处的百分吸收系数（$E_{1cm}^{1\%}$）为 715 计算对乙酰氨基酚片的溶出浓度 c(g/mL)：

$$c = A \times 0.01/715$$

（5）计算溶出质量（m）(g)　$m = c \times 50 \times 1000$

（6）计算出每片对乙酰氨基酚的溶出度和平均溶出度

$$溶出度 = (m/标示量) \times 100\%$$
$$平均溶出度 = 6 片药百分溶出度之和/6$$

2. 结果判断

除另有规定外，溶出限度（Q）为标示含量的 80%。

实验中如果 6 片中仅有 1～2 片低于规定限度，但不低于 $Q-10\%$，且其平均溶出度不低于规定限度，仍可判为符合规定。

如果 6 片中仅有 1 片低于 $Q-10\%$，但不低于 $Q-20\%$，并且平均溶出度不低于 Q 时，则应另取 6 片药按上述方法进行复试。在初试和复试的 12 片中若有 1～3 片低于 Q，其中若仅有 1 片低于 $Q-10\%$，但不低于 $Q-20\%$ 且其平均溶出度不低于规定限度时，亦可判为符合规定。

四、说明

1. 溶剂的脱气方法有煮沸脱气、真空脱气或超声脱气。

2. 滤过时可以将滤膜预先装在圆形滤器中，将滤器旋紧，一端接注射器，另一端接取样针头或通向滤液接收器。取样时，将针头插至取样点抽取溶液的同时，使溶液经滤膜滤过。取样器结构示意图如图 2 所示。

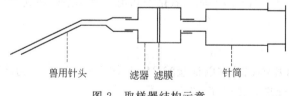

兽用针头　　　滤器 滤膜　　　针筒

图 2　取样器结构示意

五、思考题

1. 哪些药品应测定溶出度？测定溶出度时必须严格控制哪些实验条件？

2. 测定用的溶剂为何要脱气？转篮底部、顶部和丝网上为什么不得附着有气泡？取出的样品液为何要经滤过才可测定吸光度？取样点不同，对测定有何影响？

3. 本实验中溶出质量的计算公式中为何要乘以 50 和 1000？

实训七　溴量法测定盐酸去氧肾上腺素注射液含量

一、目的要求

1. 掌握溴量法测定盐酸去氧肾上腺素注射液含量的原理及方法。

2. 掌握盐酸去氧肾上腺素注射液含量计算方法。

二、含量测定原理

盐酸去氧肾上腺素分子中具有苯酚结构，在酸性溶液中酚羟基的邻、对位活泼氢能与过量的溴定量地发生溴代反应，再以碘量法测定剩余的溴，根据消耗的硫代硫酸钠滴定溶液的量，即可计算供试品的含量。

$$Br_2(剩余)+2KI \longrightarrow I_2+2KBr$$

$$I_2+2Na_2S_2O_3 \longrightarrow 2NaI+Na_2S_4O_6$$

反应摩尔比 1∶6。

三、仪器与试液配制

1. 仪器

250mL 碘量瓶；滴定管等。

2. 试液配制

(1) 0.05mol/L 溴滴定溶液 $c(Br_2)$　称取 3g 溴酸钾及 25g 溴化钾，溶于 1000mL 水中，摇匀。用硫代硫酸钠滴定溶液标定。

(2) 0.1mol/L 硫代硫酸钠滴定溶液　在台秤上称取 26g $Na_2S_2O_3 \cdot 5H_2O$，溶于 1000mL 纯化水中；加热煮沸 10min；冷却后，保存于棕色瓶中，贴上标签，放置 15 天后用基准物质 $K_2Cr_2O_7$ 和固体碘化钾标定。

(3) 淀粉指示液　取可溶性淀粉 0.5g，加水 5mL 搅匀后，缓缓倾入 100mL 沸水中，随加随搅拌，继续煮沸 2min，放冷，倾取上层清液，即得（本液应临用新制）。

四、实验步骤

精密量取本品 5mL，置碘量瓶中，加稀盐酸 1mL，小心煮沸至近干，放冷，加水 20mL，精密加溴滴定溶液（0.05mol/L）25mL，再加盐酸 2mL，立即密塞，摇匀，放置 15min 并时时振摇，注意微开瓶塞，加碘化钾试液 7mL，立即密塞，振摇后，用硫代硫酸钠滴定溶液（0.1mol/L）滴定，至近终点时，加淀粉指示液，继续滴定至蓝色消失，并将滴定的结果用空白试验校正。每 1mL 溴滴定溶液（0.05mol/L）相当于 3.395mg $C_9H_{13}NO_2 \cdot HCl$。结果按下式计算：

$$\rho(C_9H_{13}NO_2 \cdot HCl)=(V_0-V)TF/5$$

式中　ρ——盐酸去氧肾上腺素的质量浓度，mg/mL；

T——滴定度，mg/mL；

V_0——空白试验消耗的硫代硫酸钠滴定溶液的体积，mL；

V——供试品测定时消耗的硫代硫酸钠滴定溶液体积，mL；

F——硫代硫酸钠的浓度校正因子，$F=c(Na_2S_2O_3)/0.1$。

五、说明

1. 由于溴溶液易挥发，浓度不稳定，难以操作，因此，配制溴酸钾和溴化钾的混合溶液（亦称溴液）代替溴溶液进行分析测定。滴定时先将上述混合液加到含被测物的酸性溶液中，$KBrO_3$ 与 KBr 在酸性溶液中立即反应生成 Br_2，反应式为：

$$BrO_3^- + 5Br^- + 6H^+ \longrightarrow 3Br_2 + 3H_2O$$

2. 如果配制 $c(\frac{1}{2}Br_2)$ 的溴溶液其浓度应是 0.1mol/L。

3. 按剩余滴定的计算方法，即可计算出盐酸去氧肾上腺素的含量。

六、思考题

1. 淀粉指示液为什么要在滴定至溶液呈黄色时加入？

2. 为什么振摇时要微开瓶塞？

实训八　永停终点法测定盐酸普鲁卡因含量

一、目的要求

1. 掌握永停终点法测定盐酸普鲁卡因含量的原理及操作方法。

2. 掌握盐酸普鲁卡因含量的计算方法。

二、仪器与试液配制

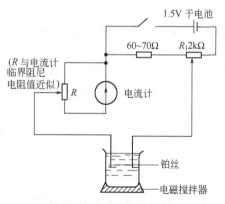

图 3　永停滴定实验装置

1. 仪器

永停滴定实验装置如图 3 所示。

包括滴定管一支，1.5V 干电池，滑线电阻，灵敏检流计，260 型铂电极两支，电磁搅拌器，各种容器等，按照图示，自行组装仪器。

2. 试液配制

（1）溴化钾　分析纯。

（2）亚硝酸钠滴定溶液（0.05mol/L）的配制与标定　取亚硝酸钠约 3.6g，加无水碳酸钠 0.05g，加水适量使溶解成 1000mL，作为滴定溶液，摇匀后待标定。

取在 120℃干燥至恒重的基准对氨基苯磺酸约 0.25g，精密称定，加水 30mL 及浓氨水 3mL，溶解后加盐酸（1→2）20mL，搅拌，在 30℃以下用亚硝酸钠滴定溶液迅速滴定，采用永停终点法确定终点，至电流计指针持续 1min 不回复。1mmol 亚硝酸钠相当于 173.2mg 对氨基苯磺酸，计算出亚硝酸钠滴定溶液的浓度。

（3）盐酸普鲁卡因供试品

三、含量测定原理

分子结构中具有芳伯氨基的药物如盐酸普鲁卡因、苯佐卡因以及水解后具有芳伯氨基的药物如对乙酰氨基酚，在酸性溶液中可与亚硝酸钠反应，生成重氮盐，因而可用亚硝酸钠滴定法测定含量。

$$Ar—NHCOR+H_2O \xrightarrow[\triangle]{H^+} Ar—NH_2+RCOOH$$

$$Ar—NH_2+NaNO_2+2HCl \longrightarrow Ar—N_2^+Cl^-+NaCl+2H_2O$$

在滴定终点到达之前，电极上无电解反应发生，所以溶液中仅有很少或无电流通过，电流计指针不动或偏转后又立即回复至原点附近。理论终点后稍过量的亚硝酸钠滴定溶液滴入溶液时，由于在电极上有电解反应发生，所以溶液中有电流通过，电流计指针突然偏转，并且在 1min 内不回复至原点，此即为滴定终点。电极反应为

阴极反应　　$HNO_2+H^++e \longrightarrow NO+H_2O$

阳极反应　　$NO+H_2O \longrightarrow HNO_2+H^++e$

四、实验步骤

取本品 0.6g，精密称定置于 200mL 烧杯中，加水使成 120mL，加入盐酸（1→2）15mL，溴化钾 2g，放入搅拌子。将烧杯放在电磁搅拌器上，将滴定管的尖端插入液面下，在滴定池中，插入一对 260 型铂电极，将其与永停滴定仪连接，调节滑线电阻，使加于电极上的电压约为 50mV，检流计的灵敏度为 10^{-9}A/格。

开动电磁搅拌器，在 15～20℃用亚硝酸钠滴定溶液（0.1mol/L）滴定，观察记录电流计指针读数，当电流计指针突然偏转 1min 不再回复时，即为终点。记录所用亚硝酸钠滴定溶液的体积 V。每 1mL 亚硝酸钠滴定溶液（0.1mol/L）相当于 27.28mg $C_{13}H_{20}N_2O_2 \cdot HCl$，计算本品含量，重复测定 3 次，求出平均值。计算公式如下。

$$百分含量 = F \times V(NaNO_2) \times 0.02728 \times 100\%/m$$

式中，m 为称取供试品的量，g。

五、说明

1. 采用永停终点法确定终点时，在滴定刚开始及距终点较远时，电流计的指针不偏转或有偏转但立即又回原点或原点附近。当滴定接近终点时，每加 1 滴亚硝酸钠滴定溶液都有较大的偏转，并且回到原点的速度减慢，但在 1min 内指针不能回到原点或原点附近。因此在终点附近应慢慢滴加滴定剂。

2. 为防止亚硝酸逸失，滴定管尖端必须插入液面下 2/3 处。

3. 铂电极易钝化，每次用前应用新鲜配制的含少量氧化铁的硝酸煮沸浸洗。

六、思考题

1. 简述永停终点法的原理。

2. 实验中每 1mL 亚硝酸钠滴定溶液（0.10mol/L）相当于 27.28mg 的 $C_{13}H_{20}N_2O_2 \cdot HCl$ 是怎样得出的？

实训九　磺胺嘧啶红外吸收光谱的识别

一、目的要求

1. 掌握用图谱直接对照法识别磺胺嘧啶的红外吸收光谱图。

2. 进一步熟悉红外吸收光谱仪的操作及样品制备方法。

二、实验原理

药品分子吸收红外光后，振动及转动能级发生跃迁，产生红外吸收光谱。不同化合物具有不同的基团，不同基团产生不同的红外吸收光谱。而在不同化合物中的同种基团，振动频率一般比较接近，在红外光谱图中同种基团吸收峰的位置大致相同。因此可以利用基团特征吸收峰的位置、强度等对化合物进行鉴别，同种化合物的红外吸收光谱图基本相同。本实验中利用图谱直接对照法鉴别磺胺嘧啶。

三、仪器与试剂

1. 仪器

红外吸收光谱仪；压片机；玛瑙研钵等。

2. 试剂

溴化钾（光谱纯）；磺胺嘧啶供试品等。

四、实验步骤

1. 溴化钾压片法制备样品

取磺胺嘧啶供试品约 1mg，置于玛瑙研钵中，加入 200 目光谱纯干燥的溴化钾 200mg，充分研磨混匀后，取少量混合样移置于直径约为 13mm 的不锈钢压模中，用冲头将样品铺布均匀，把模具放入压片机中，加压到 $(0.8 \sim 1) \times 10^6$ kPa，保持压力 2~5min，除去真空，缓缓减压至常压，取下模具，得到厚度约为 1mm 的透明溴化钾片，用目视法检查应均匀无明显颗粒。用同样方法制备一个空白溴化钾片剂作为参比。

2. 磺胺嘧啶红外吸收光谱图的绘制

将样品置于测定光路中，在参比光路中放置空白溴化钾片剂进行空白扣除，从波数 $400 \sim 4000 \text{cm}^{-1}$ 进行红外扫描并绘制打印出红外吸收光谱图。

3. 磺胺嘧啶红外吸收光谱图的识别

按照红外吸收光谱识别法，将所得磺胺嘧啶供试品的图谱与磺胺嘧啶的标准谱图逐一进行比较对照和分析，若两谱图一致，则为同种药品，而达到鉴别之目的。磺胺嘧啶的标准谱图如图 4 所示。

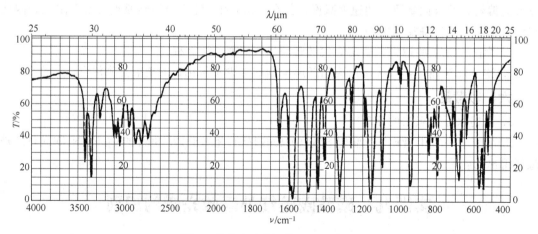

图 4　磺胺嘧啶的红外吸收光谱图

五、说明

1. 对溴化钾的质量要求是：用溴化钾制成的空白片，以空气为参比，绘制光谱图，基线应大于75%透光率，除在3440cm^{-1}及1630cm^{-1}附近因残留或附着水而呈现一定的吸收峰外，其他区域不应出现大于基线3%透光率的吸收谱带。

2. 样品的纯度应大于98%，且不应含有水分，否则杂质和水的吸收峰将干扰红外吸收图谱。

3. 由于溴化钾片有吸湿性，所以室内的湿度要小，可以在室内放置干燥剂或安置吸水机。

4. 压片模具用过以后，要用干燥洁净的绸布将各部分擦拭干净，置于干燥器中保存。

5. 由于各种型号的仪器性能不同，样品晶型变化，样品制备时研磨程度差异或吸水程度不同等原因，均会影响红外吸收光谱的形状，核对图谱时应要求与标准图谱基本一致，不宜要求完全相同，必要时可用对照品同样绘制图谱，在消除了测定条件的差异之后，再进行对比。

实训十　HPLC法测定诺氟沙星含量

一、目的要求

1. 掌握高效液相色谱法测定诺氟沙星含量的原理及方法。
2. 掌握诺氟沙星含量计算方法。

二、含量测定原理

诺氟沙星为氟喹诺酮类药物，分子结构中含有羧基及叔氨基，故显酸碱两性，《中国药典》用高效液相色谱法测定其含量。

三、仪器

高效液相色谱仪等。

四、实验步骤

1. 色谱条件与系统适用性试验

用十八烷基硅烷键合硅胶为填充剂；以0.025mol/L磷酸溶液（用三乙胺调节pH至3.0±0.1)-乙腈（87：13）为流动相；流速为每分钟0.8mL；检测波长为278nm。称取诺氟沙星对照品、环丙沙星对照品和依诺沙星对照品各适量，加0.1mol/L盐酸溶液适量使溶解，用流动相稀释制成每1mL中含诺氟沙星25μg、环丙沙星和依诺沙星各5μg的混合溶液，取20μL注入液相色谱仪，记录色谱图，诺氟沙星峰的保留时间约为9min。诺氟沙星峰与环丙沙星峰和诺氟沙星峰与依诺沙星峰间的分离度均应大于2.0。

2. 测定方法

取本品约25mg，精密称定，置100mL量瓶中，加0.1mol/L盐酸溶液2mL使溶解后，加水稀释至刻度，摇匀，精密量取5mL，置50mL量瓶中，加流动相稀释至刻度，摇匀，精密量取20μL注入液相色谱仪，记录色谱图；另取诺氟沙星对照品，同法测定。按外标法以峰面积计算供试品中$C_{16}H_{18}FN_3O_3$的含量。结果按下式计算：

$$诺氟沙星含量 = (A_X c_R / A_R) \times 50 \times (100/5) \times 100\% / m$$

式中　　A_X——供试品溶液的峰面积；

　　　　A_R——对照品溶液的峰面积；

　　　　c_R——对照品溶液的浓度，mg/mL；

m —— 供试品称取量，mg；

（100/5）—— 供试品溶液稀释倍数。

五、说明

乙腈毒性较大，学生操作时应注意实验安全。

六、思考题

采用高效液相色谱法测定时为什么要进行色谱条件和系统适用性试验？

实训十一　盐酸氯丙嗪片剂及注射液的含量测定

一、目的要求

1. 掌握利用紫外-可见分光光度法测定盐酸氯丙嗪片剂及注射液含量的原理及方法。
2. 掌握盐酸氯丙嗪的紫外吸收光谱绘制方法。
3. 掌握盐酸氯丙嗪片剂及注射液含量计算方法。

二、仪器与药品

1. 仪器

紫外-可见分光光度计等。

2. 药品

盐酸氯丙嗪片剂及注射液，1%盐酸等。

三、含量测定原理

盐酸氯丙嗪分子中具有三环共轭的 π 系统，在紫外光区有较强的吸收。一般具有三个峰值，即分别在 205nm、250nm 和 306nm 附近。最强峰多在 254nm 附近。故可利用紫外-可见分光光度法测定盐酸氯丙嗪的含量。《中国药典》采用本法测定盐酸氯丙嗪片剂及注射液的含量。

四、实验步骤

1. 盐酸氯丙嗪片剂含量测定（避光操作）

（1）样品供试液的制备　取盐酸氯丙嗪片剂 10 片，除去糖衣后，精密称定，研细，精密称取适量（约相当于盐酸氯丙嗪 10mg），置于 100mL 容量瓶中，加盐酸溶液（9→1000）70mL，振摇使盐酸氯丙嗪溶解，用同一盐酸溶液稀释至刻度，摇匀，用干燥滤纸滤过，弃去初滤液，精密量取续滤液 5mL 置于另一 100mL 容量瓶中，加同一盐酸溶液稀释至刻度，摇匀后备用。

（2）绘制吸收曲线并在最大吸收波长处测定吸光度　在紫外-可见分光光度计上，采用 1cm 吸收池，以盐酸溶液（9→1000）为参比溶液，从 220nm 到 300nm 每次增加 5nm，依次测定上述盐酸氯丙嗪供试液在不同波长处的吸光度，记录相应的数据。

在方格坐标纸上以吸光度 A 为纵坐标，以波长 λ 为横坐标，绘制 A-λ 吸收曲线，确定其最大吸收波长（254nm），并在最大吸收波长处测定吸光度。

（3）结果计算　按 $C_{17}H_{19}ClN_2S \cdot HCl$ 的百分吸收系数（$E_{1cm}^{1\%}$）为 915，利用下式计算供试品溶液的浓度 c(g/mL) 及供试品中盐酸氯丙嗪的百分含量 w。

$$c = A \times 0.01/915$$

$$w(\text{盐酸氯丙嗪}) = c \times 100 \times 20 \times 100\% / m$$

式中　*m*——盐酸氯丙嗪称取量，g。

2. 盐酸氯丙嗪注射液含量的测定（避光操作）

精密量取盐酸氯丙嗪注射液适量（约相当于盐酸氯丙嗪 50mg）*V*（mL），置于 200mL 容量瓶中，加盐酸溶液（9→1000）稀释到刻度，摇匀，精密吸取 2mL 置于 100mL 容量瓶中，加同一盐酸溶液稀释至刻度，摇匀。

在紫外-可见分光光度计上，采用 1cm 吸收池，以盐酸溶液（9→1000）为参比溶液，在 254nm 波长处测定其吸光度，按 $C_{17}H_{19}ClN_2S \cdot HCl$ 的百分吸收系数（$E_{1cm}^{1\%}$）为 915，计算其含量，结果以 mg/mL 表示。

$$c(g/mL) = A \times 0.01/915$$

$$盐酸氯丙嗪注射液含量(mg/mL) = c \times 100 \times 100/V$$

五、思考题

1. 计算公式中 915 代表什么意义？如何导出？
2. 盐酸氯丙嗪为什么能够用紫外-可见分光光度法测定？

实训十二　银量法测定苯巴比妥含量

一、目的要求

1. 掌握银量法测定苯巴比妥原料药含量的原理及方法。
2. 掌握苯巴比妥原料药含量计算方法。
3. 掌握电位滴定法确定终点的原理及方法。

二、含量测定原理

苯巴比妥在碳酸钠碱性溶液中能与硝酸银定量反应，可用银量法测定其含量，采用电位滴定法确定滴定终点。

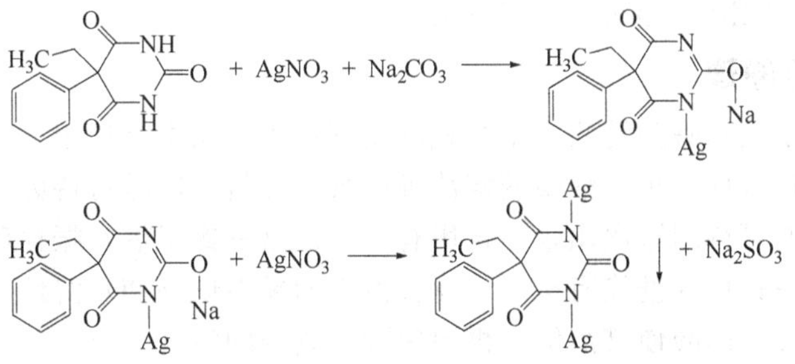

三、仪器与试液配制

1. 仪器

电位滴定仪、酸度计或电位差计；饱和甘汞电极；银电极；电磁搅拌器；滴定管；25mL 高型烧杯等。

2. 试液配制

（1）0.1mol/L 硝酸银滴定溶液　称取 17.0g 硝酸银，加入适量水使之溶解，并稀释至 1000mL，混匀，后贮于棕色瓶内备用（如有浑浊需过滤）。用基准氯化钠标定。

（2）3%无水碳酸钠溶液。

四、实验步骤

精密称取苯巴比妥原料药0.2g，加甲醇40mL使苯巴比妥溶解后，再加新制的3%无水碳酸钠溶液15mL，照电位滴定法，用硝酸银滴定溶液（0.1mol/L）滴定。每1mL的硝酸银滴定溶液相当于23.22mg $C_{12}H_{12}N_2O_3$。结果按下式计算：

$$含量 = VFT \times 10^{-3} \times 100\% / m$$

式中　T——滴定度，mg/mL；

　　　m——待测药物的称样量，g；

　　　V——供试品测定时消耗的硝酸银滴定溶液体积，mL；

　　　F——滴定溶液的浓度校正因子，$F = c(AgNO_3)/0.1$。

五、说明

1. 电位滴定开始时可每次加入较多的量，搅拌，记录电位；至将近终点前，则应每次加入少量，搅拌，记录电位；至突跃点已过，仍应继续滴加几次滴定液，并记录电位。

2. 滴定终点的确定可采用 E-V 曲线法、$(\Delta E/\Delta V)$-V 曲线法和二阶微商法。

3. 电位滴定中使用的银电极在临用前可用稀硝酸迅速浸洗活化。

六、思考题

1. 银盐反应试验时，在样品溶解过程中碳酸钠试液可否多加？为什么？

2. 含量测定中使用的无水碳酸钠溶液久置后因产生碳酸氢钠，而使含量明显下降，这是为什么？

实训十三　提取酸碱滴定法测定磷酸可待因糖浆含量

一、目的要求

1. 掌握提取酸碱滴定法测定磷酸可待因糖浆含量的原理和方法。

2. 掌握磷酸可待因糖浆含量的计算方法。

二、含量测定原理

磷酸可待因属于生物碱类药物，生物碱的制剂由于样品中其他组分对测定有干扰，一般需碱化、有机溶剂提取后，再用酸碱滴定法进行含量分析。磷酸可待因溶于水或稀酸中，加入适当的碱性试剂使可待因游离出来，再用有机溶剂（三氯甲烷）振摇后提取，使游离的可待因溶于有机溶剂中；用水洗涤有机层，除去混存的碱性试剂和水溶性杂质，将有机溶剂蒸干，向残渣中加入过量的酸使其溶解，再用碱滴定剩余的酸。

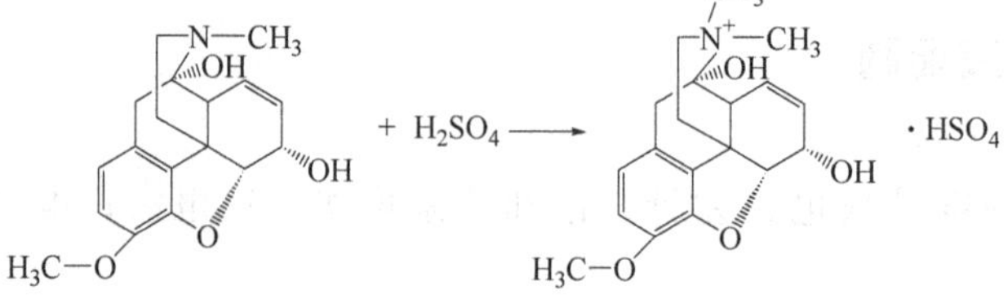

$$H_2SO_4 + 2NaOH \longrightarrow Na_2SO_4 + 2H_2O$$

三、仪器与试液配制

1. 仪器

100mL量瓶、分液漏斗、表面皿、滴定管等。

2. 试液配制

（1）0.01mol/L 硫酸滴定溶液　量取 6mL 硫酸，缓缓注入适量水中，冷却至室温。加水稀释至 100mL，冷却，摇匀。用无水碳酸钠标定。

（2）0.02mol/L 氢氧化钠滴定溶液　称取 4.4～5.0g 分析纯氢氧化钠于小烧杯中，以少量水洗去表面可能含有的 Na_2CO_3。然后用一定量纯化水溶解，稀释至 100mL。用邻苯二甲酸氢钾（$KHC_8H_4O_4$）标定。

（3）甲基红指示液（1g/L）　称取 0.1g 甲基红，溶于乙醇（95%），用乙醇（95%）稀释至 100mL。

四、实验步骤

用内容量移液管精密量取磷酸可待因糖浆供试品 10mL，以水洗出移液管内附着液，置分液漏斗中，加氨试液使成碱性，用三氯甲烷振摇提取至少 4 次，第一次 25mL，以后每次各 15mL，至可待因提尽为止，每次得到的三氯甲烷液均用同一份水 10mL 洗涤，洗液用三氯甲烷 5mL 振摇提取，合并三氯甲烷液，置水浴上蒸干，精密加硫酸滴定溶液（0.01mol/L）25mL，加热使溶解，放冷，加甲基红指示液 2 滴，用氢氧化钠滴定溶液（0.02mol/L）滴定。每 1mL 硫酸滴定溶液（0.01mol/L）相当于 8.488mg $C_{18}H_{21}NO_3 \cdot H_3PO_4 \cdot \frac{3}{2}H_2O$。

结果按下式计算：

$$含量 = VFT \times 10^{-3} \times 100\%/m$$

式中　T——滴定度，mg/mL；

　　　m——待测药物的称样量，g；

　　　V——供试品测定时实际消耗的硫酸滴定溶液体积，mL；

　　　F——硫酸滴定溶液的浓度校正因子，$F = c(H_2SO_4)/0.01$。

五、说明

1. 用三氯甲烷提取时，酸滴定溶液不适宜用盐酸，而应用硫酸。如用盐酸作滴定溶液，则可用其他溶剂作提取液。

2. 在使用三氯甲烷作为提取溶剂时常易产生难分离的乳化现象，为避免乳化现象，采用碱性弱的碱化试剂；在保证完全提取的前提下，尽量避免剧烈振摇。

六、思考题

1. 提取酸碱滴定法测定生物碱类药物含量时，最常用的有机溶剂为哪一种？

2. 磷酸可待因糖浆含量测定中如何选择指示剂的变色范围？为什么本实验选择甲基红作指示剂？

实训十四　硫酸阿托品片含量均匀度的检查

一、目的要求

1. 掌握用酸性染料比色法测定硫酸阿托品片剂含量均匀度的原理及操作方法。

2. 掌握含量均匀度结果计算方法及判断标准。

二、实验原理

在 pH=4.6 的缓冲溶液中，硫酸阿托品的阳离子（BH^+）与溴甲酚绿的阴离子（In^-）

定量结合成黄色离子对（BHIn）。用三氯甲烷提取后，在 420nm 波长处测定其吸光度，并与对照品按同法测定比较，求得其含量。并按含量均匀度判断方法判断其片剂含量均匀度是否符合规定。显色反应为

$$BH^+ + In^- \longrightarrow BH^+In^-$$

BH^+In^- 在三氯甲烷中呈黄色，最大吸收波长为 420nm。

三、仪器与试液配制

1. 仪器

紫外-可见分光光度计；60mL 分液漏斗；100mL 容量瓶等。

2. 试液配制

溴甲酚绿试液：取溴甲酚绿 50mg，加入邻苯二甲酸氢钾 1.02g，加入氢氧化钠溶液（0.2mol/L）6.0mL，使溶解，再加水稀释至 100mL，摇匀，必要时滤过。

四、实验步骤

1. 对照品溶液的制备

精密称取 120℃ 干燥到恒重的硫酸阿托品对照品 25mg，置于 25mL 容量瓶中，加水溶解并稀释至刻度，摇匀，精密量取此溶液 5mL，置于 100mL 容量瓶中，加水稀释至刻度，摇匀，即得。其浓度为每 1mL 中含 50μg 无水硫酸阿托品。

2. 供试品溶液的制备

取标示量为 0.3mg 的本品 1 片，置具塞试管中，精密加水 6.0mL，密塞，充分振摇 30min，使硫酸阿托品溶解，在离心机上离心（3000r/min）20min，取上层清液作为供试品溶液（共制备供试品溶液 10 份）。

3. 测定与计算

精密量取对照品溶液与供试品溶液各 2mL，分别置于预先精密加入三氯甲烷 10mL 的 60mL 分液漏斗中。分别精密加入溴甲酚绿溶液 2.0mL，振摇提取 2min 后，静置使之分层，分取澄清的三氯甲烷液，置于 1cm 吸收池中，以水 2mL 代替对照品和供试品，按同法操作所得的三氯甲烷液作为空白，照紫外-可见分光光度法，在 420nm 波长处测定吸光度，按下式计算供试品中含有 $(C_{17}H_{23}NO_3)_2 \cdot H_2SO_4 \cdot H_2O$ 的含量（mg），并计算标示百分含量，同法测定另外 9 片的含量。

用上述 10 片测定结果，参照本书第三章第四节例 3-5 列表计算以下各量。

① 计算每片药的含量（m_i）

$$m_i = \frac{A}{A_0} \times 0.050 \times 1.027 \times 6 \ (\text{mg})$$

式中 A——供试品溶液的吸光度；

A_0——对照品溶液的吸光度；

1.027——将无水硫酸阿托品质量换算为一水合硫酸阿托品的换算因数。

② 计算每片药的标示百分含量（x_i） $x_i(\%) = m_i \times 100 / m_{标示}$

③ 计算平均标示百分含量 $\overline{X} = \sum x_i / 10$

④ 计算偏离量（A） $A = |100 - \overline{X}|$

⑤ 计算标准差（S） $S = \{\sum (x_i - \overline{X})^2 / (10-1)\}^{1/2}$

⑥ 计算 $A + 2.2S$ 值和 $A + S$ 值

4. 结果判别

根据上述计算结果对含量均匀度进行判断。

（1）若 $A+2.2S\leqslant15.0$，则供试品的含量均匀度符合规定；

（2）若 $A+S>15.0$，则供试品含量均匀度不符合规定；

（3）如果 $A+2.2S>15.0$，同时 $A+S\leqslant15.0$，则不能做出判定，应另取 20 片药进行复试，根据复试结果，计算出 30 片的 A 值和 S 值，并按下列规定进行判断。

① 当 $A\leqslant0.25\times15.0$ 时，若 $A^2+S^2\leqslant0.25\times15.0^2$，供试品含量均匀度符合规定；若 $A^2+S^2>0.25\times15.0^2$ 则不符合规定。

② 当 $A>0.25\times15.0$ 时，若 $A+1.7S\leqslant15.0$，供试品含量均匀度符合规定；若 $A+1.7S>15.0$，则不符合规定。

五、说明

1. 对照品、供试品与空白应平行操作，振摇与放置时间应一致。所用溴甲酚绿溶液的 pH 为 4.6。

2. 分取三氯甲烷层时最初流出的三氯甲烷提取液应弃去约 1mL，用继续流出的三氯甲烷层提取液进行测定，三氯甲烷提取液必须澄清透明，不得混有水珠，所用分液漏斗必须干燥无水。三氯甲烷提取液不宜用滤纸滤过或用无水硫酸钠脱水，以免影响测定结果。

3. 每组平行测定 10 片样品，所用仪器较多，实验时间较长，可用几组的实验数据进行判断。

六、思考题

1. 用酸性染料比色法测定生物碱类药物的含量时，影响测定准确度的主要因素有哪些？

2. 硫酸阿托品片含量计算公式中各个符号和数字的含义是什么？

实训十五　维生素 A 软胶囊含量测定

一、目的要求

1. 掌握紫外-可见分光光度法测定维生素 A 含量的基本原理与方法。

2. 学习软胶囊制剂分析的基本操作。

二、含量测定原理

维生素 A 醋酸酯的环己烷溶液在 328nm 波长处有最大吸收，其 $E_{1cm}^{1\%}$ 为 1530，而其所含杂质的不相关吸收在 316～340nm 之间为一条直线，因此采用三点校正法测定其含量可消除杂质的干扰。

三、实验步骤

1. 软胶囊内容物平均重量的测定

取标示量为 25000 单位的维生素 A 软胶囊 20 粒，精密称定。逐个用清洁干燥的注射器将内容物抽出置于一干燥清洁的称量瓶中，备用，再将其丸壳置于培养皿中，用镊子夹住，用刀片切开丸壳，用乙醚逐个洗涤丸壳 3 次，直至将丸壳内的油洗净。将丸壳置于通风处，使乙醚挥尽，精密称量丸壳的质量，由 20 粒软胶囊的总重量与丸壳重量之差求出软胶囊内容物的平均重量。

2. 供试品溶液的制备和测定

用清洁干燥的滴管吸取上述内容物约 1g，置于 50mL 烧杯中，用减量法精密称取维生素 A 软胶囊内容物约 0.3g 置于 100mL 容量瓶中，用环己烷稀释至刻度，摇匀，精密量取

2mL 于另一个 100mL 容量瓶中，加入环己烷稀释至刻度（稀释 50 倍），制成每 1mL 中含 9～15 单位的供试品溶液，计算出其质量浓度 c(g/100mL)，配制 3 份供试溶液，照紫外-可见分光光度法，用 1cm 吸收池，分别测定下列各波长处的吸光度。

波长/nm	300	316	328	340	360
A_i	A_{300}	A_{316}	A_{328}	A_{340}	A_{360}
A_i/A_{328}	A_{300}/A_{328}	A_{316}/A_{328}	A_{328}/A_{328}	A_{340}/A_{328}	A_{360}/A_{328}
规定吸光度比值	0.555	0.907	1.000	0.811	0.299

3. 结果计算

根据上述实验数据，计算各波长处的吸光度与 328nm 处吸光度的比值以及 328nm 处的百分吸光系数。

$$E_{1cm}^{1\%}(328nm)=A_{328}/c$$

将计算结果与上表中规定的吸光度比值相对照。

如果吸收峰波长在 326～329nm 之间，且所测得各波长吸光度比值不超过表中规定比值的 ±0.02，可用下式计算含量

每 1g 供试品中含有的维生素 A 的单位 $=E_{1cm}^{1\%}(328nm)\times1900$

如果吸收峰波长在 326～329nm 之间，但所测得的各波长吸光度比值超过表中规定比值的 ±0.02，则按下式求出校正后的吸光度及校正后的百分吸光系数，然后再计算含量。

$$A_{328}(校正)=3.52\times(2A_{328}-A_{316}-A_{340})$$

$$E_{1cm}^{1\%}(328nm\ 校正)=A_{328}(校正)/c$$

则每 1g 供试品中含有的维生素 A 的单位 $=E_{1cm}^{1\%}(328nm\ 校正)\times1900$

标示量(%)＝每 1g 内容物含维生素 A 的单位数×平均装量×100%/标示量

按上述方法计算 3 次测定结果，求出平均含量。

如果校正吸光度与未校正吸光度相差在 -15%～-3% 之间，则以校正吸光度计算含量。

如果校正吸光度超过未校正吸光度的 -15%～-3% 的范围，或者吸收波长不在 326～329nm 之间，则供试品须按皂化提取法进行测定。

四、说明

1. 维生素 A 遇光易氧化变质，故操作应在半暗室中快速进行，测定中所用的乙醚必须不含过氧化物。

2. 本实验是用三点校正法测定，316nm 和 340nm 均在本品吸收曲线的陡峭部分，若仪器波长不够精确时，即会带入较大误差，故测定前应对所用仪器进行波长校正。

3. 注射器及刀片必须清洁干燥，用后应以乙醚洗涤干净，不得沾污。

4. 测定中所用溶剂环己烷在 300～360nm 之间的吸光度不得超过 0.05，用前应进行检查。

五、思考题

1. 紫外-可见分光光度法测定维生素 A 软胶囊含量时，干扰物质有哪些？如何除去干扰？

2. 含量计算中"1900"和 $E_{1cm}^{1\%}$ (328nm) 的物理含义是什么？如何导出？维生素 A 软胶囊内容物的 $E_{1cm}^{1\%}$ (328nm) 和维生素 A 的 $E_{1cm}^{1\%}$ (328nm) 有何不同？

3. 本实验中所用乙醚为何不能含有过氧化物？如何除去乙醚中的过氧化物？

4. 本实验中所用环己烷为何在 300～360nm 之间不得有特殊吸收？

实训十六　碘量法测定维生素 C 泡腾片含量

一、目的要求

1. 掌握直接碘量法测定维生素 C 的原理及操作。
2. 掌握泡腾片的溶解和稀释方法。
3. 掌握维生素 C 泡腾片含量的计算方法。

二、含量测定原理

维生素 C 分子中的烯二醇基具有较强的还原性，故能被 I_2 定量地氧化成二酮基，用 I_2 溶液直接滴定，以淀粉指示剂确定终点。1mol 维生素 C 与 1mol I_2 定量反应，维生素 C 的摩尔质量为 176.12g/mol。

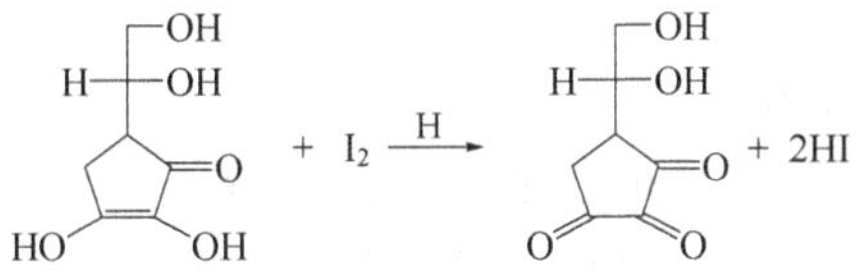

三、仪器与试液配制

1. 仪器

250mL 碘量瓶；酸式滴定管等。

2. 试液配制

（1）淀粉指示液　取可溶性淀粉 0.5g，加水 5mL 搅匀后，缓缓倾入 100mL 沸水中，随加随搅拌，继续煮沸 2min，放冷，倾取上层清液，即得（本液应临用新制）。

（2）0.1mol/L 碘滴定溶液　移取 12.07g 碘于 500mL 烧杯中，加入 40g 碘化钾，加适量水溶解后，稀释后 1000mL。用硫代硫酸钠滴定溶液标定。

四、实验步骤

取本品 10 片，精密称定，研细，精密称取适量（约相当于维生素 C 0.2g），加新煮沸的冷水 100mL 与稀醋酸 10mL，使溶解，加淀粉指示液 1mL，立即用碘滴定溶液（0.05mol/L）滴定，至溶液显蓝色，并持续 30s 不褪。每 1mL 碘滴定溶液（0.05mol/L）相当于 8.806mg 的 $C_6H_8O_6$。结果按下式计算：

$$含量 = VFT \times 10^{-3} \times 100\% / m$$

式中　T——滴定度，mg/mL；

m——待测药物的称样量，g；

V——供试品测定时消耗的碘滴定溶液体积，mL；

F——滴定溶液的浓度校正因子，$F = c(I_2)/0.05$。

五、说明

维生素 C 的还原性很强，在空气中极易被氧化，尤其在碱性介质中更甚，所以测定时加入醋酸使溶液呈弱酸性，减少维生素 C 的副反应，避免引起实验误差。

六、思考题

1. 测定维生素 C 含量为何要在酸性介质中进行？

2. 溶解维生素 C 试样，为何要用新煮沸过的冷水？

3. 本实验中为何要用酸式滴定管？

实训十七　气相色谱法测定维生素 E 的含量

一、目的要求

1. 掌握用气相色谱法测定维生素 E 含量的原理及方法。

2. 掌握气相色谱仪的一般操作及进样技术。

3. 掌握维生素 E 含量计算方法。

二、含量测定原理

在一定的气相色谱操作条件下，维生素 E 所产生的峰面积大小与其含量成正比。实验中利用氢火焰离子化检测器进行信号检测并采用内标法进行定量分析。

三、实验步骤

1. 色谱操作条件及系统适用性试验

（1）色谱柱　2m×4mm，不锈钢色谱柱；固定液：硅酮（OV-17），固定液配比 2％；载体：101 白色硅烷化载体 80～100 目；柱温：265℃。

（2）检测器　氢火焰离子化检测器，温度为 275～285℃。

（3）汽化室温度　275℃。

（4）气体流量　N_2 50mL/min；H_2 50mL/min；空气 500mL/min。

（5）内标物　正三十二烷。

（6）进样量　1～3μL。

2. 操作步骤

（1）内标溶液的制备　称取色谱纯正三十二烷 100mg，溶于 100mL 正己烷溶液中，其浓度为每 1mL 中含 1mg 正三十二烷，摇匀备用。

（2）对照溶液的制备　取维生素 E 对照品约 20mg，精密称定，置于棕色具塞锥形瓶中，精密加入上述内标溶液 10mL，密塞，振摇使之溶解。

（3）供试品溶液的制备　取供试品维生素 E 20mg，精密称定，置于棕色具塞锥形瓶中，精密加入内标溶液 10mL，密塞，振摇使之溶解，作为供试品溶液。

（4）测定　用微量注射器分别吸取上述维生素 E 的对照溶液和供试品溶液，分别注入气相色谱仪，每次 1～3μL，测量出内标物、对照品和供试品的峰面积、计算校正因子，并用 3 次实验平均值计算供试品的含量。

3. 结果计算

（1）校正因子计算公式

$$f = \frac{A_s m_r}{A_r m_s}$$

式中　A_s——内标物的峰面积；

　　　A_r——对照品的面积；

　　　m_s——加入内标物的质量；

　　　m_r——加入对照品的质量。

（2）含量计算公式

$$m_i = fA_i m_s / A_s$$

式中　A_i——供试品峰面积；

　　　m_i——供试品的含量。

（3）按百分标示量计算

$$标示量(\%) = \frac{(m_i/V_i) \times 1000 \times 10 \times (1/1000) \times 平均质量}{取样量 \times 标示量} \times 100\%$$

式中　平均质量和标示量——均以 mg 为单位；

　　　m_i/V_i——每 1μL 供试品溶液中所含维生素 E 的量，μg；

　　　10——供试品溶液总体积，mL；

　　　1/1000——将 μg 换算为 mg；

　　　1000——将每微升中的量（μg）换算为每 1mL 中的量（μg）。

四、说明

1. 使用气相色谱仪时应严格遵守操作规程。气相色谱仪基本操作原则是：开机时先通气，后通电；而关机时则是先关电，后关气。使用氢火焰离子化检测器的气相色谱仪时，一般操作步骤如下。

（1）开机前，应将所有的开关都打至关，所有的旋钮都旋至零位。

（2）依次打开载气钢瓶总阀，空气钢瓶总阀，按照操作要求，依次调节各气体压力和流量。

（3）打开主机电源开关，依次调节色谱室温度、汽化室温度、检测器温度至规定值。

（4）打开氢气钢瓶总阀，点燃氢气火焰。

（5）依次打开色谱工作站电源，调节各工作参数，待基线平稳时，即可进样分析。

（6）关机时，应先关主机电源，然后依次关闭氢气钢瓶总阀、空气钢瓶总阀和载气钢瓶总阀，待载气、空气和氢气的流量降至零位时，最后关闭各钢瓶上的分压阀及主机上各气体的稳压阀门。

2. 安放气相色谱仪的实验室及氢气钢瓶附近严禁明火。

3. 使用微量注射器进样时，应注意防止针头被折弯，进样要准、轻、快；进样前，要用待测液抽洗微量注射器三次。

五、思考题

1. 气相色谱内标法定量分析有何优点？

2. 何为内标物？何为校正因子？

实训十八　HPLC 法测定头孢拉定含量

一、目的要求

1. 掌握高效液相色谱法（外标法）测定头孢拉定含量的原理及方法。

2. 掌握头孢拉定含量的计算方法。

二、含量测定原理

本实验采用高效液相色谱法中外标法通过比较头孢拉定对照品与供试品的峰面积测定头孢拉定含量。

三、仪器

液相色谱仪等。

四、实验步骤

1. 色谱条件与系统适用性实验

用十八烷基硅烷键合硅胶为填充剂；水-甲醇-3.86％醋酸钠溶液-4％醋酸溶液（1564：400：30：6）为流动相；流速为每分钟 0.7～0.9mL；检测波长为254nm。

在本实验流动相系统下，取头孢拉定对照品溶液 10 份和头孢氨苄对照品贮备液（0.4mg/mL）1 份，混匀，取 10μL 注入液相色谱仪测定，头孢拉定峰和头孢氨苄峰的分离度应符合规定。理论板数按头孢拉定峰计应不小于 2500。

2. 对照品溶液的制备

取头孢拉定对照品适量（相当于头孢拉定约35mg），精密称定，置50mL量瓶中，加水约 6mL，置超声波浴中使溶解，再加流动相稀释至刻度，摇匀。

3. 供试品溶液的制备

取本品约70mg，精密称定，置100mL量瓶中，加流动相约 70mL，置超声波浴中使溶解，再加流动相稀释至刻度，摇匀。

4. 测定方法

精密量取供试品溶液 10μL 注入液相色谱仪，记录色谱图；另取头孢拉定对照品溶液同法测定作对照，计算出供试品中 $C_{16}H_{19}N_3O_4S$ 的含量。结果按下式计算：

$$头孢拉定含量 = (A_X c_R / A_R) \times 100 \times 100\% / m$$

式中　A_X——供试品溶液的峰面积；

　　　A_R——对照品溶液的峰面积；

　　　c_R——对照品溶液的浓度，mg/mL；

　　　m——供试品称取量，mg；

　　　100——供试品溶液总体积，mL。

五、说明

实验中应严格保证供试品溶液和对照品溶液进样量完全一致，否则将产生很大误差。

六、思考题

指出外标法定量的优缺点。

实训十九　注射用青霉素钠的鉴别和含量测定

一、目的要求

1. 掌握青霉素钠的鉴别原理及方法。
2. 掌握高效液相色谱法测定青霉素钠含量的原理及方法。
3. 掌握高效液相色谱仪操作方法。

二、实验原理

根据《中国药典》的规定，本实验分别采用高效液相色谱法、红外吸收光谱及钠盐的火焰反应鉴别青霉素钠。

另根据《中国药典》的规定，本实验采用高效液相色谱法对注射用青霉素钠含量进行测定，以外标法进行计算。

三、仪器

高效液相色谱仪、红外吸收光谱仪等。

四、实验步骤

1. 鉴别

（1）高效液相色谱法鉴别　在含量测定项下记录的色谱图中，供试品溶液主峰的保留时间与对照品溶液主峰的保留时间应一致。

（2）红外吸收光谱法鉴别　利用液体吸收池法测定本品的红外吸收光谱，找出吸收最强的前 10 个吸收峰，按吸收强度由大到小的顺序列出相应的吸收峰波数和形成这些吸收的有关基团，并与药品红外光谱集 222 图对照比较进行鉴别。

（3）焰色反应　本品显钠盐的火焰反应，取铂丝，用盐酸湿润后，蘸取供试品，在无色火焰中燃烧，火焰即显持久的鲜黄色。

2. 含量测定

（1）装量差异检查　取注射用青霉素钠供试品 5 瓶，除去标签、铝盖，容器外壁用乙醇擦净，干燥，开启时注意避免玻璃屑等异物落入瓶内，分别迅速精密称定，倾出内容物，容器用乙醇洗净，在适宜条件下干燥后，再分别精密称定每一个容器的重量，求出每瓶的装量与平均装量，每瓶装量与平均装量相比较，应符合下列规定；如有 1 瓶不符合规定，应另取10 瓶复试，应符合规定。

平均装量	装量差异限度
0.05g 及 0.05g 以下	±15%
0.05g 以上至 0.15g	±10%
0.15g 以上至 0.50g	±7%
0.5g 以上	±5%

将上述倾出的内容物混合均匀后，作为供试品。

（2）色谱条件与系统适用性试验

色谱柱填充剂：十八烷基硅烷键合硅胶；

流动相：以磷酸盐缓冲液（取磷酸二氢钾 10.6g，加水至 1000mL，用磷酸调节 pH 值至 3.4)-甲醇（72∶14）流动相 A-乙腈流动相 B（70∶30）为流动相。

流速：每分钟 1mL；

检测器：紫外光度检测器；

检测波长：225nm。

取青霉素系统适用性对照品适量，加水溶解并稀释制成每 1mL 中约含 1mg 的溶液，取 $20\mu L$ 注入液相色谱仪，记录的色谱图应与标准图谱一致。

（3）对照品溶液的制备　精密称取青霉素钠对照品 10mg，置 10mL 量瓶中，加水溶解并稀释至刻度，制成 1mL 中含 1mg 的溶液，摇匀，作为对照品溶液。

（4）测定方法　取装量差异项下的内容物 10mg，精密称定，置 10mL 量瓶中，加水溶解并稀释至刻度，制成 1mL 中约含 1mg 的溶液，摇匀，作为供试品溶液。

精密量取供试品溶液 $20\mu L$ 注入液相色谱仪，记录色谱图；另精密量取对照品溶液 $20\mu L$ 注入液相色谱仪，记录色谱图；按外标法以峰面积计算供试品中 $C_{16}H_{17}N_2NaO_4S$ 的含量。

（5）结果计算

① 计算浓度

$$c_X = A_X c_0 / A_0$$

式中 c_X，c_0——供试品溶液与对照品溶液的浓度，mg/mL；

A_X，A_0——供试品溶液及对照品溶液的峰面积。

② 计算百分含量 供试品中 $C_{16}H_{17}N_2NaO_4S$ 的百分含量：

$$w = c_X \times 10 \times 100\% / m$$

式中 10——所配供试品溶液的体积，mL；

m ——称取供试品的量，mg。

③ 计算每瓶所含青霉素单位 根据每 1mg $C_{16}H_{17}N_2NaO_4S$ 相当于 1670 青霉素单位，以及平均装量（mg/瓶）计算出每瓶所含青霉素单位：

$$每瓶所含青霉素单位 = 平均装量 \times w \times 1670（单位）$$

五、说明

1. 有青霉素过敏史者不得参加本实验。

2. 指导教师应高度注意个别学生的过敏反应，并做好必要准备，以防发生事故。

六、思考题

1. 简述青霉素钠的鉴别方法。

2. 按实验结果计算每瓶供试品的效价为多少？

实训二十 六味地黄丸的分析

一、目的要求

1. 了解中药制剂六味地黄丸的鉴别（薄层色谱法）。

2. 了解中药制剂六味地黄丸的检查。

3. 了解中药制剂六味地黄丸含量测定方法（高效液相色谱法）。

二、实验原理

中药制剂六味地黄丸的处方为：熟地黄 160g，牡丹皮 60g，酒萸肉 80g，山药 80g，茯苓 60g，泽泻 60g。《中国药典》以薄层色谱法鉴别六味地黄丸的真伪，以高效液相色谱外标法测定六味地黄丸的含量。

三、仪器

薄层色谱实验装置、高效液相色谱仪、回流装置等。

四、实验步骤

1. 鉴别

（1）取本品水丸 3g、水蜜丸 4g，研细；或取小蜜丸或大蜜丸 6g，剪碎。加甲醇 25mL，超声处理 30min，滤过，滤液蒸干，残渣加水 20mL 使溶解，用正丁醇-乙酸乙酯（1∶1）混合溶液振摇提取 2 次，每次 20mL，合并提取液，用氨溶液（1→10）20mL 洗涤，弃去氨液，正丁醇液蒸干，残渣加甲醇 1mL 使溶解，作为供试品溶液。

另取莫诺苷对照品、马钱苷对照品，加甲醇制成每 1mL 各含 2mg 的混合溶液，作为对照品溶液。

吸取供试品溶液 5μL、对照品溶液 2μL，分别点于同一硅胶 G 薄层板上，以三氯甲烷-甲醇（3∶1）为展开剂，展开，取出，晾干，喷以 10％硫酸乙醇溶液，在 105℃加热至斑点显色清晰，在紫外光（365nm）下检视，供试品色谱中，在与对照品色谱相应的位置上，显相同颜色的荧光斑点。

（2）取本品水丸 4.5g、水蜜丸 6g，研细；或取小蜜丸或大蜜丸 9g，剪碎，加硅藻土 4g，研匀。加乙醚 40mL，回流 1h，滤过，滤液挥去乙醚，残渣加丙酮 1mL 使溶解，作为供试品溶液。

另取丹皮酚对照品，加丙酮制成每 1mL 含 1mg 的溶液，作为对照品溶液。

吸取上述两种溶液各 10μL，分别点于同一硅胶 G 薄层板上，以环己烷-乙酸乙酯（3∶1）为展开剂，展开，取出，晾干，喷以盐酸酸性 5％三氯化铁乙醇溶液，加热至斑点显色清晰。供试品色谱中，在与对照品色谱相应的位置上，显相同颜色的斑点。

（3）取本品水丸 4.5g，水蜜丸 6g，研细；或取小蜜丸或大蜜丸 9g，剪碎，加硅藻土 4g，研匀。加乙酸乙酯 40mL，加热回流 20min，放冷，滤过，滤液浓缩至约 0.5mL，作为供试品溶液。

另取泽泻对照药材 0.5g，加乙酸乙酯 40mL，同法制成对照药材溶液。

吸取上述两种溶液各 5～10μL，分别点于同一硅胶 G 薄层板上，以三氯甲烷-乙酸乙酯-甲酸（12∶7∶1）为展开剂，展开，取出，晾干，喷以 10％硫酸乙醇溶液，在 105℃加热至斑点显色清晰。供试品色谱中，在与对照药材色谱相应的位置上，显相同颜色的斑点。

2. 检查

应符合丸剂项下有关各项规定（通则 0108），如丸剂外观应圆整，大小、色泽应均匀，无粘连现象等。

3. 含量测定

（1）色谱条件与系统适用性试验　以十八烷基硅烷键合硅胶为填充剂；以乙腈为流动相 A，以 0.3％磷酸溶液为流动相 B，按下表中规定进行梯度洗脱；莫诺苷和马钱苷检测波长为 240nm，丹皮酚检测波长为 274nm；柱温为 40℃。理论板数按莫诺苷、马钱苷峰计算均应不低于 4000。

时间/min	流动相 A/％	流动相 B/％
0～5	5→8	95→92
5～20	8	92
20～35	8→20	92→80
35～45	20→60	80→40
45～55	60	40

（2）对照品溶液的制备　取莫诺苷对照品、马钱苷对照品和丹皮酚对照品适量，精密称定，加 50％甲醇制成每 1mL 中含莫诺苷与马钱苷各 20μg、含丹皮酚 45μg 的混合溶液，即得。

（3）供试品溶液的制备　取水丸，研细，取约 0.5g，或取水蜜丸，研细，取约 0.7g，精密称定；或取小蜜丸或重量差异项下的大蜜丸，剪碎，取约 1g，精密称定。置具塞锥形瓶中，精密加入 50％甲醇 25mL，密塞，称定重量，加热回流 1h，放冷，再称定重量，用 50％甲醇补足减失的重量，摇匀，滤过，取续滤液，即得。

（4）测定　分别精密吸取对照品溶液与供试品溶液各 10μL，注入液相色谱仪测定，按外标法以峰面积计算含量。

本品含酒萸肉以莫诺苷（$C_{17}H_{26}O_{11}$）和马钱苷（$C_{17}H_{26}O_{10}$）的总量计，水丸每 1g 不得少于 0.9mg；水蜜丸每 1g 不得少于 0.75mg；小蜜丸每 1g 不得少于 0.50mg；大蜜丸每丸不得少于 4.5mg；含牡丹皮以丹皮酚（$C_9H_{10}O_3$）计，水丸每 1g 不得少于 1.3mg；水蜜丸每 1g 不得少于 1.05mg；小蜜丸每 1g 不得少于 0.70mg；大蜜丸每丸不得少于 6.3mg。

五、思考题

1. 六味地黄丸鉴别时分别采用了哪些对照品？
2. 简述高效液相色谱法分析中药制剂的特点。

实训二十一　胰岛素注射液含量测定

一、目的要求

1. 了解胰岛素注射液含量测定方法（高效液相色谱法）。
2. 了解胰岛素注射液含量计算方法。

二、实验原理

利用高效液相色谱法测定胰岛素注射液含量，按照外标法以峰面积进行计算。

三、仪器与试液

1. 仪器

高效液相色谱仪等。

2. 试液

（1）系统适用性溶液　取胰岛素对照品，加 0.01mol/L 盐酸溶液溶解并稀释制成每 1mL 中约含 40 单位的溶液，放置至少 24h。

（2）0.2mol/L 硫酸盐缓冲溶液　取无水硫酸钠 28.4g，加水溶解后，加磷酸 2.7mL，用乙醇胺调节 pH 值至 2.3，加水至 1000mL。

四、实验步骤

1. 色谱条件与系统适用性试验

用十八烷基硅烷键合硅胶为填充剂（5～10μm）；以 0.2mol/L 硫酸盐缓冲液-乙腈（74∶26）为流动相；柱温为 40℃；检测波长为 214nm。取系统适用性溶液 20μL，注入液相色谱仪，记录色谱图，胰岛素峰与 A_{21} 脱氨胰岛素峰（与胰岛素峰的相对保留时间约为 1.2）之间的分离度应不小于 1.8，拖尾因子应不大于 1.8。

2. 溶液制备

（1）供试品溶液的制备　精密量取胰岛素注射液适量，每 1mL 中加 9.6mol/L 盐酸溶液 3μL 酸化，用 0.01mol/L 盐酸溶液定量稀释制成每 1mL 中含 40 单位的溶液（临用新制，或 2～4℃保存，48h 内使用），作为供试品溶液。

（2）对照品溶液的制备　取胰岛素对照品适量，精密称定，每 1mL 中加 9.6mol/L 盐酸溶液 3μL 酸化，用 0.01mol/L 盐酸溶液定量稀释制成每 1mL 中含 40 单位的溶液（临用新制，或 2～4℃保存，48h 内使用），作为对照品溶液。

3. 含量测定

精密量取供试品溶液与对照品溶液各 20μL 分别注入液相色谱仪，记录色谱图；按外标法以胰岛素峰面积与 A_{21} 脱氨胰岛素峰面积之和计算含量。

五、思考题

1. 何为分离度及拖尾因子？计算本实验中的分离度及拖尾因子。
2. 计算本实验中胰岛素注射液供试品含量。

参 考 文 献

[1] 国家药典委员会. 中华人民共和国药典. 2015 年版一部. 北京：中国医药科技出版社，2015.
[2] 国家药典委员会. 中华人民共和国药典. 2015 年版二部. 北京：中国医药科技出版社，2015.
[3] 国家药典委员会. 中华人民共和国药典. 2015 年版三部. 北京：中国医药科技出版社，2015.
[4] 国家药典委员会. 中华人民共和国药典. 2015 年版四部. 北京：中国医药科技出版社，2015.